AF325565

CAUSERIES

DU

DOCTEUR

CAUSERIES

DU

DOCTEUR

PAR

LE DOCTEUR A. CHOFFÉ

PREMIÈRE PARTIE

LA FEMME

SA BEAUTÉ, SA SANTÉ PAR L'HYGIÈNE

DEUXIÈME PARTIE

LA CURE MARINE

POUR ENTRETENIR LA SANTÉ ET RETARDER L'USURE VITALE

PARIS

TYPOGRAPHIE PLON-NOURRIT ET Cⁱᵉ

8, RUE GARANCIÈRE — 6ᵉ

1905

PROLOGUE

A un reporter du *Temps* qui venait l'interviewer,
le professeur Metchnikoff répondait : « Aujourd'hui,
pour que le public connaisse la marche de nos travaux
et de nos découvertes, il faut que son journal les lui
rapporte. Vous versez à flots toute erreur et toute
vérité; vous êtes terribles et merveilleux. » Et comme
preuve il racontait qu'au congrès de Berlin, un savant
étranger lui avait dit : « J'étais en chemin de fer et
je parcourais un quotidien de France sérieux et documenté. En cinquante lignes j'appris quel.es étaient
vos recherches et vos curieuses applications aux chim-
panzés de l'institut Pasteur. J'ai lu cela avec ravisse-
ment. Nous n'avons guère le temps de lire d'autre
publication que les journaux, nous autres, et il faut
bien nous en contenter. »

C'est là le cri de toute l'époque. Le journal a presque tué le livre et la revue; il règne avec un absolu-
t.sme toujours croissant. En effet tout journal qui
se respecte est une petite encyclopédie traitant des
choses les plus diverses, les plus sérieuses et les plus
abstraites, comme les plus amusantes et les plus
futiles. La gamme de toutes les sciences, de toutes les
connaissances, y est explorée et le journalisme pourrait prendre comme devise : *nihil humani a me*

alienum puto. Le *Temps,* le *Figaro,* le *Journal,* le *Matin,* publient des comptes rendus très documentés sur les travaux des Académies et réunions scientifiques. Les questions les plus élevées et les plus ardues y sont traitées avec une clarté qui les met à la portée des esprits de culture élémentaire. Dans la presse populaire, le *Petit Parisien,* le *Petit Journal,* les *Annales politiques et littéraires,* publient régulièrement des chroniques dont la forme est plus simple mais non moins intéressante et non moins instructive; et l'homme de la partie, le savant, le médecin y puisent des documents précieux. Les journaux de mode eux-mêmes tels que *la Mode pratique de Hachette, la Mode du Figaro, la Mode illustrée, le Journal des demoiselles,* etc., par leurs conseils de docteurs, tiennent leurs clientes au courant des pratiques d'hygiène usuelle. J'avoue que je m'en suis inspiré à maintes reprises dans la rédaction de ces causeries, et pour remercier tous ces organes de leur collaboration, j'en recommande la lecture à mes lecteurs et lectrices, persuadé qu'ils y trouveront agrément et profit.

On a compris que l'aphorisme : connais-toi toi-même, ne visait pas uniquement le moral, mais qu'il s'adressait aussi à la science de l'organisme humain, de sa structure, de son fonctionnement, connaissance nécessaire pour faire comprendre aux plus humbles la nécessité de se prémunir contre les maladies, par l'observation des préceptes de l'hygiène.

Cette étude, qui devrait commencer sur les bancs de la pension, mettrait en garde bien des jeunes gens contre les conséquences des tares héréditaires dont ils conjureraient l'évolution par des soins faciles et précoces.

Ces raisons seront mon excuse d'avoir voulu, moi aussi, tenter de mettre sans prétention, à la portée des femmes et des mères, pour les appliquer dans l'hygiène de leur intérieur, puis aux hommes pour entretenir chez eux les énergies physiques et intellectuelles qu'exigent les luttes sociales, les notions les plus récentes de l'hygiène et de la science du corps humain. Mon but sera atteint si mes conseils les ont aidés parfois à éviter la maladie qui les menaçait.

Nous avons tous été élevés dans certaines idées, et tout d'un coup les médecins, les hygiénistes nous révèlent des particularités assez déconcertantes; ils nous mettent en garde contre les rats, contre les moustiques, contre les microbes, dont nous ne soupçonnions point les méfaits. Ces notions ne pénètrent pas brusquement dans les esprits; c'est bien le moins que ceux qui savent aident le public à comprendre les théories nouvelles et qu'ils expliquent les choses en langage clair et simple. Ainsi s'évanouiront les préjugés; ainsi le public, sans s'effrayer pour autant, connaîtra dans la nature ses amis, distinguera ses ennemis et finira par se protéger lui-même contre d'invisibles ou de minuscules adversaires dont il n'avait cure antérieurement.

Il deviendra de la sorte mieux que son médecin, puisqu'il n'attendra pas le mal pour le conjurer.

Ce volume est composé de deux parties bien distinctes; je viens de vous dire ce qu'était la première.

Dans la seconde, plus scientifique et plus abstraite, je m'efforce de lever un coin du voile qui couvre encore les grands problèmes intéressant l'humanité tout entière, et de projeter un peu de lumière sur des questions aussi controversées que les origines de l'humanité et son évolution à travers les âges, que l'harmonie organique du corps humain et les conditions de sa vitalité, de sa croissance, puis de son usure et de sa décrépitude.

Je décris d'après les derniers travaux scientifiques la lutte du microbe et du principe vital. Enfin j'expose les déductions pratiques tirées de mon expérience et des beaux travaux des savants modernes en tête desquels il faut placer toute la phalange des disciples de Pasteur, sur les moyens qui peuvent nous permettre de tenir notre santé à l'abri des maladies infectieuses, et d'éviter l'usure organique qui conduit à la vieillesse. Pour lutter contre ces fatalités inhérentes à la nature humaine, je préconise la *cure marine*, et j'expose la théorie scientifique de M. René Quinton sur ce sujet.

Dans la rédaction de cette partie, je me suis efforcé d'être aussi simple que clair, en évitant les mots prétentieux et les thèses trop abstraites. A mes lecteurs à me dire si j'ai réussi.

AVIS

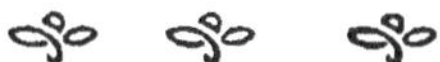

Pendant les mois de décembre, janvier et février, le Dr A. Choffé reçoit de 2 heures à 4 heures, les lundi, mercredi et vendredi, à son cabinet, *avenue Mac-Mahon, 35, Paris.*

A partir du 1er mai, il est à sa propriété de Rothéneuf près Saint-Malo, Bretagne.

En tout temps, il répond aux lettres qui lui sont adressées.

————

Ce volume, *Causeries du Docteur,* est envoyé FRANCO à toute personne qui joint à sa demande UN FRANC en timbres-poste.

Adresse : Dr CHOFFÉ.

BEAUTÉ ET SANTÉ
PAR L'HYGIÈNE

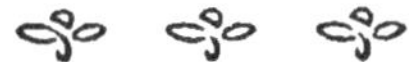

La Beauté

Peut-être devrions-nous commencer ce chapitre par la définition de la beauté? Malheureusement, la beauté, étant chose relative, est indéfinissable; elle diffère selon les peuples, et dans un même peuple, selon les individus.

Une femme est-elle belle parce qu'elle réalise la pureté idéale de formes de la classique antiquité? Non, cette beauté classique ne saurait plaire, si elle ne joignait, à la régularité des traits du visage et des lignes du corps, l'animation, l'expression. L'expression est la plus grande partie de la beauté, son charme le plus puissant, peut-être parce qu'elle est rare chez la femme, accoutumée par éducation à cacher ses impressions, à ôter son âme de sa physionomie, ou du moins à faire mentir son visage.

La beauté, disent quelques-uns, c'est la jeunesse, des lignes fuyantes à peine indiquées, une peau duvetée, une physionomie où nulle passion n'a laissé de traces; l'expérience vient donner tort à cette opinion. Les passions les plus fortes et les plus durables

ne sont pas inspirées par des femmes de vingt ans.
Hélène de Troie, la belle Hélène, était à quarante ans
à l'apogée de sa beauté; Aspasie avait trente-six ans
quand elle épousa Périclès, elle fut belle bien longtemps encore; Diane de Poitiers avait le même âge
quand elle conquit le cœur d'Henri II; Anne d'Au-
triche, à trente-huit ans, était considérée comme la
plus belle femme de l'Europe; Mme de Maintenon
avait quarante-trois ans quand elle s'unit à Louis XIV;
Mlle Mars était très belle à quarante-cinq ans, et
Mme Récamier entre trente-cinq et cinquante-cinq
ans.

Qu'est-ce donc que cette beauté qui n'a pour conditions essentielles ni la jeunesse, ni la perfection
des formes? C'est, oserais-je le dire, l'exagération
des caractères du type ou de la race.

La beauté n'est pas le juste milieu; le juste milieu
c'est la banalité, la vulgarité qui n'a pas d'histoire,
dont on ne dit rien; la beauté, c'est l'excès des qualités
ou des défauts, c'est l'extrême.

Une blonde sera d'autant plus belle qu'elle sera
plus blonde, qu'elle aura au maximum les caracté-
ristiques de son type : peau éclatante, yeux d'un bleu
pur, etc...

La brune plaira d'autant plus au contraire que
les cheveux seront plus noirs, les yeux plus foncés, etc.

Au point de vue de l'expression dominante, chaque
race a de même son idéal. La Parisienne mince, élégante, gracieuse, vive, les lèvres toujours ouvertes
pour le rire, constitue un type très net de beauté; la
gravité d'une femme du Nord lui siérait mal.

De même qu'il faut avoir la beauté de son type et de sa race, on doit veiller à n'avoir que la beauté de son âge. Une jeune fille trop sérieuse, trop pâle, n'est pas belle; une femme mûre aux gestes d'enfant, à la peau trop rose, aux cheveux trop blonds, choque le regard. Chaque période de la vie donne un charme particulier, dont on se pare, mais qu'on ne saurait retenir de force sans dommage pour sa beauté.

L'important est donc, si l'on veut paraître belle, de se connaître soi-même, de savoir son type de façon à le diriger vers sa plus grande expression; et cette étude du type préservera des fautes contre le goût. Ainsi une brune ne teindra pas ses cheveux en blond ou en rouge, ou ne s'acharnera pas à des contrastes qu'on trouve jolis, mais qui ne sont que baroques ou étranges, qui étonnent mais ne plaisent pas d'une façon durable.

Il est évident cependant que cette accentuation du type ne dispense pas de la recherche des qualités communes à tous les genres de beauté : belle peau, beaux cheveux, etc., et ce sont ces qualités communes que nous allons essayer de faire acquérir ou conserver par des moyens inoffensifs et simples.

CONSEILS AUX FEMMES

❧ ❧ ❧

Beauté et Santé

La femme est l'enfant gâté de la création; il semble que, selon la légende biblique, Dieu, encore hésitant en créant l'homme, ait savamment corrigé, en faisant Eve, les défectuosités qu'il constatait chez Adam.

La femme est donc admirablement douée; elle vit plus longtemps que l'homme, est moins sujette que lui aux affections viscérales graves, résiste mieux aux épidémies. La *force musculaire* échue à l'homme, condition des gros travaux, des besognes abrutissantes, fatigantes et dangereuses, est primée chez elle par la *force nerveuse*, force dirigeante et pour ainsi dire intellectuelle.

Au point de vue mental, la femme a plus de finesse, de tact, d'esprit d'observation, d'intuition que l'homme, c'est par essence un être social.

De plus, la femme dans notre organisation sociale a l'enfant; cet enfant que tous les partis se disputent, la femme le possède encore incontestablement; elle pourrait, si elle en avait une conception nette, l'élever dans le sens d'une civilisation complètement féministe. Enfin, la nature, qui ne respecte rien que la race, a justement respecté la femme, parce que, en elle, était représentée la race, dans laquelle l'homme n'était que l'accident. D'où vient que la femme, destinée à devenir le chef dans les groupes humains, y soit descendue au rang de paria, qu'elle n'ait aucune influence, aucune dignité, qu'elle soit condamnée à l'obéissance, à la soumission, qu'elle soit obligée à vivre pour l'homme et de l'homme?

C'est qu'elle a laissé tomber dans la lutte ses meilleures armes, les avantages physiques que la nature lui avait donnés : la santé, la beauté, la force nerveuse.

Mais les femmes, me dira-t-on, travaillent à leur émancipation. Je sais que de très petits groupes féminins revendiquent des droits pour leur sexe. Revendiquer, ce mot seul dénonce leur faiblesse, explique leur défaite. On ne revendique pas, on prend, quand on est comme la femme la moitié, la plus grande moitié du genre humain. La majorité, le nombre l'emporte toujours s'il y a organisation suffisante, conception juste des vrais intérêts du parti. Moi, qui ne crois pas aux revendications, parce qu'il ne faut rien demander de ce qu'on peut soi-même et par soi-même obtenir, je viens d'une façon absolument désintéressée donner aux femmes quelques conseils pour arriver à leur émancipation sans rien demander à nos législateurs, en utilisant simplement le peu que leur a laissé l'homme, la beauté.

Ce qui a perdu le plus irrémédiablement la femme, c'est qu'elle a déformé ce don de la nature, qu'elle en a diminué la durée, c'est qu'elle a fait abnégation de sa personnalité pour se modeler sur un type conçu et imposé par l'homme.

Elle a cru que la beauté était une abstraction, un modèle de çonvention, auquel il fallait conformer la nature, un moule dans lequel il fallait se laisser déformer, un lit de procuste sur lequel il fallait se coucher. Pour plaire à l'homme, elle a inventé la mode qui lui dit que le corps de la femme doit être divisé en deux parties telles que la taille tienne entre les dix doigts de l'homme; cet étranglement du tronc dans les parties viscérales les plus importantes ressemble à un assassinat. La femme, d'après la même conception, doit être pâle et pourtant rose, avoir des muscles qui fassent la rondeur sans saillies, posséder des pieds minuscules, montrer de la grâce dans les mouvements, avoir longs cheveux, belles dents, yeux brillants, épiderme sans rides. Malheureusement les parties de ce programme sont contradictoires : la femme, gênée par son corset et ses chaussures, ne peut avoir de la grâce; la compression des viscères de la digestion produit des anémies profondes, se traduisant par un teint jaune, des rides, la chute des cheveux, des dents, une atrophie des muscles; les femmes oscillent entre l'extrême maigreur et l'extrême embonpoint, ces deux aspects différents des corps maladifs.

Pour conquérir la beauté conventionnelle, la femme a recours aux plus ingénieux artifices, subit les plus affreux supplices. C'est en vain, car les difformités ne font que s'accentuer davantage et les artifices ne trompent personne.

Quand comprendra-t-elle que la beauté n'est pas une abstraction, mais la conséquence de la santé; c'est son épanouissement, c'est l'éblouissante harmonie de tous les rouages d'un corps sain et fort, car la beauté n'existe pas sans la santé; elle ne dure pas sans la force physique qui s'oppose à la décadence corporelle. La femme malade, faible, n'est jamais belle, tandis que la santé, même quand l'harmonie des différentes parties du corps n'est pas parfaite, crée de toutes pièces ce qu'on a appelé la beauté du diable, parce qu'elle inspire les plus fortes passions; la jeunesse elle-même ne séduit que parce qu'elle possède au moins les apparences de la santé, de la vigueur.

Mais, me sera-t-il objecté, la force n'a jamais été considérée comme une des conditions de la beauté. Au contraire, la faiblesse en a été regardée par beaucoup comme le condiment essentiel. Ce qui a fait tomber la femme dans cette illusion, c'est que l'homme, qui avait intérêt à soumettre la femme, aurait trouvé dans la force physique de celle-ci un obstacle à sa puissance. Puis on a confondu la force, avec le développement musculaire et la brutalité des formes; or, la force chez la femme, type nerveux, se traduit principalement en résistance à la décadence physique, en durée de la beauté extérieure.

Avec l'idée fausse de la beauté, la femme a été amenée à subir la sujétion absolue de la mode collective.

La mode, manière d'être du costume, est conçue en dehors de toute notion d'anatomie du corps humain, d'hygiène, d'esthétique; elle varie sans autre raison que l'intérêt des habilleurs, fabricants d'étoffe, couturiers, tailleurs, l'intérêt des habillées étant quantité négligeable; l'habillée n'est rien quand elle devrait être tout.

Dans le costume, il faut considérer deux choses : 1° l'hygiène, qui dit que le vêtement doit couvrir et protéger le corps en s'adaptant à ses formes, sans gêner aucun organe, sans contrarier aucune fonction; 2° l'art, qui consiste à mettre en relief les beautés, à cacher les difformités et qui

D'un pli mis en sa place enseigne le pouvoir.

Le costume a deux types principaux : le costume collant, suivant exactement les contours du corps, le costume flottant, que l'art moderne a peu utilisé. Enfin, il existe au point de vue de la couleur des combinaisons infinies, pouvant corriger ou modifier le teint propre de la personne à vêtir, sa forme même.

La mode ne devrait être qu'individuelle, et quand elle change, n'être qu'une évolution personnelle, suivant l'âge, les variations de type, de coloration, d'embonpoint, etc...

La femme, de même, pour son éducation physique ne doit pas obéir aux mêmes principes que l'homme.

La femme doit suivre une hygiène à part pour la conservation de sa santé, pour la culture de sa beauté, pour le développement de son corps, pour l'emploi de ses médications, pour les détails de son costume, etc., parce que la conformation physique n'est pas la même pour l'homme que pour la femme; l'idéal de beauté est différent, les fonctions sociales autres.

Et la beauté, pour être développée et conservée,

exige dans le sexe féminin beaucoup plus de précautions que dans le sexe masculin; la peau plus fine, plus transparente chez la femme que chez l'homme est, en vertu même de sa finesse, plus accessible au dessèchement, aux éruptions, au développement excessif du système veineux, auquel on a donné le nom de couperose. L'épiderme se plisse et se ride, les colorations s'altèrent, le teint devient jaunâtre, des plaques noirâtres accentuent les saillies du visage et ce vieillissement facile, prématuré de la peau de la face, quoique tout local, a fait croire à tort que la femme vieillissait dans tout son organisme plus tôt que l'homme.

L'apparition de la ride est encore favorisée par l'éducation particulière qu'on donne à la physionomie de la femme qui doit toujours sourire en parlant, avoir l'air gracieux, tandis qu'un certain repos, une grave immobilité sont conseillés à la physionomie masculine.

Quelle est la partie qui vieillit le plus vite dans un visage? Ce sont les parties inférieures; la bouche toujours en mouvement se fatigue, se fane; de longues rides obliques, partant du nez, la cernent; la peau tombe vers le cou, y forme des boursouflures, des bajoues altérant le bel ovale du visage, qui n'est plus détaché de la colonne du cou.

Toutes ces défectuosités, provoquées par l'âge, l'embonpoint ou la maigreur excessive, sont voilées chez l'homme par la barbe complaisante. Il faut, pour la femme, suppléer à cet ornement naturel par une hygiène spéciale : massage relevant les tis-

sus, lotions astringentes fortifiant la peau, vêtement spécial protégeant et au besoin cachant le cou.
La mode actuelle, en cela fort intelligente, impose
aujourd'hui les cols très montants, les boas de plume,
les ruches, etc... Si cette mode persiste, les femmes
ne montreront plus et surtout n'auront plus ces cous
ridés, à cordelettes musculaires, qui déshonorent le
plus joli visage.

La chevelure féminine exige pour sa conservation
des soins tout spéciaux. C'est un point sur lequel nous
insisterons. Les cheveux avec l'âge tendent à s'éclair-
cir, à se décolorer; l'homme a tranché la question à son
avantage, il a décrété que la calvitie masculine n'était
pas une atteinte portée à la beauté, qu'un crâne en
bille, poli et luisant, mettait bien en relief la physionomie. La beauté féminine accepte mal une telle
assertion, il faut pour elle garder la chevelure abondante, conserver les nuances chaudes et vives de la
jeunesse.

La gymnastique, utile à l'un et à l'autre sexe, ne
doit pas non plus soumettre aux mêmes exercices
l'homme et la femme. Chez l'homme, type musculaire, il s'agit surtout de développer la force; chez la
femme, type nerveux, c'est la souplesse et c'est la
grâce et non l'énergie des mouvements qui devra être
cultivée et conservée; la gymnastique en chambre,
l'escrime, la bicyclette, le tennis sont des exercices
essentiellement féminins.

Les fonctions sociales, sinon de ménagères, au
moins de maîtresses de maison, me feront un devoir
de parler, à propos de l'hygiène des femmes, de l'hy-

gyène de la maison, qui est encore son domicile habituel.

Là aussi, il est bon de lutter contre les vieux errements. Les conditions du luxe ont changé; le bibelot, la tenture, les tapis moelleux, tous ces réceptacles de poussière et de microbes ont fait leur temps; notre luxe moderne est fait de lumière, d'air pur, de chaleur en hiver; à l'aide des vitres de couleur, des carreaux de revêtement, ect., on peut obtenir à bon compte une maison agréable et saine; il est même possible de poursuivre chez soi par des changements de vitres colorées : bleu, rouge, ces traitements photothérapiques qui se sont montrés si efficaces particulièrement dans les maladies nerveuses, communes chez les femmes, parce qu'on a les défauts comme les avantages de son tempérament.

Enfin, dans ce travail que nous voulons présenter aux femmes, sous ce titre : *Conseils de beauté et de santé*, nous consacrerons un chapitre aux médications à l'usage des dames.

On a prétendu que la femme était un être faible, on a osé l'appeler une éternelle malade.

Si la femme est une éternelle malade, c'est qu'on n'a pas su lui ordonner les médicaments qui conviennent à sa constitution, à son type essentiellement nerveux.

Quelles sont les maladies, malaises plutôt, qui affligent particulièrement la femme? Ce sont des affections qui toutes, à les considérer dans leur origine, dépendent du système nerveux : fatigue, nervosité, irritabilité, neurasthénie, mélancolie, inertie dans les contractions musculaires; ou bien encore irrégularité dans ces contractions, provoquant des battements irréguliers du cœur, des pulsations anormales sur différents points du corps, des bouffées de chaleur, des sensations d'angoisse, etc.; ces misères physiologiques proviennent soit d'une force nerveuse insuffisamment dépensée, cas assez fréquent, ou d'un surmenage de cette force nerveuse!

Contre ces symptômes, en général, on donne quoi? un médicament destiné à augmenter la force musculaire, à enrichir le sang; nous avons nommé le fer, dont l'usage conviendrait bien mieux à l'homme, type musculaire, tandis qu'on ne devrait employer dans la thérapeutique féminine que des substances agissant sur les nerfs, soit comme sédatifs, soit comme toniques du système nerveux, soit comme réparateurs du tissu nerveux lui-même, phosphate de chaux et iode, par exemple.

Nous développerons cette thèse dans un chapitre spécial.

LA PEAU

Son hygiène, ses maladies

Le problème de l'éternelle jeunesse serait à peu près résolu si on avait trouvé le moyen de conserver à la peau les trois choses qui font sa beauté : la souplesse, la transparence et le poli; les femmes le savent, elles usent leur patience et leur bourse à essayer : lotions, eaux, pâtes, débitées sous des noms divers en parfumerie, mais elles n'arrivent à rien de bon, parce qu'elles agissent sans méthode et procèdent par tâtonnement.

La peau, au point de vue des soins qu'elle réclame, peut être divisée en deux parties : la partie exposée à l'air et particulièrement le visage, la partie ordinairement cachée par les vêtements, c'est-à-dire la peau du corps.

Trois méthodes principales se sont affirmées pour les soins du visage : 1º l'emploi des liquides; 2º l'usage exclusif des corps gras; 3º la méthode sèche. Si l'une de ces méthodes ne donne pas les résultats attendus après une période d'essai de deux ou trois mois, on pourra successivement employer les deux autres; mais il est deux principes généraux qui s'appliquent à tous les cas : 1º les frictions de la peau, qu'elles soient effectuées à sec ou à l'aide de liquides et de corps gras, doivent être faites de bas en haut, du menton vers le front, afin de lutter contre l'affaissement de la peau des joues, contre la *bajoue.*

2º Matin et soir, il faut aseptiser la peau du visage : pour cela on prend un tampon d'ouate hydrophile qu'on humecte d'une solution antiseptique; la solution à conseiller est l'eau boriquée ou mieux la solution de permanganate de potasse, (un gramme de permanganate dans un litre d'eau); une cuillerée à café de cette solution est mélangée à une cuillerée à bouche d'eau ordinaire. Le tampon est promené, toujours de bas en haut sur toutes les parties de la face et du cou, un tampon plus petit sert à lotionner les paupières; un troisième tampon trempé dans la solution salée sert à laver les narines et l'intérieur du nez; les dernières gouttes du liquide sont utilisées pour le rinçage de la bouche et comme gargarisme.

Ces soins préliminaires indiqués, entrons dans l'étude des trois méthodes :

1º *Emploi des liquides.* — Cette méthode doit être conseillée aux personnes très jeunes ou encore aux personnes âgées, mais lymphatiques et sédentaires, car elle a pour but de donner du ton et de l'élasticité aux tissus.

Les liquides à employer sont l'eau simple ou certaines eaux aromatiques, dites de toilette.

L'eau pure, qu'elle soit mise en usage froide, tiède ou chaude, doit être préalablement bouillie.

La peau très jeune se trouvera bien de l'eau froide; dans la maturité, l'eau tiède est à préférer; l'eau très chaude ravive les épidermes détériorés par l'âge.

Quelle qu'ait été la température de l'eau dont on s'est servie, la lotion doit être suivie d'une friction énergique, toujours de bas en haut, au moyen d'une serviette de tissu un peu dur.

A l'eau pure, on peut substituer l'eau aiguisée de quelques gouttes d'eau de Cologne, l'eau de son obtenue en jetant dans l'eau bouillante un nouet de gaze contenant une poignée de son très fin, l'eau de son fermentée qui résulte de l'exposition de la précé-dente au soleil pendant vingt-quatre heures, l'eau de riz légère, l'eau de pimprenelle; on peut employer encore pour la lotion un mélange, à parties égales, d'eau-de-vie blanche et d'eau de roses. Le lavage de la peau de la face et du cou doit avoir lieu le matin et chaque fois que l'on revient du dehors.

Le soir, après le nettoyage antiseptique de la peau, on fait une légère onction du visage avec de la crème de lait, ou l'une des crèmes dont nous parlerons tout à l'heure.

2º *Traitement par les corps gras.* — Ce traitement convient aux peaux sèches, exposées par nécessité ou profession à l'air vif, au soleil, aux variations brusques de température. Cette méthode elle-même se divise en deux procédés : emploi exclusif des corps gras, emploi simultané de liquides et de corps gras.

Dans le premier procédé, on prend un tampon d'ouate ordinaire, on le recouvre du corps gras choisi, on frotte soigneusement et vigoureusement avec ce tam-pon toutes les parties à découvert de la peau; on es-suie sans insistance avec des tampons d'ouate sèche;

la peau est alors recouverte à la houppe d'une poudre de riz rose pour les blondes, bise pour les brunes, mais jamais blanche, de peur de présenter un aspect blafard et pierrotesque.

Cette méthode qui préserverait des rides ne convient ni aux peaux grasses, ni aux épidermes prédisposés aux éruptions. On peut la modifier de la façon suivante :

Un essuie-main est fortement imbibé d'eau très légèrement ammoniacale, alcoolisée ou savonneuse; on pose sur l'endroit mouillé du linge, gros comme une noisette du corps gras choisi; on frotte le visage et le cou, lentement et longuement pendant quelques minutes; on essuie doucement mais exactement, et on poudre légèrement.

Les corps gras à employer sont de diverses sortes. On use d'axonge benzoinée, d'un mélange à parties égales de lanoline et de vaseline.

Quelques formules plus compliquées peuvent encore servir à l'application soit du premier procédé, soit du second, en voici quelques-unes :

Pommade de Ninon de Lenclos

Huile d'amandes douces. . . . . 115 gr.
Axonge lavé 90
Suc de joubarbe. 90

Faire fondre l'axonge à feu doux, y mélanger les deux autres substances.

Pommade de beauté

Faire fondre ensemble au bain-marie :
Cire vierge. . . . . 6 gr.
Blanc de baleine. 8
Huile d'amandes douces. 15
Huile d'olive vierge. 15
Huile de pavots. 15
Baume de Tolu liquide. . . . . 4 gttes
Introduire le baume dans le mélange bien battu.

Pommade d'Hébé contre les rides

Suc d'oignon de lis. . . . . 60 gr.
Miel de Narbonne. 15
Cire blanche 30
Eau de roses. 12
Faire fondre d'abord la cire à feu doux, puis réunir
le tout en pommade.

Pommade des grâces ou pommade de lavandes de Baumé

Fleurs de lavande fraîches et mon-
dées . . . . 10 k. 500
Axonge. 2   500
Cire blanche. 0   250

Faites infuser au bain-marie pendant deux heures
dans un vase fermé, en porcelaine ou en étain, 2 kilos
de fleurs et l'axonge, passez avec expression, recommencez cette opération jusqu'à ce que toute la graisse
se soit trouvée en contact avec les 10 kilos de fleurs,

malaxez encore la pommade dans plusieurs eaux et coulez-la dans des pots.

3° *Nettoyage à sec.* — Cette méthode consiste à frictionner, doucement plusieurs fois par jour, le visage et le cou avec un tissu éponge non usé, mais parfaitement sec; on peut employer du reste pour le même usage des tampons d'ouate hydrophile; on passe ensuite sur la peau un autre linge saupoudré abondamment de farine d'avoine très fine. On renouvelle ce nettoyage après chaque sortie.

Le nettoyage à sec est complété par le massage à la main; la main, parfaitement propre, est mise en un état de tremblement qui la fait rebondir sur la peau à masser, par de petits mouvements balancés et cadencés très rapides et très divisés, donnant l'impression d'un mouvement continu.

La main, actionnée par cette espèce de frétillement, se promène circulairement sur le visage, qu'elle effleure à peine, tandis que le bras, en plein abandon, fait balancer le coude pour faciliter les mouvements de la main.

Le visage doit être ainsi traité quand il est en moiteur; s'il est sec, on lui donne la moiteur indispensable par le moyen suivant : un carré en mousseline ou une étoffe de coton quelconque est attachée au cou, exactement sous le menton, l'étoffe est ensuite rejetée sur le visage; l'haleine doit faire régner sous ce masque une atmosphère humide et chaude. Pour hâter cet effet, on inspire longuement et profondément par le nez, on expire par la bouche entr'ouverte.

Alors les mains, introduites sous l'étoffe, se rapprochent de chaque côté du nez et couvrent tout le visage, pour remonter et, sans interrompre le frétillement, s'écarter jusqu'en dehors des tempes, descendre le long des oreilles et revenir à leur première situation. Ce mouvement circulaire doit être répété jusqu'à ce qu'on ait besoin de prendre haleine; on laisse alors descendre au-dessous du nez l'étoffe qu'on remonte ensuite en recommençant le même exercice tant que le visage en éprouve une impression agréable.

Cette troisième méthode, qui paraît singulière, donne, paraît-il, d'excellents résultats et préserve des rides.

Nous n'avons jusqu'ici parlé que de la peau bien portante, il reste à nous occuper de ses lésions : la ride, les poils follets, les taches pigmentaires, les rousseurs, les boutons et le hâle.

Les pommades astringentes réussissent contre les *rides précoces ;* pommades au sulfate d'alumine, au suc d'oignons, de lis, etc.

Eau de roses. . . . . 200 gr.
Lait d'amandes épais 50
Sulfate d'alumine. 1

Les fumigations agissent surtout contre les rides provenant de l'effet de l'âge.

Faites rougir une pelle, jetez-y de la poudre de myrrhe, quand la myrrhe se liquéfie, couvrez-vous la tête d'une nappe et tenez le visage penché, de façon à recevoir les vapeurs odorantes; quand la fumée se dissipe, faites chauffer de nouveau la pelle et projetez-y en pluie fine du vin blanc, recevez-en de même la fumée; soumettez-vous trois fois dans la même séance à la fumée alternée de myrrhe et de vin, répétez cette opération matin et soir.

L'usage de porter des masques la nuit contribue à prévenir les rides; il est un grand nombre de formules pour préparer ces masques : en voici une des plus simples :

Battez trois blancs d'œufs avec 15 grammes d'huile d'olive, ajoutez-y une cuillerée d'eau de laurier cerise et quand le mélange est bien fait, 10 grammes d'alun en poudre fine; étendez le tout sur un masque de mousseline placé sur un réchaud à eau bouillante, laissez la pâte s'épaissir et couvrez-vous le visage de ce masque qu'il faut garder toute la nuit.

Les poils follets sont détruits par deux sortes de moyens : par le frottement ou par des dépilations qui ne sont que des palliatifs, les poils arrachés repoussant par la suite.

1° Dépilatoire inoffensif :

Sulfhydrate de chaux	20 gr.
Glycérolé d'amidon.	10
Amidon pulvérisé.	10
Essence de citron.	10

Appliquez sur la partie à épiler, nettoyez cette place à l'eau tiède après vingt ou trente minutes de contact,

2° Méthode par frottement :

Coupez d'abord les poils à faire disparaître jusqu'au ras de la peau, trempez un morceau de pierre ponce dans du coldcream ou dans de l'eau froide, frottez l'endroit de la peau où étaient insérés les poils à détruire avec la pierre ponce ainsi préparée : allez d'abord très doucement, pour ne pas irriter la peau. L'opération doit être faite deux fois par jour, pendant trois mois au moins, en diminuant la durée de la friction à partir du deuxième mois. Avec de la persévérance on arrive ainsi à détruire le bulbe producteur du poil qui ne repousse plus.

Contre les *taches pigmentaires*, le *masque*, etc., on peut essayer l'acide chrysophanique en pommade :

Vaseline . . . . 20 gr.
Acide chrysophanique 0 40

Etendre en couche mince sur la tache, laisser toute la journée, le soir essuyer avec un tampon d'ouate; continuer jusqu'à desquamation légère de la peau, ordinairement cinq ou six jours. Un autre procédé consiste à lotionner les taches avec de l'eau oxygénée jusqu'à desquamation de l'épiderme.

Plus simplement, on peut se contenter de frictionner les taches avec de la fleur de soufre, ou les lotionner avec le mélange de 30 grammes d'eau fortement sulfurée et de 15 grammes de jus de citron.

Contre les *taches de rousseur*, employer la pommade de Serville : battre ensemble, dans un pot de terre vernissé, parties égales de jus de citron et de blancs d'œufs, faire cuire à petit feu en remuant le mélange jusqu'à ce qu'il acquière la consistance d'une pommade. Lavez le visage avec de l'eau de riz avant l'application de cet onguent.

Pour en terminer avec le visage, énumérons rapidement les lésions et les remèdes à employer.

Si la peau est *grasse, huileuse,* éviter de se servir du savon; se laver le visage avec de l'eau chaude et faire trois fois par jour la lotion suivante :

Sulfate de zinc . . . . 0 gr. 80
Teinture de lavande. 1
Eau distillée. 32

Pour dégraisser la peau, on peut encore se laver avec de l'eau et du vinaigre, étendre ensuite sur la peau un peu de farine d'avoine ou de terre à foulon, délayée dans de l'eau.

Contre la *couperose,* on peut se servir conme traitement local de la lotion que voici : matin et soir, dans un verre d'eau très chaude jeter une cuillerée à café d'une solution d'alun à 3 pour 100.

L'*eczéma,* les *petites dartres,* quand ces lésions ne sont pas trop prononcées, seront guéris par la pommade suivante :

Vaseline . . . . 30 gr.
Tannin 3

Les *gerçures* et *crevasses* du visage disparaîtront par l'usage de la pommade ci-après :

Menthol . . . . 1 gr. 50
Salol 2
Huile d'olive. 2
Lanoline. 50

Application matin et soir, après lavage à l'eau boriquée.

Contre les points noirs du visage. — S'ils sont peu nombreux, on les pince avec un corps dur pour les vider, on lave à l'alcool pur, on se sert de la pommade au tannin précédemment indiquée. Si les points sont très nombreux, on lave la surface à l'éther, puis à l'alcool camphré, avant d'appliquer la pommade.

Le *nez* est sujet à deux infirmités : le gonflement et la coloration empourprée.

Contre le gonflement, onction trois fois par jour avec la pommade au précipité blanc; l'onction est précédée d'une lotion avec l'infusion tiède de feuilles de noyer.

Contre le nez rouge, si la rougeur vient d'une couperose légère, lotionner matin et soir avec l'infusion ci-après :

Eau . . . .   2 litres.
Feuilles de noyer . . . .   50 gr.
Alun en poudre.   50

Faire bouillir et filtrer.

Nettoyer l'intérieur du nez avec de l'eau salée tiède.

Peau du corps. — Le corps ne doit pas être négligé aux dépens du visage, sous prétexte qu'on ne le voit pas. Si on ne le voit pas, on le devine; de plus, les soins donnés à la peau, en général, profitent aussi bien à la santé qu'à la beauté. On a dit que l'un des meilleurs moyens de rester belle, c'est de faire un grand usage des bains.

L'hydrothérapie constitue un des plus puissants facteurs de l'hygiène de la peau. La lotion est le mode le plus simple du traitement hydrothérapique; elle se fait à l'éponge, ou à la serviette mouillée, elle s'effectue en quelques instants et doit être suivie de la friction avec un linge rude et sec.

Les lotions à l'eau froide conviennent chaque fois que le corps est en moiteur; elles relèvent les forces. La lotion chaude ou le bain chaud s'emploient en cas de refroidissement et avant la mise au lit, pour donner un bon sommeil.

Le bain chaud ou tiède doit être défendu à la femme grasse, à chair molle, car il active les fonctions sécrétoires de la peau. On peut communiquer au bain tiède diverses propriétés, le rendre adoucissant ou tonique.

Bains adoucissants. — Bains au son : (2 litres de son pour un bain); bains à la glycérine (500 grammes de glycérine et 100 grammes d'eau de roses); bains de tilleul (infusion de 500 grammes de tilleul, jetée dans la baignoire); bains à la gélatine (500 à 1,000 grammes de gélatine dissous dans le bain).

Bains toniques : bain *ammoniacal* (jeter un demi-litre d'ammoniaque dans le bain). Bain *salé* (jeter dans le bain un kilo de sel, une demi-livre de carbonate de soude, y délayer deux poignées d'amidon en poudre et une cuillerée à café d'essence de romarin). Bain *aromatique* (faire une décoction dans quantité suffisante d'eau de 500 grammes de plantes aromatiques diverses : thym, sauge, menthe, basilic, serpolet, roses, œillets, etc., laisser infuser une heure, passer, ajouter au bain soit un verre d'alcool, soit un kilo de sel).

Pour donner de l'élasticité aux *peaux un peu sèches*, on peut faire des frictions sur le corps avec la mixture suivante :

Graisse d'oie. . . . . 357 gr.
Huile d'olives. 183
Cire vierge. 92
Musc. 0   05
Eau-de-vie blanche. 0   47
Eau de rose. 122

La graisse, l'huile, la cire sont placées dans un vase de terre sur un feu doux, quand la fusion et le mélange sont complets, on verse les autres ingrédients, on laisse refroidir graduellement.

Employer cette friction principalement en se couchant; le lendemain matin on prend une lotion froide.

Si la peau est affectée de *flaccidité générale*, on doit, pendant un mois ou deux, faire des lotions très légères matin et soir avec le liquide suivant :

Eau d'alun. . . . . 15 gr.
Eau forte de camomille 30
Eau-de-vie blanche. 60

Nous ne traitons pas ici la question de l'obésité et de la beauté des formes, nous réservant de donner les moyens de ramener à de justes proportions le corps féminin dans les chapitres : « Gymnastique », « Maladies des femmes » et *obésité*. C'est là que nos lectrices trouveront les renseignements nécessaires pour lutter victorieusement contre cette montée graisseuse, qui parfois, en une année, fait de la plus jolie femme une obèse, c'est-à-dire un être écarté pour un temps, et quel que soit son âge, du cycle de la beauté.

Nous dirons ici peu de choses des *cheveux;* un

chapitre spécial leur est consacré. Le cheveu participe soit aux maladies générales de son propriétaire, soit aux lésions du sol qui le porte, le cuir chevelu.

Une personne anémiée, malade, nerveuse, souffrant de maux de tête verra ses cheveux tomber, devenir cassants, se décolorer avant l'âge; tant qu'aux maladies du cuir chevelu, elles ne sont pas différentes de celles de la peau.

Le meilleur moyen d'obtenir une belle chevelure, c'est d'assurer la propreté du cuir chevelu par le lavage et le brossage. Le lavage peut se faire d'une façon quotidienne, en nettoyant chaque matin les racines des cheveux avec une éponge humide. Le brossage s'effectue au moyen de deux brosses, l'une servant à nettoyer les cheveux, l'autre à les lisser. Le brossage de la tête doit être opéré trois ou quatre fois par jour, chaque brossage durant une dizaine de minutes. Les brosses seront maintenues fermes; quand elles commencent à s'amollir, on les trempe dans un mélange à parties égales d'ammoniaque et d'eau.

Les *cils* et les *sourcils*, contribuant énormément à la beauté des yeux, ont une certaine importance esthétique.

Certains sourcils sont absolument décolorés, on les teint en noir avec la teinture inoffensive suivante :

Sel gris.	4 gr.
Sulfate de fer.	7
Vin rouge.	360

On fait bouillir cinq minutes et on ajoute 4 grammes d'oxyde de cuivre; on laisse bouillir cinq minutes encore et on ajoute 7 grammes de poudre de noix de galle, on retire du feu et on passe. On imbibe les sourcils de cette mixture avec une brosse douce, en ayant soin de ne pas les dépasser. Au bout de dix minutes, on les essuie avec un linge chaud et on les lave à l'eau tiède.

Pour donner de la vigueur à la pousse du sourcil, on peut de temps en temps les lotionner avec de l'eau chaude et les frictionner avec de l'huile tiède. Les frictions plusieurs fois par jour avec l'infusion de menthe poivrée dans du vin blanc en active aussi la pousse.

Si les poils des sourcils tombent sans cause apparente, frictionner chaque soir les sourcils avec la pommade suivante :

Moelle de bœuf. . . . . 100 gr.
Oxyde de mercure précipité. 1

Le matin laver la place avec de l'alcool à 90°.

Les cils longs étant fort estimés, nous donnons ici la méthode employée par les Orientales, dont la longueur de cils est proverbiale.

Ce procédé consiste à couper de quinze en quinze jours la fine extrémité de chaque cil avec de petits ciseaux; après quelques mois de ces soins ils auront pris une belle longueur, on peut faire subir cette opération aux enfants encore tout jeunes, en la répétant toutes les six semaines.

Cette méthode a l'inconvénient de détruire le retroussis ciliaire qui est d'un si joli effet.

On entretient l'épaisseur des cils en les frottant chaque soir avec le mélange suivant :

Huile de vaseline. . . . . 5 gr.
Acide borique. 0   05

On peut teindre les cils par le même procédé que les sourcils.

Contre les inflammations des *paupières*, employer les lavages externes à l'eau boriquée très chaude, l'intérieur de l'œil est lotionné au moyen d'infusion tiède de thé, de bluet ou de cerfeuil.

La *main*, cette main féminine qui n'est pas condamnée comme celle de l'homme aux durs travaux qui déforment, mérite, au point de vue de la beauté, qu'on s'en occupe.

Nous ne parlerons pas ici de la forme qui ne se refait pas; du reste la main, plus facilement encore que le visage, peut avoir la beauté du diable en se rendant blanche, à peau souple, satinée, aux ongles transparents et roses.

Les mains doivent être lavées à l'eau chaude, adoucie par du son ou de la teinture de benjoin; on les brosse, on les passe à la pierre ponce aux endroits où la peau tend à s'épaissir, on termine la toilette en les frottant avec un peu de pâte d'amandes et de glycérine; on essuie les mains au bout de quelques instants avec une serviette bien sèche. De plus, pour empêcher les mains de se gercer et les garder blanches toute l'année, il suffit de se frotter la paume et le dos des mains avec un citron coupé dont on aura extrait le jus.

Contre la moiteur des mains, il suffit de les tremper trois fois par jour dans de l'eau mélangée de vinaigre ou d'alcool camphré, on les frotte ensuite avec une demi-cuillerée du mélange suivant :

Eau de Cologne. . . . . 90 gr.
Teinture de belladone. 15

Contre les *verrues* et épaississements de la peau, on conseille de toucher la partie malade, soir et matin, avec une goutte de ce mélange :

Acide acétique. . . . . . . par parties égales.
Teinture d'iode. . . . . .   —

Les gants cosmétiques sont un peu passés de mode, ils préservent cependant à merveille des engelures et des gerçures; ils sont faciles à préparer : battre deux jaunes d'œufs très frais avec deux cuillerées d'huile d'amandes douces, ajouter au mélange 15 grammes d'eau de roses, et 8 grammes de teinture de benjoin, tremper les gants retournés dans ce cosmétique; chaque paire de gants peut servir quinze jours au moins.

Quant à l'*ongle*, pour devenir une parure, il doit être transparent et rose; pour ce faire, après le lavage des mains, on trempe les bouts des doigts dans un peu d'eau tiède, aromatisée d'eau de roses; on les sèche, on polit les ongles avec de l'oxyde d'étain pur, parfumé au moyen d'essence de lavande et coloré avec du carmin. On applique cette poudre sur l'ongle, on frotte avec le doigt ou un polissoir en cuir.

On prévient les *envies*, en repoussant une fois par semaine, au moyen d'une petite curette vendue pour cet usage, les pellicules qui partent de la matrice et s'avancent sur l'ongle même.

Le pied, base de la statue humaine, doit recevoir les mêmes soins que la main; il est bon de l'habituer au lavage du matin à l'eau froide, friction à la brosse des ongles et de leur matrice, emploi de la curette, du grattoir, de la pierre ponce pour lutter contre les épaississements de l'épiderme; les ongles sont coupés en carré afin d'éviter qu'ils s'incarnent.

Après une marche fatigante, les pieds seront trempés dans un bain d'eau chaude salée.

CHEVEUX

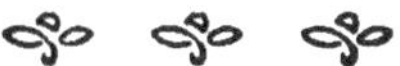

La chevelure est, même chez l'homme, l'ornement
de la tête qui est la partie noble du corps; c'est pourquoi je m'étonne de voir les médecins dédaigner de
s'occuper de cette parure soyeuse, aux reflets cha-
toyants, agréable au toucher et à la vue, si appréciée que les poètes de tous les temps l'ont chantée.
Ils préfèrent s'en remettre aux figaros intéressés qui
ordonnent, décrètent, prescrivent à tort et à travers
comme tout individu qui parle de ce qu'il ne connaît
pas. Cependant il est bien certain que le cuir chevelu
qui nourrit les cheveux est soumis à toutes sortes de
maladies au même titre que toutes les autres parties
du corps, et que ces maladies ont une influence marquée sur la santé, le développement du cheveu, et que
ce côté au moins tout à fait pathologique ne devrait
être traité que par le médecin. Mais je dis en outre
que l'hygiène de la chevelure ne peut être rationnellement dirigée que par le médecin ou par son
propriétaire, s'il est instruit sur l'anatomie du cuir
chevelu et sur les effets des moyens qu'il emploie
à la toilette de sa tête.

Dans ce but je vais vous exposer la structure du
cheveu, la nature du terrain sur lequel il repose et
d'où il tire sa nourriture; les déductions pratiques de

son entretien en découleront naturellement : le cheveu, matière cornée, est produite par un follicule qui se trouve dans le cuir chevelu et dans la peau des parties recouvertes de productions pileuses; ce follicule est en forme de doigt de gant et a son orifice de sortie à la surface du cuir chevelu; près de celui-ci se voient deux autres orifices qui appartiennent aux glandes sébacées, sécrétant une matière graisseuse destinée à lubrifier la base du cheveu, à empêcher son dessèchement et celui de la peau qui est sillonnée par des veines nombreuses apportant la nourriture aux follicules.

Glandes sébacées et artérioles sanguines, voilà les deux éléments producteurs et entreteneurs de la bonne santé du cheveu. J'ai dit qu'il y avait deux glandes à la base de chaque follicule; quant au réseau sanguin, il est fourni par deux groupes d'artères partant de la partie postérieure de chaque oreille où elles se divisent en trois branches symétriques, l'une frontale venant directement en avant, la seconde temporale montant le long de la tempe jusqu'au sommet du crâne, la troisième occipitale se dirigeant en arrière. Ces branches artérielles forment donc un cercle autour de la tête, à la hauteur de l'oreille, se bifurquent, et viennent en ramifications nombreuses converger vers le sommet du crâne. Nous avons dit que c'est ce réseau vasculaire qui nourrit sur toute la surface du cuir chevelu les follicules pileux; il est donc de toute importance de favoriser la circulation de la tête, qui dans la vieillesse diminue comme celle de toutes les autres parties du corps par suite de l'amoindrissement de la contracture musculaire des parois des vaisseaux sanguins, et surtout de leur état sclérotique plus ou moins prononcé. Sur cette cause il n'y a guère que des influences générales qui peuvent agir, mais il en est autrement de la circulation veineuse chez l'homme adulte; ne voyez-vous pas tout d'abord que chez l'homme le chapeau à bord dur si fort à la mode comprime le cercle de vaisseaux sanguins entre sa partie résistante et l'os du crâne, de manière à arrêter ou à amoindrir la circulation de toute la partie supérieure de la tête, et la preuve en est que cette partie est la première et souvent la seule à se dégarnir de cheveux, pendant que ceux qui sont au-dessous du cercle passant au niveau des oreilles continuent à orner abondamment la tête. Cette connaissance anatomique permet aussi d'expliquer pourquoi les poètes, les artistes, les personnes qui portent de longs cheveux sont moins chauves que les autres; d'abord, parce que le chapeau de feutre mou, qui est leur coiffure habituelle, comprime moins le réseau sanguin protégé déjà par l'épaisseur de la chevelure; ajoutons que cette chevelure longue et abondante est le meilleur préservatif de la calvitie, car elle met le cuir chevelu à l'abri des variations de température, et entretient une atmosphère plus égale. C'est pour les mêmes raisons que les femmes sont rarement chauves; en effet, la masse des cheveux protège le cuir chevelu et le chapeau suspendu au-dessus de l'échafaudage de la coiffure sans toucher le crâne respecte la circulation. Mais l'excès de ces bonnes conditions produit le même résultat, car la surcharge des cheveux étrangers échafaudés sur le sommet de la tête, en entretenant une chaleur anormale, attire le sang et congestionne le cuir chevelu au détriment de la nutrition des follicules.

Quant aux glandes sébacées, si le cuir chevelu est bien nourri, elles fonctionnent bien, elles lubrifient le follicule et l'épiderme qui ne se desquame plus en lamelles.

Ce qu'il faut comme toilette de la chevelure, c'est un lavage à l'eau de panama tiède, une fois tous les quinze jours, puis tous les jours des frictions prolongées avec une brosse un peu dure qui fait tomber les pellicules et opère sur tout le cuir chevelu comme un massage excitant qui active la circulation. Donc plus de ces schampoins ni de ces frictions aromatiques qui dessèchent les cheveux, les rendent cassants et qui n'ont jamais fait de bien qu'à la bourse du coiffeur; pratiquez plutôt des lotions d'huile d'amande ou de brillantine. Le peigne fin produit le même effet excitant sur la circulation que la brosse, et pour beaucoup de chevelures est préférable. La coupe des cheveux en brosse chez l'homme est tout ce qu'il y a de plus défectueux pour les raisons que j'ai données plus haut; il faut que les cheveux arrivent au moins au bas de l'oreille afin de protéger le cuir chevelu contre les variations de température et la circulation veineuse contre la pression du chapeau.

La condamnation des coiffeurs est la remarque faite depuis longtemps que les hommes qui perdent le plus tôt leurs cheveux, sont précisément ceux de la classe riche, c'est-à-dire ceux qui les livrent le plus souvent aux mains du coiffeur et écoutent plus volontiers leurs conseils.

Une opulente chevelure est le complément obligé de cette beauté féminine devenue aujourd'hui si complexe que la description, cependant si minutieuse, du sonnet naïf du vieux poète Joachim Blanchon ne satisfait plus nos goûts esthétiques; nous voulons en tout le luxe, c'est-à-dire le superflu.

La chevelure en effet est le cadre naturel du visage, cadre dont on peut à son gré modifier la disposition et la forme, de façon à changer le caractère de la physionomie et même l'expression ou le type.

Par malheur le cheveu est une plante fragile, qu'il est difficile de retenir sur le sol du cuir chevelu.

Malgré son apparence de vie, ses allures serpentines, le cheveu vit à peine et avec peine, parce qu'il n'est qu'un produit de sécrétion, c'est-à-dire appelé à rapidement disparaître, heureux quand il laisse après lui un successeur vigoureux et bien coloré. Les soins de la chevelure chez la personne jeune et saine se réduisent presque à la seule règle de ne pas nuire, ne pas torturer les cheveux, ne pas les onduler au moyen du fer chaud, ne pas les crêper, éviter les variations brusques de température, ne pas aller tête nue d'un milieu très chaud dans un milieu très froid, ne pas se mouiller la tête avec de l'eau froide quand le corps et les cheveux sont humides de sueur. Au contraire, toutes les fois que les cheveux sont mouillés, les sécher au moyen d'une serviette chaude, car l'humidité persistante du cuir chevelu est nuisible aux cheveux. Faire un usage fréquent de la brosse, matin et soir au moins; non seulement les frictions vigoureuses nettoient la tête et la chevelure, mais elles favorisent la pousse des cheveux en activant la circulation sanguine du cuir chevelu.

Tous les mois au moins, tous les huit jours au plus, nettoyer parfaitement la peau du crâne; lorsque cette indispensable mesure de propreté est longtemps négligée, une infinité de cheveux, étouffés à leur base par les déchets épidermiques accumulés, languissent et tombent.

Pour ces lavages on peut employer diverses solutions savonneuses, ou de l'eau chargée de carbonate de potasse, 20 grammes pour 500 grammes d'eau, mais la décoction chaude de bois de panama est préférable. Les cheveux après le dégraissage sont épongés à sec, essuyés avec des serviettes chaudes, peignés au démêloir et brossés; on fait ensuite sur la tête une légère onction avec de l'huile de bonne qualité ou de la vaseline. Il faut rappeler même aux personnes jeunes que la tranquillité de l'esprit influe d'une manière heureuse sur la pousse des cheveux, sur leur couleur, leur brillant, leur douceur au toucher. La mauvaise nourriture, les passions tristes en retardent la croissance, les rendent secs, rudes et décolorés.

Mais nous avons fait jusqu'ici l'hypothèse un peu paradoxale d'une chevelure saine sur une tête saine. Hélas! le cheveu peut être dit, à plus juste titre que la femme, un éternel malade, car non seulement il participe aux maladies du sol qui les porte, le cuir chevelu, mais il subit encore le retentissement par ralentissement de toutes les affections qui affaiblissent l'organisme de son possesseur.

Les lésions du cuir chevelu peuvent être parasitaires ou constitutionnelles comme l'eczéma.

La pelade consiste dans l'apparition sur le cuir chevelu de plaques dénudées, arrondies et blanchâtres; un grand nombre de formules sont préconisées contre la pelade :

1re *Formule.*

Acide acétique. . . . . . . par parties égales.
Chloroforme. . . . . —

Badigeonner légèrement, tous les deux jours, les parties malades avec ce mélange.

2e *Formule.*

Alcool à 60°. . . . . 100 gr.
Essence de térébenthine. 20
Ammoniaque. 5

même emploi que précédemment.

L'eczéma sec du cuir chevelu est très commun. Il se forme sur la tête des squames (pellicules) peu adhérentes à la peau, les démangeaisons sont vives, les pellicules se détachent par le grattage.

On guérit cet eczéma par le traitement suivant :

Laver la tête avec une éponge trempée dans la solution ci-dessous :

Gros vin rouge. . . . . 1 litre
Feuilles fraîches de buis. . . . . . . 20 gr.

Acide tannique. . . . . 10 gr.
Chlorure de soude. 25

Faire bouillir pendant un quart d'heure les feuilles de buis dans le vin, retirer du feu, ajouter le chlorure de soude, remuer jusqu'à dissolution complète, jeter dans le mélange l'acide tannique et mettre le tout dans un flacon bien bouché; conserver pour l'usage. Après avoir nettoyé la tête avec cette lotion, on la sèche et on bassine les parties eczémateuses avec cette autre lotion, étendue par moitié d'eau filtrée :

Sous-carbonate de soude. . . . . 500 gr.
Sulfhydrate d'ammoniaque 1
Eau. 30

On lotionne d'une façon intermittente pendant quinze à vingt minutes, puis on essuie la tête avec des serviettes usées; trois ou quatre lotions de ce genre suffisent pour guérir les pellicules.

L'eczéma humide est caractérisé par des vésicules remplies d'une sérosité claire. Pendant la période inflammatoire on a recours aux lotions émollientes : eau de son, de guimauve; quand les vésicules sont desséchées on termine le traitement par des lotions alcalines quotidiennes (2 ou 3 grammes de carbonate de soude dans 40 grammes d'eau.)

Quand la chute des cheveux provient à la suite de maladies graves, d'anémie, de neurasthénie, etc... le traitement interne est surtout efficace : relever les forces par l'emploi de toniques, un régime réparateur et placer le malade dans de bonnes conditions hygiéniques : exposition continue à l'air pur, séjour à la campagne et aux bords de la mer. A ces moyens généraux on peut ajouter avec avantage un traitement interne approprié.

On a vanté le *rasement* de la chevelure; ce moyen réussit souvent quand les cheveux sont frappés de sénilité et de dégénérescence, qu'ils sont fourchus, fragiles, qu'ils présentent dans leur épaisseur des parties chauves, comme après les couches, les fièvres graves, les intoxications, etc.

Mais le rasement est d'une intransigeance qui déplait à certaines personnes tenant même aux restes de leur chevelure; pour celles-là il faut préparer le cuir chevelu à donner une moisson de poils vigoureux et pour obtenir cette moisson il faut de l'*engrais*.

Tout corps gras favorise, s'il est bien employé, la pousse des cheveux : lanoline, vaseline, glycérine, huile d'amandes, tout est bon; on peut cependant se servir de préférence de la pommade que voici :

Teinture aromatique du Codex. . . . . . 4 gr.
Huile de ricin. 4
Moelle de bœuf préparée. 30

mais quel que soit le corps gras choisi, il faut faire les onctions le soir seulement, à la racine des cheveux et en insistant pour que la pommade soit le plus possible absorbée par la peau. Le lendemain matin, on nettoie le cuir chevelu avec une éponge trempée dans un liquide presque chaud (décoction de feuilles de noyer, d'écorce de quinquina, solution saline, eau alcoolisée, etc...); par cette méthode non seulement on active la pousse des cheveux, mais on arrête leur décoloration.

Nous abordons ici la partie la plus délicate de cette étude capillaire : rendre au cheveu blanc, ce premier symptôme de la décadence humaine, sa couleur d'or ou d'ébène: trois méthodes sont en présence : la recoloration progressive, le poudrage, et la teinture; les deux premières inoffensives, l'autre radicale mais souvent dangereuse.

La recoloration consiste surtout à lutter contre le dessèchement du cuir chevelu, contre son atrophie et à fournir aux cheveux des éléments de pigmentation.

L'emploi quotidien et méthodique des corps gras comme nous l'avons conseillé plus haut, le massage du cuir chevelu, l'usage longtemps continué de pommades ferrugineuses, 50 grammes d'oxyde noir de fer pour 150 grammes d'axonge, voilà les moyens qui satisfont aux conditions de recoloration énoncées plus haut; ils constituent la méthode la plus sûre, la plus sage et la plus rarement suivie; les impatients veulent le résultat immédiat.

Le poudrement inoffensif est gênant; on peut faire soi-même des poudres de la couleur voulue, en mélangeant à la poudre d'amidon d'autres poudres : jaune ou brun, charbon de bois blanc pilé, etc., de façon à obtenir la teinte choisie, mais la chevelure perd sous le voile de la poudre son lustre et sa souplesse. Nos fines ancêtres savaient bien que seule la poudre blanche nivelait tous les âges, mais le passé ne revient pas; aujourd'hui la chimie s'évertue à trouver des teintures à la fois inoffensives, tenaces, invisibles. Malheureusement, la plupart des procédés industriels usités pour teindre les cheveux sont dangereux; les sels métalliques employés, sels de plomb surtout et d'argent, causent de véritables empoisonnements se manifestant par des névralgies persistantes, des maux d'yeux, des écoulements d'oreilles, etc.; d'autre part les alcalis, potasse, soude, accompagnant le sel métallique, altèrent le cheveu, le ramollissent, irritent le cuir chevelu et provoquent des éruptions de toutes sortes.

Cependant, il est des teintures inoffensives donnant de jolies teintes qui n'ont que le défaut d'être peu tenaces. Nous allons donner à ce propos quelques formules, après avoir énoncé un premier conseil.

Il faut du tact dans le choix de la nuance choisie; sans doute, quand on se sert d'une teinture, on est séduit par l'or vif et le noir bleu, deux extrêmes qui sont en quelque sorte le rouge et le violet de l'arc-en-ciel chevelu, mais il vaut mieux se contenter des nuances intermédiaires, si elles s'harmonisent davantage avec l'expression et la carnation du visage. Et pour se bien renseigner, il est prudent d'essayer des perruques de teintes diverses, avant d'opérer le rajeuuissement capillaire. Maintenant que le sermon est fini, passons aux formules. D'abord les remèdes les plus simples pour passer du blanc au noir.

Préparez une infusion excessivement forte de thé noir, mouillez-en la chevelure, en évitant le plus possible de tremper les doigts dans l'infusion : renouvelez souvent. Les feuilles de viorme (viburnum) noircissent les cheveux et les empêchent de tomber.

On emploie aussi les décoctions dans du vin, de l'eau ou du vinaigre, des écorces de saule ou de noyer, de feuilles d'artichaut, de mûrier, de figuier, de myrthe, de brou de noix, de grappes de lierre, de semence de mille et de betteraves, de fleurs de pavots.

Comme teinture plus compliquée :

1ʳᵉ *Formule.*

Un exprimé d'écorces vertes de noix. 10 parties.
Alcool. . . . . 90 —

Laissez en contact pendant dix jours et filtrez; avant l'emploi, lavez les cheveux avec une solution de carbonate de potasse, 10 grammes par litre d'eau.

2ᵉ *Formule.*

Huile de Kalbary. . . . . 1 kil.
Huile d'olive. . . . . 395 gr.
Alpiste (graisse de Canaries). 187

Faire bouillir le tout dans un chaudron jusqu'à ce que les graisses aient la couleur de café brûlé, les retirer alors de la cuisson, les piler dans un mortier, passer le mélange dans un linge, ajouter 15 grammes d'essence de mille fleurs, pour parfumer, employer comme le henné.

3ᵉ *Formule.*

Ecorces de noix vertes. . . . . 125 gr.
Gros vin rouge. 200

Faire bouillir jusqu'à réduction d'un tiers et ajouter sulfate d'alumine à base de potasse, 50 grammes. Frotter les cheveux avec cette liqueur plusieurs jours de suite.

4e Formule

donnant un noir de geai. Il faut un poêlon en terre, muni d'un couvercle à rigole : jeter des noix de Galles à sec dans le poêlon qu'on place sur un feu doux en mettant de l'eau sur le couvercle, frotter intérieurement d'une substance qu'on nomme *Kalida* en Afrique et qu'on peut se procurer en France. On fait ainsi calciner les noix, en les remuant souvent et en frottant souvent aussi le couvercle de *Kalida ;* l'eau est de même renouvelée. Les noix calcinées sont pulvérisées en même temps qu'une certaine quantité de *Kalida.* On délaie cette poudre dans l'eau, de façon à en faire une pâte dont on enduit les cheveux quand elle est chaude; on garde cette pâte le plus longtemps possible, toute la nuit par exemple. On lave ensuite les cheveux pour enlever la pâte.

Teinture blonde, prenez :

Vin blanc. . . . . 1/2 litre.
Rhubarbe. . . . . 150 gr.

Faites bouillir et réduire de moitié, appliquez avec une brosse ou une éponge de la racine à la pointe des cheveux qu'on laisse sécher sans les essuyer, renouvelez très souvent. 2° Prenez lessive de cendres de sarment, deux livres; racines de benjoin, de chelidoine, de curcuma, de chacune 16 grammes; de safran, d'étamines de lis, de chacun 10 grammes; de fleurs de bouillon blanc, de genêts, de mille pertuis, de chacun 5 grammes. Faites bouillir le tout ensemble, tirez au clair, lavez souvent les cheveux avec cette lessive; au bout de quelque temps ils deviendront très blonds.

Teinture au henné.

Prendre du henné en poudre et le délayer dans de l'eau chaude de façon à en faire une sorte de pâte qu'on étend d'une cuillerée de vinaigre jusqu'à ce qu'elle ait la consistance d'une bouillie claire. Laver alors la chevelure à teindre à l'eau mélangée d'ammoniaque ou de carbonate de soude pour la dégraisser; il est inutile de la laisser complètement sécher.

On enduit alors abondamment de la bouillie au henné les cheveux, de la racine à la pointe, en ayant soin de séparer la chevelure en petites mèches, qu'on roule en champignon; on commence par le sommet de la tête, on tourne autour de ce centre. Les petits cheveux au front et au cou doivent être enduits de cette même pâte.

Pour une première application, il faut garder le henné pendant deux heures, puis on lave les cheveux cinq ou six eaux chaudes; dans la troisième, on met une petite pincée de carbonate de soude et on savonne. La coloration doit être bien égale. On n'a plus qu'à entretenir ensuite, en renouvelant l'opération tous les mois; une demi-heure ou trois quarts d'heure d'application suffisent alors.

Si la couleur était inégale, on remettrait de la pâte aux mèches n'ayant pas la coloration voulue.

On enduit les mains d'un corps gras avant d'appliquer la pâte, afin d'éviter leur coloration en jaune.
Le henné teint parfaitement les cheveux blancs; il
donne aux cheveux noirs une teinte acajou, qu'on
éclaircit par l'emploi de l'eau oxygénée. En mêlant
du sulfate de cuivre au henné, 2 grammes de sulfate
de cuivre pour 125 grammes de henné, on obtient une
jolie coloration brun roux.

Le henné, non seulement est inoffensif, mais il est
excellent pour la conservation de la chevelure.

Maintenant, sus aux cheveux blancs, puisque les
garder c'est arborer un déshabillé de jeunesse, qui
semble, aujourd'hui qu'on a le devoir de rester jeune,
une prétention de mauvais goût.

GYMNASTIQUE
et SPORTS FÉMININS

Nous avons dit précédemment que la gymnastique
avait chez la femme un but tout spécial; il ne s'agit
pas en effet, comme chez l'homme, de faire du muscle,
d'entretenir et d'augmenter la force musculaire, mais
seulement de conserver la souplesse aux articulations,
de garder contre l'empâtement toutes les courbes
savantes du corps féminin, toutes les grâces de la
ligne, toute la délicatesse de contours, enfin d'ensei-
gner à la femme, dont l'éducation physique est absolument négligée, l'art des attitudes. Voyez une femme
courir, se baisser, traverser seule une place publique, etc., vous serez frappé du peu de rectitude,
de souplesse de ce corps féminin, qui semble fait cependant exclusivement au point de vue de la grâce.

L'éducation corporelle doit avoir lieu dans la jeunesse, nous en dirons quelques mots au chapitre :
« La femme aux différents âges », pourtant il est des
attitudes vicieuses qu'on peut toujours corriger par
l'attention et la patience.

La mauvaise habitude de laisser retomber les bras
en avant resserre la poitrine, arrondit les épaules;

les exercices ramenant les bras en arrière corrigent cette attitude vicieuse.

La flexion permanente des genoux donne de la lourdeur à la marche; on y remédie par des mouvements de flexion et d'extension de la cuisse sur le tronc, et de la jambe sur la cuisse, et par des frictions aromatiques, des onctions de corps gras sur les genoux afin de fortifier cette articulation.

Dans la marche, la pointe du pied doit se porter un peu en dehors et reposer la première sur le sol, le corps restant d'aplomb sur le bassin et les hanches immobiles, tandis que la ceinture souple et flexible suivra les mouvements du torse; ces conditions d'une marche gracieuse sont irréalisables chez les femmes gênées par des bottines étroites et des corsets trop serrés.

Lorsque vous marchez, tenez les bras pendants et ne les poussez pas en avant ou en arrière; ayez le torse en avant, ne rejetez pas les épaules en arrière; il faut que la poitrine et la face se trouvent à peu près sur une ligne verticale qui tombe à la pointe du pied.

Un défaut très commun dans la marche féminine, c'est de remuer les hanches d'un côté et de l'autre (démarche de canard); tous les mouvements des hanches doivent se faire de haut en bas, dans le sens vertical; ne tournez pas non plus trop en dehors les genoux et les orteils, on marche plus aisément et plus sûrement sur une base étroite. Pour bien marcher, il faut avoir les pieds légers. Essayez autant que possible d'oublier vos pieds et de vous imaginer que le poids du corps est condensé dans les parties supérieures, tête et poitrine. Pour vous exercer à marcher d'une manière élégante, faites l'exercice suivant : marchez lentement d'abord, et arrêtez-vous, tantôt sur un pied, tantôt sur un autre, un pied seulement étant posé à terre, sans bouger la tête ni les épaules, puis marchez de la même façon de plus en plus rapidement.

L'obésité est le plus grave obstacle à la marche gracieuse et facile; nous donnons le *traitement physique externe* de cette infirmité en ce chapitre, nous réservant d'en indiquer au chapitre « Maladies des femmes » la cure diététique et médicamenteuse.

L'obésité commence toujours par envahir les muscles abdominaux; ceux-ci, en effet, comprimés par le corset, restent inactifs pendant la respiration et la marche, s'atrophient et se couvrent de graisse; toute femme qui veut redevenir svelte doit travailler avec intelligence et persistance à développer les muscles de l'abdomen. Les mouvements à conseiller sont très simples et consistent en respirations régulières et profondes. On doit faire une inspiration en commençant le mouvement et une expiration en le terminant.

Inspirez en lançant en avant la paroi abdominale, expirez en la laissant revenir en arrière. Ce mouvement alternatif de tension d'avant en arrière des muscles abdominaux est l'exercice le plus simple et le plus facile pour lutter contre l'obésité du ventre. Pour l'accomplir dans toute sa perfection, il faut procéder ainsi : prenez pleinement votre haleine en portant le corps en arrière, à partir de la taille, sans bouger les hanches et les genoux; puis faites revenir en arrière les parois abdominales en exhalant votre haleine. Enfin rejetez le buste en avant, les hanches et les genoux étant toujours immobiles, et laissez tomber les mains le plus près possible du sol.

On peut ajouter à ces exercices, pour hâter l'effet produit, les frictions au savon d'iode suivies de massage.

Toutes les parties chargées de graisse : bas ventre, hanches, seins, doivent être frictionnées tous les jours, pendant dix minutes; la friction énergique sera faite à la main, en employant gros comme une noix de savon d'iode, savon qui est absorbé par la peau.

Le massage s'effectue après la friction, avec la main à plat, pendant dix à vingt minutes.

La gymnastique féminine est surtout nécessaire à l'âge adulte, âge où les influences mauvaises de la sédentarité se font le plus vivement sentir. Nous conseillons d'abord comme moyen d'entraînement le balancement des bras et des jambes; on peut se livrer à cet exercice le matin avant de s'habiller et le soir avant de se coucher. Pendant trois minutes, on fait osciller la jambe et le bras du même côté, en se tenant sur la jambe de l'autre côté et *vice versa;* le mouvement de balancement doit avoir le plus d'amplitude possible et se faire pour la jambe au moins avec une certaine violence. Quand cet exercice sera exécuté facilement et sans fatigue, on pourra commencer la gymnastique de chambre.

Les femmes les plus vieilles et les plus infirmes ne

doivent pas s'abstenir de cette gymnastique; il suffit de varier les mouvements, de les adapter d'abord comme nombre et amplitude à la force des individus. Si les commençants ressentaient quelques douleurs musculaires, il faudrait laisser ces douleurs se calmer avant de recommencer les exercices. Quand chez une personne âgée, tel ou tel mouvement ne peut être obtenu de suite d'une manière complète, éviter d'effectuer cette exécution par la violence; par la pratique le mouvement arrivera à se faire complètement sans fatigue.

Le moment de la journée le plus favorable pour cette gymnastique de chambre est le temps qui précède un des deux grands repas : déjeuner, dîner ou souper; mais il faut toujours, entre la fin de l'exercice et le repas, un intervalle d'au moins un quart d'heure, pour laisser se calmer l'excitation des muscles.

L'abdomen doit autant que possible être vidé de matières solides ou liquides.

Il faut commencer par se débarrasser de toutes les portions de l'habillement qui peuvent serrer, principalement au cou, à la poitrine et au ventre.

Les personnes affectées de hernies ne doivent se livrer à ces exercices qu'après avoir maintenu la hernie d'une façon complète, par un bon bandage.

Si les mouvements respiratoires et les battements du cœur sont très accélérés par un exercice, il faut attendre, avant de continuer, que l'accélération qui s'était manifestée se soit calmée.

Les intervalles de repos entre chaque série d'exercices doivent être utilisés, s'il n'y a pas tendance à la toux, à exécuter de profondes respirations, composées d'inspirations et d'expirations lentes, pleines et puissantes, présentant la plus grande extension possible, les bras étant appuyés sur les hanches.

La gymnastique que nous venons de décrire n'a d'autre but que de rectifier les attitudes disgracieuses de la jeunesse et de donner de la souplesse à tous ses mouvements, mais la véritable gymnastique hygiénique ne sera traitée qu'à la seconde partie.

Si de la gymnastique nous passons aux sports, nous conseillons à la femme tous ceux qui n'ont pas pour but le développement de la force musculaire, force qui a pu être réellement une puissance dans les civilisations primitives d'une lointaine humanité, mais, qui, aujourd'hui, est presque inutile, en ce sens qu'elle est remplacée, dans l'industrie par les machines, et pour la protection individuelle par l'emploi d'armes défensives.

Les sports les plus favorables aux femmes sont le patinage, l'escrime, la bicyclette; mentionnons seulement pour mémoire les jeux d'adresse : Lawn tennis, crocket, billard, etc., divertissements auxquels se livrent depuis longtemps les jeunes femmes de tout âge.

Le patinage fait agir sans effort et sans surmenage, une grande partie des muscles des membres inférieurs, du bassin et du tronc.

Le patinage convient particulièrement aux jeunes filles, parce qu'il aide mieux que la danse au développement du corps. Il nécessiterait seulement un costume *ad hoc* se rapprochant de celui des femmes cyclistes : pantalon large, permettant les grands écarts, et garantissant parfaitement les membres inférieurs du froid, de la poussière, de l'humidité.

L'escrime, la boxe, le chausson, la savate, exercices d'agilité et de souplesse, seraient accessibles aux femmes si la façon dont elles sont vêtues ne paralysait pas tous leurs mouvements.

Un mot en faveur de la bicyclette n'est pas de trop à cette place. On a dit beaucoup de mal des vélocipèdes, on en a dit de toutes les machines. De quelles calomnies n'a-t-on pas voulu écraser les machines à coudre qui, dans les ménages, épargnent à la femme, avec des heures de labeur excessif, les positions vicieuses, la fatigue des bras et des yeux. Laissez dire et pédalez à votre aise.

Cet exercice ne développe pas seulement les membres supérieurs et inférieurs, il exerce encore une influence heureuse sur le fonctionnement des appareils de la circulation et de la respiration. On accuse le vélocipède de donner des varices, c'est inexact, il régularise au contraire la circulation veineuse; il favorise la digestion, diminue la constipation, aide à l'absorption intestinale par les mouvements imprimés aux muscles abdominaux, il excite en outre l'appétit; on doit se garder seulement de monter en vélo immédiatement après le repas, il convient d'attendre une heure et demie au moins.

La bicyclette est un puissant auxiliaire dans la cure de l'obésité; elle est utile pour les jeunes filles pâles, anémiques, à tendance scrofuleuse, dont la menstruation s'établit difficilement.

Certaines métrites et congestions passives du bassin bénéficient de l'emploi modéré du vélocipède. Les femmes enceintes, si elles sont dès longtemps entraînées, peuvent continuer à pédaler sans excès, au moins les premiers mois de la grossesse.

Mais en fait de cyclisme, se rappeler toujours que la femme dans le sport ne doit chercher à conserver ou acquérir que la rectitude, la sûreté, la souplesse, la grâce dans les mouvements; elle doit éviter l'effort musculaire, agent de laideur, facteur de maladies graves : hernies, anévrisme, hémorragies pulmonaires et intestinales, lacération des muscles, etc., effort qui déjà dangereux pour l'homme, type musculaire, est essentiellement contraire à l'organisme de la femme, type nerveux.

LA MAISON

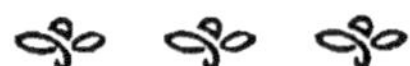

La maison ne ressemble pas à ce qu'elle était autrefois; elle a beaucoup perdu de son importance au
point de vue social; elle n'est plus le domaine où les
familles, de générations en générations, se succédaient
les unes aux autres; on n'y fabrique plus comme jadis
le pain, le linge, les vêtements; les rouages se sont
simplifiés, les goûts se sont modifiés. Dans la maison
rapetissée, amoindrie, la femme elle-même ne s'en-
ferme plus volontiers; on peut prévoir que bientôt,
au moins dans les villes, il ne restera plus de demeures
familiales; elles seront remplacées par l'appartement,
endroit où l'on couche, où l'on mange et où l'on travaille quelquefois, mais où l'on ne séjourne qu'en cas
de nécessité.

L'appartement doit être aéré et ensoleillé; les expositions levant et couchant sont les meilleures de toutes.

Nous considérerons dans toute habitation deux
parties : celle qu'on habite, comprenant chambre à
coucher, cabinet de travail, salle à manger, cuisine;
celles qu'on n'habite pas, qui se compose des chambres
de réception, salon, etc.

Rappelons que la propreté est facile à faire régner
dans un logis simplement meublé sans tentures, sans
tapis, sans bibelots inutiles, tandis qu'elle est impos-

sible à obtenir dans les locaux surchargés et somptueux. De quels raffinements du reste la simplicité ne serait-elle pas susceptible : parquets en mosaïque, en carreaux vernissés de différentes teintes, en bois de diverses essences. Sur les murs, plus de ces papiers toxiques qui suent le plomb et l'arsenic, mais du linoléum d'artistique aspect, des boiseries que les artistes amateurs pourraient égayer de leur pinceau, des revêtements de porcelaine aux vives couleurs; comme tapis, des nattes supportant les grands lavages. Plus de meubles en plaqué, logeant sous leurs épidermes soulevés les détritus de dix générations successives, mais du bois naturel : chêne grave ou gai sapin, revêtu si l'on veut de toutes les couleurs de l'arc-en-ciel : meubles à forme gracieuse mais simple, sans moulure et sans sculpture, n'offrant à la poussière aucune occasion de s'y reposer; fauteuils, canapés et divans seront garnis de coussins moelleux, mais mobiles, qu'on peut battre, exposer au soleil et désinfecter au moins tous les ans. Comme tenture, des tissus légers ne souffrant pas du trempage dans l'eau bouillante ou des tissus solides supportant sans dommage la rencontre du jet lancé par le pulvérisateur.

N'entrez jamais comme locataire dans un appartement précédemment habité sans qu'il ait été désinfecté; assurez-vous aussi que les cheminées fonctionnent bien et n'ont entre elles aucune communication. La grande affaire ensuite, c'est de faire régner dans la maison une véritable propreté par le nettoyage hygiénique.

On ne doit faire usage ni de balais ni de plumeaux. Ce n'est qu'une propreté illusoire que celle qui consiste à chasser la poussière d'une place, pour la jeter dans une autre; on rejette ainsi dans l'air ambiant destiné à la régénération sanguine, tous les germes, tous les détritus susceptibles de rester en suspension dans l'atmosphère.

Les parquets seront lavés et non cirés. On a calculé que l'air d'une chambre cirée contenait quatre fois plus de microbes que celui de la chambre lavée; mais il faut que le séchage du parquet soit rapide, car l'humidité favorise toutes les fermentations malsaines.

Tout meuble, tout parquet, toute boiserie doit être disposée pour supporter le passage du linge humide, lequel, dès qu'il sera saturé de poussière, sera, non pas secoué, mais trempé dans une eau savonneuse très chaude et rincé avant de continuer la besogne. Les tapis seront aussi lavés à l'eau chaude, dans laquelle on aura jeté de l'ammoniaque. L'air des chambres, lui-même, doit être lavé, épuré, désinfecté. L'opération est très simple; des vaporisateurs lanceront de tous côtés une pluie fine de vapeurs parfumées : eau aromatisée d'une essence quelconque, essence de thym, de verveine, de menthe, de géranium rosat, de giroflée; cette dernière passe comme particulièrement efficace contre les insectes, les puces surtout, et contre le microbe de la tuberculose. On peut encore verser sur une pelle chauffée au feu ou sur un papier buvard que l'on enflamme ensuite quelques gouttes du mélange suivant :

Essence de girofles............ 30 parties.
 — de canelle............... 36   —
 — de bergamotte.......... 48   —
 — de lavande............. 48   —
Teinture de benjoin............ 120   —

Enfin, plus simplement, on peut jeter dans une bassine contenant de l'eau bouillante des plantes aromatiques : sauge, menthe, eucalyptus. On place cette bassine sur un réchaud qu'on promène dans les diverses parties de l'appartement, on aère ensuite largement, car ces fumigations n'ont pas pour but de parfumer, mais d'assainir.

Tous les mois, on brûlera de la fleur de soufre dans les chambres à coucher.

On ne laissera croupir à l'air libre aucune eau souillée, ni dans la maison, ni en dehors de la maison, dans son voisinage. Les cours ne doivent jamais contenir d'ordure ni de détritus.

L'aération parfaite des appartements, en toute saison, est un problème dont la solution préoccupe avec raison les hygiénistes; c'est que l'existence des êtres vivants et leur développement complet sont subordonnés à la pureté de l'air qui les entoure.

Cet air est en effet vicié par la respiration. L'exhalaison pulmonaire fournit par heure 9 litres d'acide carbonique chez l'enfant de huit ans, 12 litres chez la femme adulte et 20 litres chez l'homme adulte. Les foyers de combustion et les appareils de chauffage exhalent eux-mêmes beaucoup d'acide carbonique et consomment de l'oxygène. Quand ces causes de viciation de l'air s'exercent dans un espace clos, les précautions n'étant pas prises pour assurer son renouvellement, l'air prend tous les caractères de l'air confiné : insalubrité, odeur fétide, et provoque des accidents plus ou moins graves : maux de tête persistants, anémie profonde, scrofule et même tuberculose.

De plus, certains foyers de combustion, comme les poêles quand ils tirent mal, ce qui est presque fatal dans l'air confiné, constituent une atmosphère impropre à la vie; il suffit pour cela qu'elle contienne un pour cent d'oxyde de carbone; on doit donc toujours laisser entrebâillée une fenêtre de la pièce chauffée par un poêle.

Pour être bien ventilé, un appartement doit avoir au moins deux de ses façades libres, entre cour et rue par exemple. Cours et rues ne peuvent fournir un air salubre que lorsqu'elles ont une largeur et une longueur égales à la hauteur des bâtiments qui les bordent. L'élévation du plafond sera plus grande dans les pays de plaine que dans les pays de montagne, dans un pays humide que dans un pays sec. L'entresol est la plupart du temps malsain; bas d'étage, il est débordé par les corniches, les entablements, les balcons des étages supérieurs.

Un appartement est dit surpeuplé quand la capacité de chaque pièce d'habitation n'est pas proportionnée au nombre de ses habitants et à la durée du séjour dans cette pièce. La capacité doit être telle que chaque personne ait au moins six à dix mètres cubes à respirer par heure si la chambre est pourvue d'une cheminée, vingt-cinq à trente si la pièce n'a pas de cheminée et qu'elle est très bien close.

Les chambres seront cubées en tenant compte de tous les meubles qu'elles renferment. Les chambres à coucher, dont la ventilation est presque nulle la nuit, doivent être cubées d'après la durée du séjour au lit. Elles exigent une capacité de 40 à 45 mètres cubes par individu, pour huit heures de sommeil. On les aère le matin pendant dix minutes au moins après que le nettoyage de la pièce a été fait et en établissant un courant d'air. On doit laisser ensuite une fenêtre ouverte plusieurs heures par jour.

Les fenêtres et les portes sont les moyens naturels de ventilation; elles doivent être situées à l'opposite les unes des autres, les fenêtres occupant les deux tiers de la largeur des murs et ayant la plus grande hauteur possible, atteignant la corniche du plafond et ne s'ouvrant pas à plus de 50 centimètres au-dessus du plancher. Dans les chambres à coucher, la partie supérieure du vitrage sera rendue mobile, afin de pouvoir aérer la chambre sans causer le refroidissement de la personne couchée.

Là où les portes devront être en face des fenêtres ou de la cheminée, on compense le défaut de capacité des locaux par des moyens artificiels. Un des plus simples consiste dans l'établissement de ventouses, en nombre suffisant et mises en relation avec les cheminées. Ces ventouses sont munies de petites portes mobiles, elles ont environ 15 à 20 centimètres carrés et lancent des courants d'air. Ces ventouses sont surtout utiles en été; en hiver le renouvellement est plus actif, parce que la différence entre les deux températures, extérieure et intérieure, est la condition capitale de la ventilation naturelle; plus elle est grande, plus la circulation de l'air est rapide.

L'éclairage, en notre temps de culture intellectuelle à outrance, a pris dans l'hygiène de la maison une importance capitale. La lumière artificielle doit être diffusée, placée au-dessus de la portée des yeux, amortie par des globes dépolis et des réflecteurs, de façon à imiter le plus possible la lumière du soleil. L'éclairage doit être étudié à quatre points de vue : l'uniformité de la lumière, la quantité de chaleur et de gaz qu'elle dégage, l'intensité, l'économie.

Une lumière uniforme et tranquille convient à la vue, les lumières vacillantes fatiguent l'œil, obligé à chaque oscillation de changer son foyer et de s'adapter à une partie différente. La quantité de calorique varie suivant le mode d'éclairage; une chandelle de six à la livre peut, par heure de combustion, porter 27 mètres cubes d'air, de 0 à 100 degrés; la bougie, dans le même temps, élève à la même température 32 mètres cubes d'air; la lampe carcel 45 mc. 1/2; l'huile minérale produit à peu près le même dégagement de chaleur; un bec consommant 138 litres de gaz par heure fait monter 154 mètres cubes de 0 à 100 degrés. La lampe électrique à incandescence ne produit au contraire qu'une quantité insignifiante de chaleur.

Les corps, en brûlant, ajoutent des principes plus ou moins nuisibles aux principes constituants de l'air, ils consomment aussi de l'oxigène. La chandelle donne lieu à un dégagement considérable de gaz irritants, c'est l'éclairage le plus malsain après le gaz; la bougie dégage des vapeurs moins acres, mais consomme autant d'oxygène que la chandelle.

Les matières liquides, huile grasse et huile minérale, donnent en brûlant, principalement du charbon, de l'acide carbonique et de l'hydrogène carburé.

Le gaz dégage de la vapeur d'eau, de l'acide carbonique, de l'oxyde de carbone, et selon le degré plus ou moins grand de la chaleur, il se produit une quantité plus ou moins considérable d'hydrogène sulfuré, ou de sulfure de carbone, que la combustion transforme en acide sulfurique, dont une partie se dépose dans les poumons qu'elle irrite, et l'autre sur les meubles et les tableaux qu'elle détériore à la longue.

Le séjour dans les locaux éclairés au gaz étiole et anémie; les prédisposés à la tuberculose ne peuvent supporter cet éclairage qui provoque chez eux des étouffements, des chatouillements au larynx, une toux sèche et fatigante.

La lumière électrique, d'origine physique et non chimique, n'emprunte pas d'oxygène à l'air ambiant et ne lui apporte rien; bien close, étrangère à son milieu, la lampe à incandescence ne crée pas d'atmosphère malsaine autour d'elle.

Les questions d'intensité et d'économie marchent de pair; combien coûte, pour chaque mode d'éclairage, l'unité d'intensité lumineuse, la bougie décimale?

Nous ne pouvons entrer à ce sujet dans des considérations très étendues; d'ailleurs le prix des produits à brûler varie suivant les différents pays, le pétrole qui coûte 0 fr. 20 le kilo en Angleterre est beaucoup plus cher chez nous. D'une façon générale cependant, on peut affirmer que l'éclairage le plus cher est l'éclairage par la bougie; le gaz (bec papillon) et la lampe à huile de colza tiennent le deuxième rang, au point de vue de l'élévation du prix de revient; la lampe à pétrole et l'arc voltaïque occupent au contraire le dernier rang.

La bougie, le plus dur des éclairages domestiques, ne suffit pas du reste à nos besoins de lumière, si on songe que la lumière diffuse du jour fournit, comme intensité, jusqu'à 200 bougies par mètre carré d'une surface.

Chauffage. — Il est difficile, si nous ne voulons pas prolonger indéfiniment ce chapitre de la maison, de nous étendre beaucoup sur le chauffage. Notre santé malheureusement est à la merci d'un appareil mal construit ou détérioré et l'oxyde de carbone n'a ni couleur, ni odeur qui le révèlent à nos yeux et à notre odorat; mais nous devons toujours supposer qu'il y a quelque chose de défectueux dans un appartement quand nous y souffrons de toux spasmodique, de vertige, de faiblesse, de troubles dans la digestion, tous symptômes de l'empoisonnement lent par l'oxyde de carbone. Retenez au moins ce conseil que le combustible, quel qu'il soit, doit être brûlé dans un appareil, poêle ou cheminée, communiquant d'une façon immuable avec le dehors et laissez de côté les appareils à feu continu.

Ajoutons pour terminer ce chapitre quelques considérations sur deux pièces qui, dans nos maisons françaises, sont un peu laissées à l'abandon, la chambre des enfants et la cuisine.

Ce que nous dirons de la chambre des enfants peut s'appliquer à la chambre des vieillards et de toutes les personnes délicates.

Cette chambre devra être haute de plafond, trois mètres au moins, être exposée à l'est ou au midi, ne pas être située au rez-de-chaussée.

Pas de papiers de tenture, papiers toujours suspects que les enfants arrachent et portent à la bouche; les murs de la chambre seront peints à l'huile ou blanchis à la chaux, peinture à l'huile ou lait de chaux renouvelés tous les ans!

La chambre sera de préférence carrelée ou dallée pour que le nettoyage en soit plus complet et plus facile. Le sol sera recouvert de nattes de paille volantes; pas de grands rideaux aux fenêtres, mais un store qu'on abaisse ou qu'on relève à volonté et qu'on peut laver à grande eau en un instant.

La chambre sera pourvue d'une cheminée; un feu modéré, feu de bois si possible, sera entretenu toute la nuit en hiver, au commencement du printemps et en automne; si une porte de communication avec une autre chambre est laissée ouverte, cette porte sera voilée par une portière en étoffe légère.

Les meubles seront peu nombreux, simples, en bois blanc ou peints, à angles arrondis pour éviter les chocs; les lits vastes, éloignés du mur, au moins la nuit, seront garnis d'un sommier métallique, d'un matelas, d'un traversin mince en crin ou en plume; les draps seront changés tous les huit jours. De même les lits de fer et les sommiers seront soumis chaque semaine à un lavage à l'eau savonneuse très chaude.

Les lits resteront ouverts toute la journée et ne seront faits que le soir, une heure avant le coucher. Les fenêtres seront alors fermées, un grand feu sera allumé afin de terminer le séchage et de relever la température jusqu'au degré voulu, 14° à 16° centigrades.

Aussitôt levé, l'enfant sera transporté dans une autre pièce, le cabinet de toilette par exemple; la chambre à coucher ne doit contenir ni lavabo, ni baignoire pour éviter toute cause d'humidité ou de souillure.

Aussitôt la chambre de l'enfant vide de sa présence, on ouvrira largement en établissant un courant d'air; nattes, parquet, meubles seront soumis à un lavage quotidien très simple au moyen d'eau savonneuse chaude et d'un chiffon.

La chambre à coucher ainsi comprise est triste, morne, endormie, c'est ce qu'il faut; elle ne doit, par rien qui nous attire ou nous captive, nous empêcher de partir pour le pays des songes; pour assurer un bon sommeil, il ne faut qu'un lit confortable et un air pur.

La *cuisine*, comme la chambre à coucher, n'a droit à aucun luxe. Nous la désirons sinon vaste, du moins bien aérée. Deux expositions opposées l'une à l'autre, de façon à permettre le nettoyage complet de l'air, est ou ouest, conviennent parfaitement; des persiennes alternativement fermées permettent de ne laisser entrer que modérément le soleil.

La cuisine sera pavée de carreaux ou de faïences,

ce revêtement propre et gai grimpera sur les murs jusqu'à un mètre au moins; ce carrelage sera lavé à l'eau chaude tous les jours; un lavage antiseptique par semaine, eau chargée de potasse ou de savon noir, en assurera la propreté parfaite.

L'évier sera muni de deux robinets; l'un ordinaire, l'autre droit, permettant d'y adapter un tuyau en caoutchouc qui porte à distance l'eau pour le lavage du sol, simplifiant le service. L'évier, après chaque repas, sera désinfecté au cysol, ou mieux à la solution inodore de permanganate de potasse au millième.

Auprès de l'évier on placera, monté sur un trépied métallique, un grand baquet métallique aussi, muni à sa partie inférieure d'un robinet se déversant sur l'évier. Ce baquet doit être d'une contenance d'au moins cinquante litres; c'est le meuble essentiel au nettoyage de la vaisselle.

Assiettes et plats sont lavés à l'eau très chaude, chargée de savon ou de carbonate de soude; les pièces lavées sont ensuite jetées dans le baquet dont on renouvelle l'eau à volonté, la vaisselle bien propre est mise ensuite à égoutter. L'essuyer devient presque inutile, il ne reste plus qu'à la polir quand elle est sèche avec un linge bien fin. La verroterie est traitée de même.

Les linges et torchons ayant servi au nettoyage seront passés à l'eau chaude, savonnés, rincés à l'eau froide et mis à sécher. Il faudrait à chaque appartement un petit séchoir bien aéré et ensoleillé, où toute chose lavée sécherait en bon air et en paix, où tout le linge venant du blanchissage pourrait être exposé quelques heures au soleil avant d'être serré.

Les vases employés pour la cuisine seront nettoyés avec soin, les vases de cuivre parfaitement étamés. Pour les vases en terre, qui sont d'un très bon usage, il faut s'assurer que le vernis qui les recouvre ne renferme aucune substance dangereuse. Les vernis blancs sont préférables aux vernis jaunes et verts. Avant de livrer à l'usage des vases ainsi vernis, on y fait bouillir un peu de vinaigre qui n'altère pas le vernis si celui-ci est de bonne qualité; ce vinaigre jeté dans de l'eau de savon ne doit donner aucun précipité; si ce vinaigre, mélangé à de l'acide sulfhydrique, donne un précipité noir de sulfure métallique, c'est que le vernis a été attaqué par le vinaigre. Un dernier conseil en fait de cuisine : renoncez à l'étalage inutile et enfantin de la batterie de cuisine; le service est par là compliqué, les métaux exposés à l'air s'oxydent, les casseroles se couvrent de poussière intérieurement et extérieurement. Les substances en décomposition qui pullulent dans les cuisines, se répandent dans l'air ambiant, se déposent dans les vases. Il suffit du plus léger oubli pour faire courir de véritables dangers d'intoxication.

Pas d'étagères non plus sur les murs; elles se couvrent en un clin d'œil de débris charbonneux.

Murs nus, armoires bien closes, occupant de préférence les encoignures si sombres, si désagréables où s'entassent poussière et détritus, tel est l'idéal en fait de cuisine, n'en déplaise aux ménagères coquettes, préférant le luxe au bien-être.

LE COSTUME

Il paraît évident que, primitivement, le costume
avait pour but unique de protéger contre les rigueurs
de climats extrêmes, excès de froid, excès de chaud; il
devait alors être approprié au corps qu'il recouvrait,
en rapport avec le climat contre lequel il devait lutter;
il est probable que, plus tard, chez les peuples dont
l'idéal esthétique était excessivement développé,
chez les Grecs par exemple, le costume s'est modifié
sans négliger le confort, de façon à respecter absolument la forme du corps, laissé libre dans son développement et son expression.

Aujourd'hui, l'art de se vêtir est soumis exclusivement à l'empire de la mode, et la mode qu'est-ce? Un
usage passager, fondé sur le caprice, l'intérêt de ceux
qui le décrètent. Il n'est question en fait de mode
ni de la forme du corps, ni de la convenance du sujet
à vêtir; la mode, du jour au lendemain, coupe, tranche
dans la chair, aussi bien que dans les étoffes; cette
saison, il faut être mince et les trois quarts des femmes
semblent maigrir instantanément par un changement
à vue. Le ventre va saillir jusqu'à simuler le *demi-
terme*, comme sous le Directoire, ou rentrer et devenir
invisible comme de nos jours; les hanches s'élèvent
ou s'abaissent, les seins s'aplatissent ou pointent; la

femme se soumet, se modèle sur le goût du jour sans essayer une révolte qui, croit-elle, la rendrait ridicule ou laide. La folie ornementale est particulièrement la caractéristique de notre époque. En vain on a parlé de maux de tête intenses provoqués par les édifices de plumes, de fleurs, de fruits placés à l'état d'équilibre instable sur la tête des femmes; les cheveux blanchissent, tombent; la migraine règne à l'état continu, mais les chapeaux restent tels que la mode et surtout les modistes les ont faits.

Dans certains pays, le chef de l'Etat lui-même est intervenu, sinon pour réformer le costume féminin, au moins pour protéger les jeunes sujets contre les déformations que la mode impose aux corps féminins. En Russie, en Roumanie, etc., il est défendu par une loi de faire porter des corsets aux jeunes filles et aux jeunes enfants. Des ordonnances de police ne permettent pas, spécialement dans certains casinos, de balayer les parquets et de soulever les poussières dangereuses au moyen des jupes longues et traînantes; mais nulle part telle ou telle forme de vêtement n'a été recommandée. C'est, je crois où il faudrait arriver; on pourrait, après avoir consulté les médecins et les artistes, ordonner aux élèves des écoles, aux femmes fonctionnaires, le port de vêtements hygiéniques, rationnels, en même temps élégants et gracieux; ces vêtements, qui seraient d'abord des uniformes, seraient vite adoptés par les autres femmes. Ce qui a manqué à la réforme du costume, réforme bien des fois tentée, c'est qu'il n'y a pas eu de projets d'ensemble; on a critiqué les modèles existants, sans apporter des modèles nouveaux qui auraient pu être immédiatement accueillis par les réformatrices; puis, il est juste de dire qu'on ne sait comment habiller rationnellement des corps irrémédiablement déformés par le corset, porté déjà depuis un certain nombre de générations. Si la femme veut mener la vie de l'homme, il faut qu'elle modifie son costume dans le sens de la simplicité. Quelle étude morale et sociale on ferait sur les conséquences de l'amour de la toilette chez la femme!

Notre but ne peut être ici de présenter un projet de costume, nous bornons notre ambition à donner quelques considérations générales sur le vêtement et quelques conseils hygiéniques sur la manière de s'habiller.

Trois choses sont principalement à étudier dans le costume : la forme, la couleur, l'harmonie entre le sujet à vêtir et le vêtement qu'on lui propose.

Le vêtement peut être flottant ou collant.

Le vêtement collant, s'adaptant exactement à la forme du corps, paraît être le plus naturel; il a le défaut de la trop grande sincérité, il ne voile aucune disgrâce, il accentue toutes les difformités. En tout cas, si le costume collant est adopté, il convient de ne pas le pousser à l'exagération, en accentuant l'étranglement de certaines parties. C'est la faute qui est commise dans le costume féminin actuel, l'espace légèrement rétréci qui est compris entre les hanches et les fausses côtes est comprimé par des ceintures étroites, qui rejettent en avant la saillie de l'abdomen, saillie qu'il faut toujours essayer de modérer, soit par l'attitude, soit par les artifices du vêtement. Le vêtement flottant, moins rationnel en apparence que le vêtement collant, a l'avantage d'être commode, léger, de n'apporter aucune entrave aux mouvements, de cacher les déformations, d'être favorable à l'extrême embonpoint et à l'extrême maigreur. Mais ce costume, s'il était d'usage courant, demanderait un remaniement complet de tout ce qui touche à l'industrie du vêtement : couleur, genre de tissus, mode d'ornementation, disposition des dessins d'étoffes, tout serait à changer, sans compter qu'il faudrait un nouveau personnel féminin, portant tout l'effort de son goût, non pas vers la grâce de la coupe, mais vers les modifications de drapage, modifications qui pourraient varier presque à l'infini. Il serait possible de s'acheminer lentement vers ce costume flottant qui nous paraît l'idéal, en adoptant un costume mixte, ajusté par derrière, flottant par devant, des plis et des écharpes voilant cette saillie de l'abdomen si difficile à maintenir dans de justes limites de volume et de relief.

La couleur des étoffes, étudiée en dehors de toutes considérations individuelles, doit s'adapter au cadre dans lequel le vêtement doit évoluer, c'est-à-dire varier selon le climat et la saison. Les teintes douces, un peu effacées, s'harmonisent bien aux ciels gris et brumeux; les ciels éclatants, les végétations violentes des pays chauds appellent pour ainsi dire les couleurs brillantes et tranchées. Les couleurs chaudes et vives conviennent en été, les colorations noires ou brunes et le blanc sont préférables en hiver, comme s'accordant mieux avec la teinte générale du milieu.

Quant à l'harmonie entre le sujet à vêtir et le vêtement, la question devient complexe, parce qu'il faut tenir compte du type, de l'âge, de la fonction, harmoniser enfin à l'individu la couleur et la forme.

Nous ne pouvons donner à ce propos que quelques aperçus généraux : les couleurs foncées, les étoffes unies amincissent; les tissus présentant des rayures verticales doivent être employés pour vêtir les petites femmes, qu'ils font paraître plus grandes; les rayures en large et les étoffes à carreaux ou à damier diminuent au contraire en apparence la taille. Les couleurs claires : bleu, rose, lilas, etc., seyent principalement aux personnes très jeunes et très âgées; les femmes d'un âge mûr se trouveront bien, surtout si les formes sont trop développées, de l'usage des couleurs sombres : noir, brun, cramoisi, bleu marine, etc.

Pour la femme grande et forte les étoffes seront plus épaisses, les robes plus amples et plus ornées que pour la femme petite et svelte, dont aucun lourd ornement ne doit surcharger la fine silhouette.

La femme âgée a besoin d'être plus soignée dans sa mise qu'une femme jeune; le cou presque toujours fané et ridé doit se laisser voir le moins possible, être caché par des ruches de dentelle blanche ou bise, le noir seyant très mal à la vieillesse.

Il est certains faits d'expérience, difficiles à expliquer et qu'on est cependant obligé d'admettre au point de vue de l'influence des couleurs les unes sur les autres.

Les yeux bleus ne paraissent jamais si bleus qu'avec une toilette bleue ou une toilette blanche avec une cravate bleue. Mais le bleu foncé obscurcit ou éteint le bleu léger de l'œil.

Une femme qui a les lèvres très rouges et qui est vêtue d'une robe violette, ou couleur héliotrope, voit s'effacer l'incarnat de ses lèvres, qui prennent une teinte légèrement violacée; les joues, sous la même influence, se teintent de la même façon, si on est naturellement colorée.

Un teint pâle, jaune, même livide, paraît plus blanc avec une toilette blanche, qui semblerait pourtant devoir l'obscurcir encore. La turquoise assombrit la teinte des yeux bleus et les rend plus brillants.

On pourrait multiplier les exemples de ce genre; certains artistes ont été jusqu'à prétendre qu'à l'aide de combinaisons savamment étudiées, de couleurs, de lumière et d'ombre, on pouvait arriver à modifier la femme la plus laide, à condition qu'elle n'ait pas de difformités trop choquantes, de façon qu'elle donne l'illusion de la beauté et qu'elle semble jolie même pour l'œil le plus prévenu.

C'est que la beauté n'est pas faite seulement de traits admirables, de cheveux abondants, d'yeux superbes; elle est composée surtout par le teint que, par la couleur ambiante, on peut rendre ou terne et brouillé, ou éclatant et uni.

Le blanc, couleur essentiellement belle, peut être obtenu de bien des manières différentes. On sait que la lumière blanche vraie est un mélange de sept couleurs : violet, indigo, bleu, vert, jaune, orange et rouge; mais il est possible d'avoir du blanc, c'est-à-dire de donner à la peau une teinte blanc rosé ou blanc mat à son choix par le mélange de deux, trois ou quatre couleurs.

Quand deux couleurs vues ensemble donnent l'impression du blanc, elles sont dites complémentaires.

Le rouge et le bleu verdâtre, le jaune et le bleu indigo, l'orange et le bleu, le jaune et le violet sont complémentaires.

En général, deux couleurs étant données, chacune d'elles se teindra de la complémentaire de l'autre; une femme au teint un peu rouge, doit bannir le vert de sa toilette, le rouge étant le complément du vert; le rouge du teint paraîtra plus intense encore à cause du vert; on l'a dit : le vert n'est la couleur de l'espérance que parce qu'il fait voir tout en rose.

Une femme au teint jaune doit éviter les voilettes bleues, qui font ressortir encore la coloration défectueuse du teint; une rousse éliminera de sa toilette les tons jaunes qui se confondent avec la chevelure en un jaune sale, et les bleus foncés qui forment un contraste violent.

Le rouge et le vert amincissent, le jaune et le bleu font paraître plus épais. Les surfaces blanches et vivement éclairées semblent plus grandes que les surfaces noires et sombres, de même étendue. Une petite femme donnera l'illusion d'être, en noir, plus petite qu'elle n'est réellement; une femme grande sera plus grande en toilette claire.

Les lignes d'égale dimension changent l'aspect d'une figure selon qu'elles sont horizontales ou verticales; c'est pour cela, ainsi que nous l'avons dit plus haut, que les lignes horizontales ou les ornements dirigés dans le sens de l'horizontalité font paraître plus petite la personne dont la robe présente ces dispositions; les lignes ou les ornements de sens vertical agrandissent au contraire.

Il est difficile de donner à ce sujet des indications absolument précises, l'œil exercé de la femme un peu coquette sera le meilleur des juges. Faire sa beauté, non par un maquillage qui ne trompe personne, mais par une savante juxtaposition de couleurs, c'est là une œuvre artistique qui mérite d'être tentée.

L'œil est de tous les sens le plus aisé à tromper; sur une surface plane, rien que par la couleur, vous pouvez lui donner l'illusion du relief et de la distance. Du choc des couleurs, doit jaillir, dans une toilette bien composée, la grâce, la pureté des contours, la beauté.

Toute femme a la possibilité de devenir jolie quand, sans idée préconçue sur elle-même, ayant cependant la connaissance parfaite de son moi physique, elle a ce qu'on appelle le goût, qui n'est en réalité que la perception exacte des effets produits par l'harmonie des couleurs; on peut, comme on a de l'oreille, avoir de l'œil, c'est-à-dire savoir manier les couleurs entre elles, monter ou descendre la gamme des teintes sans produire de fausses notes.

Nous ne pouvons donner ici qu'un très petit nombre d'exemples sur l'harmonie des couleurs.

Le rouge et le violet ne s'harmonisent pas bien.

L'orange et le jaune s'harmonisent incomparablement mieux que le jaune et l'orange.

L'orange et le violet vont passablement ensemble.

Le jaune et le vert forment une combinaison agréable.

Le jaune grisâtre et le violet vont bien ensemble.

Le mélange de jaune et de bleu est plus agréable que celui du jaune et du vert, mais il produit un effet moins gai.

Le vert et le bleu se fondent pour ainsi dire l'un dans l'autre, surtout quand les couleurs sont foncées.

Le vert et le violet, principalement s'ils sont pâles, forment une combinaison préférable à celle du vert et du bleu.

Le jaune orangé, lorsqu'il se trouve à côté de l'indigo, accroît l'intensité de nuance de celui-ci et *vice versa*.

Le rouge et le vert se font valoir l'un l'autre.

Le jaune et l'indigo se combinent parfaitement.

Le rouge et l'orangé ne vont pas bien ensemble.

Le rouge et le jaune concordent assez bien, surtout si le rouge est pourpre, plutôt qu'écarlate, et le jaune plutôt grisâtre qu'orangé.

Le rouge et le bleu ne vont pas mal ensemble, surtout si le rouge incline plus vers l'écarlate que vers le cramoisi.

Le bleu et le violet ne vont pas bien ensemble.

Le noir ne produit jamais mauvais effet, s'il est associé à deux couleurs claires.

Bien que le gris soit une couleur indifférente, cependant, en beaucoup de cas, associé à deux couleurs claires, il assombrit la teinte résultante.

Le bleu, lorsqu'il est auprès de l'orangé, accroît l'intensité de nuance de celui-ci et *vice versa*.

Les considérations générales qui doivent terminer ce chapitre du costume se rapportent plus à l'hygiène qu'à la beauté. On a une idée absolument fausse du vêtement, on s'imagine qu'il a pour but d'empêcher l'air de toucher notre enveloppe cutanée. Il n'en est rien et nous ne pourrions conserver aucun habit mettant obstacle à la ventilation incessante de la surface de notre corps. Ce sont justement les étoffes les plus perméables à l'air qui sont les plus chaudes. En prenant la perméabilité de la flanelle pour 100, celle de la toile est de 58, de la soie 40, de la peau de daim 58, de la peau de chamois 51, de la peau de chevreau 1. Si l'opinion du vulgaire était fondée, la peau de chevreau nous tiendrait cent fois plus chaud que la flanelle; nous savons qu'il n'en est rien.

On s'imagine aussi que les vêtements lourds sont chauds, ce qui est faux; ils provoquent seulement de la fatigue, mais étant peu perméables, ils empêchent la transpiration et ôtent plus de chaleur qu'ils n'en produisent.

Le but principal du vêtement est de protéger toutes les parties du corps contre le refroidissement provoqué par une température trop basse, mais cette nécessité est constamment sacrifiée aux exigences stupides de la mode.

La règle hygiénique de l'art de se vêtir, c'est que le vêtement soit également distribué par tout le corps, sans qu'il y ait en aucun point compression anormale, ou pression trop forte. Si une exception à cette règle peut être désirable, c'est dans le sens de couvrir les extrémités, membres inférieurs et supérieurs, plus chaudement que le tronc, ou les parties moyennes du corps. Dans le cas assez fréquent de circulation sanguine un peu lente, les extrémités subissent les premières un abaissement de température, de là il faudrait conclure que s'il doit exister des inégalités dans la répartition du vêtement, la partie la plus couverte devrait être les membres et spécialement les jambes, parce qu'elles sont plus éloignées du centre de la circulation. Or, les petits enfants, les petites filles en particulier, ont les jambes insuffisamment protégées, robes, jupons, pantalons étant très courts et en général d'étoffe légère. Il faudrait remplacer ce costume, qui a la plus grande analogie avec celui des danseuses, par un pantalon plissé en étoffe de laine comme celui des femmes cyclistes, venant s'attacher par un bracelet au-dessous du genou et recouvert d'une jupe chaude tombant un peu plus haut que la cheville.

La tête est aussi une extrémité où la circulation sanguine est souvent insuffisante; on ne croit plus beaucoup de nos jours aux congestions cérébrales. Les accidents autrefois attribués à des congestions sont rattachés aujourd'hui soit au groupe des anémies, soit à des stases sanguines provenant d'obstacles à la circulation.

Le chapeau est un couvre-chef mal compris; il pèche en général et contre l'élégance et contre l'hygiène. Pourquoi ne pas revenir à l'aumusse de nos ancêtres, ce petit capuchon pointu, si gracieux, qu'on pouvait rendre si seyant en le doublant de soie de couleurs vives, si chaud en remplaçant la soie par la martre et le petit gris. L'aumusse garantissait tête, nuque, épaules et cou, toutes parties sensibles au froid et sièges de névralgies douloureuses et tenaces.

Il n'est du reste presque aucune partie du costume humain qui ne soit à critiquer justement.

Le soulier découvert, rattaché sur le coup de pied par des brides de cuir, doit être le soulier habituel, qu'on ne quittera qu'en temps de pluie. En effet, le soulier n'est pas un vêtement, c'est un appareil de protection contre le contact un peu rude du sol et contre son humidité. Le soulier découvert conserve au pied la beauté de la forme et plus le pied est bien fait, plus il paraît petit.

On ne peut du reste avoir une démarche gracieuse si le pied n'est pas proportionné au reste du corps. Le pied doit avoir la longueur du cubitus; si l'avant-bras est trop court, le pied sera aussi trop court, s'il est trop long, le pied sera aussi trop long. Beaucoup de femmes se serrent les pieds dans d'étroits souliers, honteuses qu'elles sont de les avoir proportionnées à leur corps, c'est ainsi qu'elles les déforment.

Les hauts talons, par lesquels les petites femmes essaient de grandir, outre qu'ils enlèvent à la marche sa grâce naturelle, déforment les pieds.

Le pied et la jambe devraient être vêtus d'une double paire de bas; l'une, s'appliquant directement sur la peau, sera toujours de couleur blanche, en coton l'été, en flanelle si on veut l'hiver; ces bas appliqués sur la peau en sont comme la chemise, ils doivent être changés fréquemment, sinon tous les jours. Le bas extérieur, noir ou de couleur sombre, est le vêtement de dessus des jambes, il peut être gardé sans passer au blanchissage plus longtemps que le bas chemise; la jarretière doit consister en une double bande, très large, de tissu élastique sans boucles, s'appliquant pour chaque jambe au-dessus et au-dessous du genou. Les parures, boucles, rubans, etc., s'appliqueront sur le bracelet qui termine le pantalon, bracelet qui cachera la véritable jarretière.

Tous les vêtements prenant leur point d'appui exclusivement sur les hanches et s'y suspendant au moyen de ceintures et de cordons doivent être absolument proscrits. Pantalon, jupe et jupon se rattacheront aux épaules, soit par la fixation au corsage, soit au moyen de bretelles. Le vêtement type serait : combinaison, pantalon ajusté au-dessous du genou, jupe courte.

On a dit tant de mal du corset que les femmes, sur le sujet, savent parfaitement à quoi s'en tenir. Toutes celles qui l'ont porté dans leur enfance ne sauraient plus s'en passer, parce qu'elles sont déformées par lui d'une façon définitive.

La femme qui use et abuse du corset renonce par cela même aux beautés du nu; mais l'estomac, le foie et les poumons sont aussi maltraités que la forme extérieure. Le foie, les poumons, le cerveau s'atrophient sous l'influence du corset, l'estomac et l'intestin se dilatent au contraire. Il faudrait un volume pour énumérer les méfaits du corset au point de vue de la beauté physique de la femme. Un médecin russe, le docteur P. Lesshalt, de Saint-Pétersbourg, va plus loin encore : le corset ne blesse pas seulement la femme dans sa beauté et dans sa santé, il la frappe à l'âme, entrave son développement intellectuel et moral, en entraînant des troubles sérieux dans la respiration et la circulation.

Le docteur russe ayant comprimé par un corset chez de jeunes chiens la partie inférieure du tronc, ces animaux commencèrent par engraisser, puis ils devinrent tous anémiques, ils périrent en six ou sept mois, et l'autopsie révéla chez eux les mêmes déformations, les mêmes déplacements d'organes que chez la femme.

Nous pouvons dire, ajoute l'auteur du mémoire, sur le sujet, que plus tôt une femme aura porté un corset et plus elle aura été serrée, plus son développement intellectuel sera faible. Le corset amenant une gêne notable dans la circulation cérébrale, le développement moral sera entravé également, parce qu'il est placé sous la dépendance du développement intellectuel. En résumé, nous nous croyons autorisés à dire que l'usage du corset est nuisible au point de vue physique, moral et intellectuel.

On a fait en faveur du corset un argument des exigences de la mode. Il est à croire cependant que la mode n'a pas en vue de vêtir exclusivement des infirmes; un corps bien fait, élancé, robuste, se prête à toutes les élégances et à toutes les exigences; c'est lui qui doit commander à la mode, et non pas lui obéir.

LA FEMME A TRAVERS LES AGES

S'il n'y avait entre l'homme et la femme que la
différence du sexe, nous devrions laisser de côté la
femme enfant pour ne la prendre qu'au moment de
la puberté, et l'oublier de nouveau dans la vieillesse; l'hygiène féminine ne serait que l'hygiène de
la période sexuelle.

Mais il n'en est pas ainsi, nous l'avons dit; chez la
femme, ce qui prédomine, c'est la force nerveuse.
Or, cette force est par nature essentiellement directrice, et doit recevoir une éducation spéciale. Il faut
apprendre à la femme, dès la première enfance, à
utiliser, à gouverner cette force nerveuse, élément de
réaction, de résistance, de puissance intellectuelle,
quand elle s'exerce d'une façon normale; agent de
désordre pour l'organisme féminin, troublant tous les
systèmes, gênant toutes les fonctions, produisant
enfin tous les malaises connus sous le nom de nervosité, d'hystérie, de neurasthénie, toutes ces détresses
mentales dont tant d'âmes féminines sont troublées et

dont elles emportent avec elles le secret, quand elle est anormale.

L'homme, type musculaire, dont les déraillements se produisent dans le sens de la force musculaire : cris, mouvements brusques, agitation physique, ne peut évidemment comprendre toutes les tempêtes qui se déchaînent chez la femme par les caprices de cette force nerveuse, sans un peu de la terrible fée électricité.

Mais notre but n'est pas d'étudier l'âme féminine, nous voulons seulement établir qu'il est pour la femme, en dehors du sexe, une hygiène spéciale qui doit l'aider à faire sans secousse, le voyage du berceau à la tombe.

Hygiène de la petite fille. — Il faut évidemment à la nouveau-née, pour la maintenir en bonne santé, les mêmes soins qui sont indispensables au nouveau-né : bain quotidien à l'eau chaude, séchage au moyen d'une serviette douce et bien chaude; les vêtements doivent être larges, aisés, chauds surtout; les statistiques prouvent que la mortalité infantile est deux fois moins grande en été qu'en hiver. Il faut enfin aux bébés de l'un ou l'autre sexe de l'air pur, du lait abondant et de bonne qualité; mais pour la petite fille il importe de faire en outre l'éducation de la volonté qui sera pour elle l'élément le plus puissant de la santé physique et mentale.

La volonté apparaît lorsqu'une *idée* donne lieu à un mouvement, soit par elle-même, soit par le désir qui l'accompagne! L'enfant associe alors l'idée d'un objet à prendre, avec l'idée du mouvement à faire pour le prendre. On a prétendu que cette association n'était pas constatable chez le nouveau-né avant le quatrième mois; il existe évidemment des différences individuelles très nettes, mais la volonté, dès qu'elle se manifeste, progresse rapidement avec le nombre des associations qui se font entre l'idée et l'acte.

Ce progrès est variable d'un sujet à l'autre, la puissance d'attention étant le facteur essentiel qui transforme l'énergie, d'abord dispersée, en énergie concentrée et volontaire. L'exercice perfectionne ensuite l'amplitude de la régularisation du mouvement. L'éducation consiste surtout à laisser aller, à laisser faire, à surveiller simplement la jeune humaine qui essaie à diriger sa puissance de vie. Pas d'excitations artificielles, voulant devancer l'expérimentation ou lui faire violence. Il ne faut pas asseoir une enfant avant que d'elle-même elle ne commence à se mettre sur son séant, il ne faut jamais lui apprendre à marcher et à se tenir debout; c'est elle et non pas nous, qui doit prendre la direction de son organisme et faire chaque acte à son heure. Mettez un tapis par terre, dans une chambre ou en plein air, laissez la petite fille s'y rouler, s'y traîner, y marcher à quatre pattes sans avoir l'air même de la regarder; un jour elle se tiendra debout d'elle-même. Qu'elle fasse ce qu'elle peut, à mesure qu'elle le peut, c'est la règle de toute éducation normale. L'important, c'est que la petite fille agisse par elle-même, par sa propre volonté, qu'elle prenne connaissance des choses, qu'elle évalue les distances, calcule sa force et prenne confiance en sa personne. L'éducatrice par excellence, c'est la liberté, l'activité naturelle se déployant sans contrainte. Surveillez discrètement, pour écarter tout danger, mais laissez libre; écartez les occasions de commettre des actes antihygiéniques ou dangereux; donnez de bonnes habitudes de propreté et de régularité, mais tâchez que l'empire de la volonté personnelle se substitue peu à peu à la contrainte.

Quel que soit l'esclavage dans lequel on tient la petite fille ou la jeune fille, on doit prévoir cependant qu'il se trouvera dans sa vie une heure, une minute, pendant laquelle elle ne sera pas gardée, surveillée, empêchée de suivre ses aspirations et ses instincts; il faut donc l'habituer de bonne heure, et par degrés, au *self-government*. Une femme ne peut être considérée comme élevée, d'une façon morale, que si elle sait se conduire, se garder et se surveiller elle-même.

L'hygiène de la petite fille, depuis l'âge où elle sait marcher jusqu'à la puberté, n'offre rien de particulier. Il s'agit de régulariser la croissance et d'activer le développement du système musculaire, système qui chez elle n'est pas prédominant. La force nerveuse peut tout faire, même du muscle; mais il faut considérer qu'un même exercice physique, imposé à deux enfants, l'un masculin, type musculaire, l'autre féminin, type nerveux, causera plus de dépense nerveuse, plus d'effort à la fille qu'au garçon, donc amènera plus de fatigue et demandera un repos réparateur plus long. On ne doit jamais éveiller la petite fille qui dort, le sommeil étant le régénérateur par excellence de la force nerveuse.

Il est essentiel, en outre, d'insister sur ce point, que la force nerveuse fait plus aisément du travail intellectuel que du travail musculaire; je pense que cette assertion sera difficilement mise en doute; les grands travailleurs intellectuels sont petits et maigres; Voltaire, qui est le type de ce genre, au corps presque féminin, traîna plus de quatre-vingts ans son agonie musculaire; ceux qui s'épuisent en durs travaux ne sont pas grands manieurs d'idée.

Utilisez donc de bonne heure cette force nerveuse chez la petite fille et chez la jeune fille, pour leur donner une forte éducation professionnelle et une solide instruction, scientifique plutôt que littéraire, car si vous ne canalisez pas cette force nerveuse, elle se dépensera en folles pensées, en irréalisables rêves. Que toute l'activité de la femme jeune se porte vers la vie réelle et ne s'use pas à la recherche et à l'attente de l'introuvable prince charmant. Mais si le surmenage intellectuel n'est guère à craindre pour la jeune fille, le surmenage physique devient pour elle facilement dangereux; et la croissance, ce surmenage physique par excellence, lui est surtout fatale.

De douze à vingt ans, il meurt un grand nombre de jeunes filles et la mortalité féminine dépasse de beaucoup à cet âge la mortalité masculine. La puberté, l'apparition du sexe n'y est pour rien, il n'y a là qu'une coïncidence qui a trompé jusqu'ici les parents; tout au plus pourrait-on dire que la menstruation augmente l'anémie existante, encore faut-il ajouter que les hémorragies d'origine sexuelle sont très rares chez les adolescentes.

La croissance constitue probablement chez la femme une sorte de sélection naturelle; celles qui sont véritablement trop faibles pour être utiles à la race sont définitivement supprimées. Il importe donc, pour ne pas se rendre complice de cette dureté de la nature, de ne pas continuer à commettre les erreurs de régime qu'on ordonne médicalement aux jeunes filles pendant la croissance et la puberté.

On interrompt tout le travail intellectuel, le seul qui soit utile, soit pour régulariser la force nerveuse, soit pour retarder l'apparition de la puberté; on ordonne des distractions fatigantes : danse, spectacle, réunions. La danse s'effectue en un air confiné, chargé de poussières et de germes, c'est un exercice fatigant qui surmène les muscles; une femme qui danse toute une soirée de 10 heures à 3 heures du matin fait bien près de vingt lieues, ce qui surmène le cœur, par la rapidité des mouvements, les tournoiements, etc., sans compter les excitations malsaines que fait naître la danse. Les spectacles et réunions mondaines doivent être de même condamnés, à moins de spectacles et de réunions en plein air, ne forçant pas à des veilles prolongées.

L'adolescente devrait être élevée à la campagne, nourrie d'aliments légers et fortifiants, les repas étant répétés quatre ou cinq fois par jour, mais peu copieux; les vêtements seront amples, afin de n'arrêter en rien la croissance du squelette et des muscles.

C'est à cet âge surtout qu'il faut défendre de prendre les attitudes forcées longtemps conservées. Les longues stations au piano, les interminables séances de couture et de travaux dits de femme, sont particulièrement dangereuses, parce qu'elles exigent la flexion en avant et créent une sorte d'enfoncement de la base de la poitrine, enfoncement provenant d'une déformation de la totalité du thorax.

Les difformités à leur début ne consistent en général qu'en de simples attitudes vicieuses et peuvent être corrigées par des attitudes contraires. Les jeunes filles sont très disposées à incliner la tête en avant et sur les côtés; l'inclinaison en avant résulte de l'habitude mauvaise de regarder les objets de trop près, elle nuit au développement de la poitrine. Pour maintenir le cou dans une position verticale, on fait porter un col en carton fort et très élevé antérieurement; l'inclinaison latérale cède à l'emploi d'un demi-col en carton et aux tractions fréquentes, faites du côté opposé à l'inclinaison; une attitude très fréquente chez les jeunes filles, c'est d'incliner aussi les épaules en avant, attitude qui arrondit et voûte le dos.

Le dos rond ne donne pas seulement de la gaucherie et du manque d'élégance à la tournure de l'enfant; il est l'indice de déformations plus graves. Lors du redressement on peut observer que la cause du mal ne réside pas seulement dans l'inclinaison des épaules en avant, mais aussi dans la partie inférieure de la colonne dorsale qui, dans une certaine étendue, est détournée de sa courbe normale; et l'on constate que, par devant, la poitrine est enfoncée et déprimée, l'abdomen est saillant; toutes déformations qui indiquent un déplacement des organes contenus dans la cavité viscérale et qui sont la marque d'un affaiblissement des muscles qui maintiennent dans leurs rapports normaux les différentes parties du squelette.

Le premier remède pour faire disparaître le dos rond, c'est de laisser de côté le corset, afin de permettre aux organes de revenir à leur situation naturelle.

Le corset est toujours serré chez la fille enfant, quoique la mère prétende toujours le contraire, car le corset, vu le manque de saillie de la hanche chez l'enfant, tomberait s'il n'était pas serré.

Pour se rendre compte de la déformation, on ordonne à l'enfant, sans faire attention aux épaules, de tenir les bras pendant naturellement de chaque côté du corps, qu'on maintient de façon que la colonne vertébrale suive la direction d'un fil à plomb, allant des épaules aux hanches; on verra que le dos rond alors a disparu et que la déformation vient seulement de la faiblesse des muscles du dos qui ne maintiennent plus la rectitude de la colonne vertébrale.

Afin de prendre l'attitude redressée, il faut balancer le corps sur la pointe des pieds, en n'en faisant pas reposer le poids sur les talons.

Un moyen simple de savoir si la position redressée est bien prise, c'est de placer l'enfant de façon que l'extrémité de ses orteils touche le battant d'une porte fermée; on constate, si le dos est arrondi, que l'abdomen touche aussi la porte et qu'il existe un espace vide entre la poitrine et cette porte; faites alors retourner l'enfant, les talons touchant la porte, en repoussant l'abdomen en arrière et en mettant en contact le dos et la porte, vous aurez alors la position cherchée. La fillette craindra d'abord de tomber, mais sentira bientôt combien cette position augmente sa force physique. Il n'est rien de tel encore pour combattre le dos rond, que les différents exercices des bras en avant, en arrière, en haut, en bas, mouvements de roue, etc., enseignés par la gymnastique médicale.

En résumé, l'hygiène de la femme dans l'adolescence devrait être absolument le contraire de ce qu'elle est aujourd'hui. Tandis que les fonctions sexuelles sont ridiculement surveillées chez elle et inutilement, le sexe apparaissant sans secousses quand l'individu possède en lui le superflu nécessaire à la reproduction de l'espèce, la croissance est absolument négligée. Qu'arrive-t-il, c'est qu'en général, au point de vue des fonctions maternelles, la femme est trop petite; l'accouchement est difficile et dangereux chez les femmes petites; la grossesse et l'accouchement sont la plupart du temps faciles chez les femmes grandes.

Pour donner de l'essor au squelette féminin, il faudrait changer la manière de vivre des jeunes filles, leur donner des promenades en plein air, l'alimentation abondante, la lumière et surtout l'exercice; non pas, nous le répétons, qu'il faille conseiller les attitudes violentes, les inflexions exagérées des jointures, les suspensions forcées par les membres supérieurs ou inférieurs; mais nous demandons la culture régulière des forces musculaires par la gymnastique de chambre, dont nous parlerons dans un chapitre spécial.

Chez la femme adulte, quand l'accroissement est complet, l'hygiène féminine dans ses grandes lignes reste toujours identique à elle-même : régulariser la force nerveuse prépondérante, lutter contre l'affaiblissement de la force musculaire toujours languissante, affaiblissement qui se traduit par l'atrophie des muscles, soit sous la forme obésité, soit sous la forme maigreur.

La gymnastique, le massage, les traitements diététiques et médicamenteux que nous étudierons au chapitre « Maladies des femmes » luttent aussi bien contre l'obésité que contre la maigreur, le point de départ de ces deux viciations de la forme étant en réalité le même : l'atrophie musculaire.

On peut ajouter à ce propos quelques conseils pratiques qui conviennent aux femmes de trente à quarante ans. Disons-leur quelques mots de la beauté de la poitrine qui a atteint à cette âge toute sa luxuriance lorsque les traits du visage commencent à se fatiguer.

Les seins. — La forme de la poitrine chez la femme varie beaucoup selon les sujets. En effet, la plastique extérieure dépend de beaucoup de conditions qui en se combinant donnent des résultats très différents selon les femmes :

1º Le sein est placé plus haut ou plus bas.

2º Sa forme est en pomme ou en poire.

3º Il s'appuie sur la cage osseuse thoracique qui en se bombant peut le faire saillir davantage, et le soutenir de manière à le faire paraître plus ferme.

4º Le sein est formé de trois éléments différents : glandes, muscles, graisse; le volume comme l'aspect et la fermeté dépendront de la prédominance de l'un quelconque de ces éléments. Pour une nourrice, il est bon que le tissu glandinaire qui fabrique le lait soit prépondérant; mais alors que la femme a cessé d'allaiter, la masse du sein ne revient plus à son état primitif. Pour la beauté classique le sein en pomme, bien placé, peu glanduleux, supporté par une charpente osseuse légèrement bombée, soutenu dans sa place et dans sa forme par des muscles fermes, mais voilés d'une légère couche de graisse, est certainement le plus apprécié. C'est lui qui se conserve le plus longtemps. Toutes les statues grecques en reproduisent les charmes.

La femme, ne serait-ce que pour la beauté du décolletage, attache un grand prix à la conservation de la plasticité de sa gorge. Dans ce but elle emploie indifféremment et successivement le massage, les ablutions froides, les pommades, les lotions, etc... Tous ces moyens sont efficaces à condition d'être employés judicieusement; en effet, il faut d'abord savoir à quelle cause est due, ou bien la mollesse et comme l'atrophie du sein, ou bien l'exagération de son volume et la tendance à la chute.

Pour cela reportons-nous à la composition de l'organe. La forme du thorax ne peut plus être rectifiée à partir d'un certain âge; c'est seulement dans la jeunesse que par l'attitude du corps maintenu droit avec les épaules portées en arrière pour faire bomber la poitrine, on peut développer cette base avantageuse du sein. Mais à partir de 18 ou 20 ans, il ne reste plus à considérer que le tissu musculaire et le tissu graisseux. Le tissu graisseux doit être de quantité moyenne,

mais il est nécessaire, car c'est lui qui donne la grâce de
la forme. Si donc le tissu graisseux n'est pas suffisant,
c'est par un traitement général qu'il faut l'obtenir en
rétablissant la santé. S'il est trop abondant, il relèvera
du régime de l'obésité aidé d'un traitement local qui
consistera en pommades fondantes, iodurées de préférence, et en massages superficiels. Quant c'est au
contraire le tissu musculaire qui perd de sa résistance
et ne soutient plus le sein, il faut matin et soir faire sur
la poitrine des ablutions copieuses avec de l'eau à
la température de la chambre, puis sécher et frictionner avec de l'eau de Cologne ou des lotions
toniques.

L'hydrothérapie rend également de grands services
dans ces cas. Mais en général pour conserver une belle
poitrine bien ferme, il est bon de ne pas trop couvrir
les seins, car la chaleur et surtout la moiteur les
ramollissent. Il ne faut pas non plus les comprimer
avec le corset ni, pour les soutenir, les faire reposer
sur de l'ouate contenue dans les petits nids qui sur-
montent le corset. La poitrine doit être à son aise,
libre et dégagée, recouverte en hiver comme en été
de l'étoffe de la robe dont l'épaisseur varie nécessairement avec la température. Les seins suffisent à protéger les poumons contre les refroidissements.

Pour acquérir de belles formes, on conseille de
manger en abondance du raisin noir, ou de faire pendant cinq minutes, trois fois par jour, sur la poitrine,
si la fermeté seule des seins est compromise, des frictions douces avec un linge imbibé du mélange suivant:

Eau de pimprenelle et de fleur de sureau,

De chacun . . . . 60 gr.
Musc 0   04
Esprit de vin 90

Si le développement du sein est trop grand, on peut faire l'application externe que voici :

Forte essence de menthe . . . . 30 gr.
Iodure de zinc 0   13
Vinaigre aromatique 0   13
Essence de cédrat . . . . 10 gttes

Age critique. — On a beaucoup déraisonné sur l'âge critique, parce qu'on a considéré dans la femme surtout le sexe, qui cependant, ainsi que nous l'avons dit à propos de la puberté, évolue presque sans secousse chez l'individu normal et bien équilibré. Les statistiques sur la mortalité nous serviront à établir cette vérité. Prenons celle de M. Brandette Symonds, une des plus récentes, nous verrons que la période dite *critique* chez la femme, période comprise de 46 à 56 ans, justifie si peu son nom que le taux de la mortalité féminine y est seulement de 3,47 pour 100, tandis que chez l'homme, dans cette même période décennale, la mortalité atteint 6,32 pour 100; ce serait donc chez l'homme qu'il y aurait une époque critique de la vie. L'âge critique de la vie de la femme n'aurait aucun rapport avec le sexe, et serait de 56 à 60 ans; en effet, la mortalité féminine s'élève à cette époque pour se maintenir après cet âge notablement au-dessous de la mortalité masculine.

Si nous récapitulons cette statistique, nous voyons que dès les premières années de la vie, de 0 à 12 ans, la mortalité féminine est inférieure à la mortalité masculine. La croissance, de 12 à 26 ans, est une période véritablement critique chez la jeune fille dont la mortalité égale et même dépasse la mortalité masculine.

En résumé, l'âge critique dans la maturité, est de 46 à 56 ans pour l'homme, de 56 à 60 ans chez la femme. La cause de cet excédent de mortalité n'a rien à voir avec le sexe, et si les morts sont plus nombreux de 46 à 56 ans chez l'homme qu'à la période décennale précédente, c'est que la maturité qui s'achève va peu à peu se fondre dans la vieillesse; l'organisme est devenu plus fragile, mais on ne le sait pas, on ne le sent pas encore; on agit, on travaille comme dans la pleine jeunesse. Il faut apprendre à être vieux, à devenir prudent, à ménager ses forces.

Ce premier avertisement de la vieillesse est plus tardif chez la femme, de 56 à 60 ans, simplement parce que sa vie est plus longue et que la suppression de la menstruation lui a donné un regain de force et d'énergie dont elle profite de 46 à 56 ans.

L'hygiène de la femme à l'âge mûr n'a donc rien de très particulier; il lui faut lutter comme à toutes les périodes de sa vie, mais avec plus d'énergie, parce qu'on lui montre moins d'indulgence contre le déraillement de la force nerveuse. L'hydrothérapie lui sera particulièrement précieuse, elle régularisera les fonctions de la peau, la température, et donnera le sommeil; le bain tiède, pris le soir au moment du coucher, empêchera l'apparition des montées de chaleur, ces vapeurs qui contrarient tant la femme à la période de la ménopause.

Elle luttera de plus avec patience contre la dégénérescense musculaire, qui se traduit surtout chez elle par l'obésité. Nous renvoyons pour le traitement de cette infirmité au chapitre suivant : « Maladies des femmes » et à notre conclusion : « Les médications pour les femmes »; nous recommandons seulement les sports, escrime et bicyclette, et l'usage quotidien de la gymnastique de chambre.

Dans ce chapitre, nous ne parlerons pas non plus de la grossesse, que nous rejetterons au chapitre des maladies.

La grossesse, en effet, par les accidents nombreux qu'elle provoque, par les phénomènes morbides qui l'accompagnent, par la façon anormale dont elle évolue souvent, relève aussi bien de la pathologie que de l'hygiène.

Il nous reste quelques mots à dire pour la vieille femme.

Si la moyenne de la vie augmente, la vieillesse de nos jours va en se raccourcissant. Depuis 1859, la décroissance des décès a été en France de 17,6 pour 100 pour tous les âges au-dessous de 45 ans; après 45 ans cette décroissance est déjà insignifiante; de 65 à 75 ans il y a en réalité augmentation des décès dans le taux de la mortalité.

On remarque aussi le nombre des vieillesses précoces. Autrefois l'âge où l'on adoptait en général les lunettes était 50 ans, aujourd'hui cet âge s'est abaissé d'à peu près 5 ans.

La perte des dents et des cheveux est chose commune vers la quarantaine. Des morts, uniquement dues à la vieillesse, ont lieu entre 60 et 65 ans. Dans les villes, le nombre des personnes arrivant à 65 ans n'est que la moitié de celui arrivant à cet âge dans les campagnes.

La femme est bien et mal outillée contre la vieillesse; elle a l'avantage d'avoir un système nerveux résistant, l'inconvénient d'un système musculaire faible.

Le système nerveux cérébral atteint très tard, à 70 ou 80 ans, son maximum de croissance; le poids du cerveau augmente jusqu'à un âge très avancé, 80 et plus, mais il y a à ce sujet de grandes différences individuelles.

Mais pour que ce système nerveux cérébral, système directeur en somme du corps humain, garde son maximum de puissance, il doit être bien irrigué. L'anémie cérébrale est la maladie qu'il faut craindre surtout chez les vieillards femmes, car l'anémie cérébrale peut amener le ramollissement cérébral, la paralysie et, phénomènes plus communs chez les femmes, de fréquents étourdissements et des vertiges continuels. Ce n'est certes pas la mort à brève échéance, mais c'est l'intelligence qui s'affaiblit et la mémoire qui se perd.

La vieille femme devra donc lutter de toutes ses forces contre l'atrophie musculaire et l'anémie.

La gymnastique de chambre lui est indispensable, elle y aura recours d'une façon quotidienne. Tous les jours, elle s'étendra après le repas pendant une demi-heure ou une heure, la position horizontale favorisant la circulation cérébrale.

Elle occupera son intelligence; le travail est nécessaire au cerveau, il y appelle le sang, qui est sa vie.

Enfin, la médication que nous appellerons féminine est aussi indispensable à la vieille femme qu'elle l'est à la jeune fille à l'époque de la croissance. Cette médication, dont nous développerons tous les termes au dernier chapitre de cet opuscule, comprend trois groupes principaux de substances médicamenteuses :

1° *Corps régulateurs* du système nerveux, agissant sur la contraction musculaire et par là sur la digestion et la circulation.

2° *Corps antidéperditeurs* des forces musculaires; ces forces sont précieuses chez la femme parce qu'elles sont peu développées. Il importe de s'opposer par tous les moyens à leur inutile déperdition.

3° *Corps rénovateurs* du système nerveux et des tissus en général, destinés à la réparation de la trame des tissus nerveux et osseux et à la reconstitution du sang.

LES MALADIES
DES FEMMES

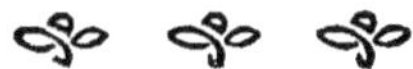

Nous n'avons l'intention de traiter, dans ce chapitre, que des maladies attaquant exclusivement ou principalement les femmes, soit qu'elles tiennent au sexe, soit qu'elles dérivent de la prédominance du système nerveux sur le système musculaire.

Nous nous occuperons d'abord de la grossesse, de son hygiène, des lésions qui en contrarient le cours; ensuite de l'obésité, affection si commune à l'âge mûr, puis des maladies sexuelles dites de femme.

Nous jetterons enfin un coup d'œil d'ensemble sur les maladies de la circulation et de la digestion qui chez la femme, type nerveux, présentent des caractères particuliers, une évolution autre que chez l'homme, type musculaire; et, pour terminer, nous ajouterons quelques considérations sur le rhumatisme noueux, cette maladie de la vieillesse qui dérive, à notre sens, surtout de l'atrophie musculaire. Nous donnerons quelques conseils pour le traitement des varices et des hémorroïdes.

Grossesse. — L'hygiène de la grossesse se divise

en deux parties : hygiène se rapportant à l'enfant, hygiène se rapportant à la mère.

Les vrais devoirs de la mère envers l'enfant commencent à la conception et finissent à la délivrance; une fois l'enfant séparé de la mère, n'importe qui peut remplacer la mère qui n'est plus alors qu'éleveuse ou éducatrice.

La mère, pendant la grossesse, a des devoirs physiques et moraux envers les enfants.

Deux sortes de maladies peuvent atteindre l'enfant dans le sein de la mère : les maladies héréditaires et les maladies acquises.

La grossesse ayant des effets débilitants sur la constitution féminine, occasionne le développement ou l'aggravation des différentes diathèses héréditaires : diathèse scrofuleuse, herpétique, nerveuse, etc. La mère future suivra donc pendant sa grossesse le régime tendant à atténuer le plus possible la diathèse, ou la maladie chronique dont elle est atteinte.

Si les affections diathésiques peuvent être corrigées par le régime et les précautions, il n'en est pas de même des fièvres et des maladies épidémiques qui ne mettent pas quelquefois en danger la vie de la mère, mais sont toujours critiques pour celle de l'enfant.

La fièvre typhoïde, la variole, la scarlatine, la rougeole, etc., se transmettent à l'enfant et provoquent soit son expulsion prématurée, soit sa mort, soit un arrêt dans son développement physique.

La femme enceinte ne s'exposera donc à aucune

contagion; la fièvre intermittente même doit être combattue dès son début, car elle se transmet à l'enfant et se manifeste chez lui dès les premiers mois de sa naissance avec le même type et à la même heure que les accès de la mère pendant la grossesse.

L'alimentation sera surveillée avec soin; la qualité mauvaise ou la quantité trop faible des aliments prédisposant à l'avortement.

Une femme enceinte bien portante étant soumise à de mauvaises conditions hygiéniques : habitation malsaine, absorption de gaz méphitiques, de fumée de tabac, ou autres, etc... pourra continuer à se bien porter, mais c'est l'enfant qui souffrira des imprudences commises par la mère; on cite à ce sujet une foule d'exemples probants; on a constaté bien des fois l'influence de l'habitation des parents dans des lieux humides sur l'apparition chez l'enfant de la surdimutité et du crétinisme.

Il faut éviter l'emploi de l'éther, du chloroforme, du sulfate de quinine, du salicylate de soude; ces médicaments provoquent l'accouchement prématuré. Les intoxications lentes, provenant de l'exercice de professions malsaines, sont également dangereuses pour l'enfant.

Si, pendant sa grossesse, une femme est sujette aux passions tristes, à l'envie, à la mélancolie, ces dispositions mentales peuvent se transmettre à l'enfant.

Les femmes trop impressionnables, nerveuses, irascibles surtout pendant leur grossesse, engendrent des enfants irritables comme elles et sujets aux convulsions. La femme pendant la grossesse doit donc se montrer supérieure à elle-même, donner à l'enfant une atmosphère de calme, de sérénité, de tranquillité.

Dans les premiers mois de la grossesse, il faut faire opérer la mensuration du bassin qui doit avoir certaines dimensions pour laisser à l'enfant le passage facile, même possible, lors de l'accouchement. Le bassin rétréci ou de forme vicieuse étant constaté, on peut provoquer l'accouchement sitôt que l'enfant est viable et retarder son développement par un régime végétarien très sobre.

Les vêtements antihygiéniques sont nuisibles à la femme enceinte et à l'enfant : la blouse anglaise, à larges plis tombant droit de l'empiècement du cou jusqu'aux pieds, paraît être le vêtement de choix pendant la grossesse. Le corset est dangereux, mais la ceinture abdominale est souvent utile, quand l'abdomen est volumineux, distendu, et que la femme, par profession, est exposée à faire des efforts un peu considérables, la grossesse étant souvent le point de départ de hernies qui persistent après la délivrance.

Si la femme enceinte a la bonne habitude des bains, douches ou affusions froides quotidiennes, elle continuera avec plus de minutie encore ces soins de propreté, les excrétions et sécrétions de la peau s'exagérant pendant la grossesse.

Les injections vaginales seront prises seulement en cas de flueurs blanches trop abondantes; elles seront administrées tièdes à l'aide d'appareils suspendus; les injecteurs à boule seront sévèrement proscrits.

Le régime diététique n'a pas besoin de grande surveillance. Si l'appétit est très vif, il faut le satisfaire; il est inutile d'insitser sur l'usage de la viande et du vin; le lait, les légumes et farineux conviennent parfaitement.

Faut-il donner des médicaments à la femme enceinte? oui et non; oui, il faut donner des substances propres à régulariser la circulation et la digestion, toujours menacées pendant la grossesse, il faut éviter les déperditions de forces, régulariser le fonctionnement du système nerveux, car la formation du nouvel organisme en évolution est placée surtout sous la dépendance de ce système; enfin, il faut fournir à la femme enceinte un supplément de phosphate, car ce phosphate destiné surtout à la création du squelette de l'enfant, s'il est emprunté uniquement à l'organisme maternel, amène la chute des dents, des cheveux, le vieillissement prématuré et des misères nerveuses. A notre dernier chapitre « Médication pour les femmes » on trouvera à propos de la médication de la grossesse des renseignements complémentaires.

L'urine des femmes enceintes doit être rigoureusement surveillée, l'albuminurie étant très fréquente pendant la grossesse; les troubles de la vue, les maux de tête constants peuvent déjà la faire supposer. Plus tard, des paralysies persistantes, des convulsions qui tuent à la fois la mère et l'enfant, des accidents cardiaques peuvent survenir. Chaque jour on soumettra à l'ébullition ou à l'action de l'acide nitrique (quelques gouttes pour une cuillerée d'urine) le liquide rénal; l'apparition d'un nuage blanc ou d'un cailleboté de même couleur dénonce l'albumine; il importe alors de soumettre la malade au régime lacté exclusif et de consulter le médecin. C'est encore à lui qu'on s'adressera en cas de vomissement et de constipation. Si la santé est troublée pendant la grossesse, c'est qu'entre les deux organismes rivaux de la mère et de l'enfant, l'équilibre est rompu, il importe de le rétablir au plus tôt.

Si l'on veut nourrir, on prépare les seins; quand la peau du mamelon est très délicate, on lave cette partie, trois fois par jour les deux derniers mois de la grossesse, avec un mélange à parties égales d'eau-de-vie et de solution d'alun.

C'est à une mauvaise hygiène de la grossesse qu'il faut attribuer la plus grande partie des accidents de l'accouchement; presque toujours on aurait pu les prévenir. Dès le début de ma carrière médicale, attiré instinctivement vers le culte de la femme faible au point de vue social et physique, je me suis occupé avec un intérêt sympathique des affections qui la frappent particulièrement et j'ai fait une thèse inaugurale sur les présentations vicieuses dans les accouchements; c'est dire que j'en fais ma spécialité.

La Femme

Si j'ai pu dire dans un chapitre précédent contenant des généralités sur la santé de la femme aux diverses périodes de sa vie, que les fonctions spéciales à son sexe n'avaient qu'un retentissement bien faible sur l'état général, c'est que je me mettais dans l'hypothèse de l'intégrité de la matrice et de ses annexes, et cette hypothèse serait à l'état de nature la généralité. Mais par suite d'imprudences répétées et d'une hygiène défectueuse, il n'en est presque jamais ainsi dans la pratique. En réalité, la santé générale de la femme est ébranlée par toutes ces causes; il en résulte des affections de la plus haute gravité, dont je tâcherai de donner dans ce chapitre une idée aussi exacte que possible, évitant tout à la fois d'impressionner le moral de la femme par l'énumération des accidents qui en résultent, et de la bercer d'un vain optimisme qui l'empêcherait de prendre toutes les précautions capables de les conjurer. Ces conseils viseront l'hygiène de la vie sexuelle de la femme. Il faut les observer dès la jeunesse et surveiller attentivement la formation de la jeune fille, car souvent des désordres sérieux qui se déclarent chez la jeune femme ont leur origine dans des imprudences commises à cet âge. Ainsi il est nécessaire que la jeune fille soit prévenue par sa mère de la possibilité de l'apparition de ses menstrues, de manière à ce qu'elle ne soit pas surprise ni exposée à une émotion vive, qui pourrait la porter à cacher ce qu'elle supposerait être un accident, et à essayer d'y remédier par des ablutions froides. La jeune fille doit à l'approche de ses époques, et pendant toute leur durée, éviter les fatigues, la station debout, la danse, le saut à la corde, etc., et plus strictement encore les émotions morales. S'il y a irrégularité, abondance exagérée ou suppression, le médecin doit intervenir de suite.

Beaucoup d'affections graves de la matrice datent des premiers temps du mariage, et l'habitude du voyage de noces n'y était pas étranger. On y a beaucoup renoncé, car la pudeur de la jeune femme, sa timidité, son embarras dans une chambre d'hôtel, avec des servantes inconnues, l'empêchait de prendre les soins nécessaires. La fatigue du voyage et des courses faisait le reste, et déterminait des métrites dont la stérilité était souvent la conséquence.

Une autre origine de complications graves du côté de la matrice et de ses annexes, est ce qu'on appelle les suites de couche ou relevailles. D'une manière générale, que la couche ait été bonne ou difficile, que la mère nourrisse ou non, lors même que son état général ne laisse rien à désirer, il faut par précaution observer un repos prolongé au lit d'abord, à la chambre ensuite, sur une chaise longue, et s'abstenir pendant plus d'un mois de visites, de promenades à pied ou en voiture. Ce n'est pas ici le moment de parler des soins particuliers à donner à l'accouchée qui doit toujours être assistée d'un médecin dirigeant la sage-femme; car avant comme après les couches, il faut une surveillance minutieuse de tous les symptômes pour éviter ou combattre des complications telles que : albuminurie, phlébite, éclampsie, hémorragies, etc., qui pourraient avoir des conséquences sérieuses et imprévues.

Ais-je besoin de recommander à la femme et même à la jeune fille, chez lesquelles une irritation inflammatoire cause souvent des démangeaisons pénibles, de faire matin et soir un lavage régulier qui sera suivi d'une injection, le liquide de cette injection étant à la température de la chambre en été, légèrement tiédi en hiver, et aromatisé avec l'eau de toilette préférée, eau de Cologne, etc. On y ajoutera de l'alun, du borax, du permanganate, en cas d'irritation ou de suintement léger. L'eau de son, l'eau de guimauve ou les décoctions de feuilles de noyer ont leur indication. L'eau froide ne convient à personne, car elle peut occasionner des inflammations profondes. L'eau chaude au contraire et les bains de siège chauds conviennent en cas de sensibilité, de douleur. L'appareil le plus commode et le plus hygiénique est le réservoir de la capacité d'un litre environ qu'on suspend au mur et qui amène le liquide par un tuyau de caoutchouc muni d'une canule à plusieurs trous. Beaucoup de femmes cessent les injections pendant la menstruation et continuent seulement les lavages qui sont plus indiqués qu'à toute autre époque. Cependant on peut dire que l'injection tiède ne fait jamais de mal; l'injection chaude est au contraire recommandée en cas de difficulté menstruelle ou de douleurs. Si le soulagement n'est pas suffisant, il faut y ajouter un petit lavement d'un demi-verre d'eau tiède dans laquelle on a versé dix à quinze gouttes de laudanum; mais il faut le conserver, ce qui est facile, si on a pris la précaution de vider préalablement l'intestin avec un lavement ordinaire. Pour accroître l'action du laudanum, les cataplasmes chauds sur le ventre et les ovules de belladone dans le vagin réussissent souvent.

Mais il ne faut jamais prendre d'injection froide même dans le cas de perte; c'est au médecin à faire un tamponnement; la malade en attendant se livre au repos le plus complet, étendue soit dans un lit, soit sur une chaise longue, la tête basse et les reins soulevés par un oreiller.

Il est des femmes qui continuent, pendant la menstruation, à prendre des injections froides, même des bains froids, des bains de mer. Je n'oserais conseiller une pareille pratique, car il suffit d'un jour où l'organisme surmené, fatigué, mal disposé, ne réagirait pas, pour déterminer une inflammation qui dégénérerait en métrite.

Maladies de la femme. — Gall prétendait reconnaître les aptitudes spéciales des sujets aux bosses du crâne; d'autres espèrent lire dans les traits de la main le caractère des personnes. Je ne sais ce qu'il y a de vrai dans ces systèmes, basés bien plutôt sur la sagacité des observations que sur les données scientifiques. Mais on pourrait à plus juste raison dire qu'un médecin expérimenté peut, connaissant le fonctionnement de la matrice d'une femme, en déduire les principaux traits de son caractère, et reconstituer la physionomie de son existence. En effet, la femme n'est pas seulement différente de l'homme par le sexe; la maternité a transformé tout son être. Chez elle la matrice est l'élément essentiel; c'est le pôle autour duquel gravite sa vie matérielle aussi bien que morale; de la régularité de son fonctionnement dépend l'harmonie de son existence. Une femme de nature calme et paisible, douée d'un caractère égal et d'une santé florissante, est toujours bien réglée. Les impatiences, la versatilité d'humeur, les vapeurs, les attaques de nerfs, l'hystérie, proviennent souvent d'une cause primitive et commune qui a son siège dans les organes génitaux, la matrice ou ses annexes. Mais cette influence qui s'exerce de l'organe sur le moral peut se faire en sens inverse; et des chagrins, des travaux de tête, la passion, les écarts d'une imagination trop vive peuvent, par la surexcitation du système nerveux, réagir sur l'organisme pour en déranger le fonctionnement et altérer la santé. Non seulement il y a sympathie, mais dépendance complète, intimité forcée entre la matrice et ses annexes d'une part, et le système nerveux de la femme de l'autre. De là l'explication de sa sensibilité exquise, presque maladive, la portant, suivant qu'elle se tourne d'un côté ou de l'autre, vers le bien jusqu'à l'abnégation, jusqu'au dévouement, jusqu'au sacrifice, ou vers le mal jusqu'aux dernières bassesses.

A peine née, la femme subit l'influence de son sexe; dans ses jeux, dans ses manières, dans sa conversation, dans la perspicacité de ses réflexions, dans sa coquetterie, la petite fille se distingue de son frère; voilà pour le moral. Pour le physique, on peut remarquer que ses traits quoique plus fins, sont plus accentués, moins enfantins, que sa conformation est plus délicate, que sa voix est plus douce, plus caressante. A la campagne où, par suite des mœurs, la femme se rapproche davantage de la nature, ces différences ne s'accentuent que tardivement, et encore elles sont toujours moins marquées; ainsi le timbre de la voix égale souvent en intensité la parole de l'homme. Arrivée à l'âge de dix à douze ans, la jeune fille prend un air langoureux, souffreteux, vaporeux même, que n'ont jamais les petits garçons. C'est l'âge où ceux-ci se livrent aux exercices bruyants, courent, sautent, luttent entre eux. La jeune fille commence à les fuir par instinct, à rêver; elle voit au delà du jour présent, ce que ne font jamais les petits garçons, plus insouciants. Vienne l'âge de la formation de la femme, et la jeune fille languit au physique comme au moral; sa voix se fait harmonieuse pour exprimer à sa mère ses peines imaginaires. Le plus souvent elle perd l'appétit et cette cause d'anémie se joignant à la chlorose, si fréquente à cette époque de trans-formation, elle arrive à un dépérissement bien capable d'effrayer les familles.

La faiblesse, la toux, les battements de cœur qui en sont la conséquence font croire à des maladies plus sérieuses, à la phtisie, par exemple. Le médecin seul, habitué aux phases de cette évolution naturelle, peut en comprendre les causes et rassurer les parents.

En effet bientôt, à dix-huit ou vingt ans, l'évolution de la matrice étant complète, la jeune fille sort vic-torieuse de cette lutte et femme en même temps. Les fatigues de la maternité l'attendent alors et la pré-parent à des assauts sérieux auxquels elle échappera avec de la prudence et des soins. C'est le moment de la vie de la matrice, c'est celui où la femme est réellement elle-même; c'est aussi celui où elle présente l'aspect de santé le plus florissant; elle a rempli le but pour lequel la nature l'avait créée; elle s'épanouit dans sa floraison. Mais tout n'est pas fait et comme à l'aurore de sa vie, la matrice à son déclin menace encore et plus gravement la santé générale de la femme quand sa fonction est sur le point de tarir.

On n'y verra rien de surprenant, si on réfléchit que pendant trente ans elle était le centre d'une dérivation efficace, la soupape de sûreté par laquelle s'échappaient les déchets que l'organisme avait amassés pendant le mois. C'est une vie nouvelle que l'organisme doit créer pour suppléer à ce vide. Beaucoup de femmes succombent sous le poids de cette transformation, soit par suite d'épuisement général, soit par localisation de symptômes graves qui se développent du côté de la matrice. Malheur alors à celles qui ne s'entourent pas des précautions nécessaires ou qui ont négligé de ce côté un germe de maladie qui s'accroît rapidement sous cette nouvelle influence. Pour celles qui ont franchi heureusement ce cap des tempêtes, elles rentrent dans les conditions de la vie de l'homme.

Il était important de bien faire comprendre la nécessité du bon fonctionnement de cet organe type de la femme, à elle surtout qu'une pudeur exagérée, une insouciance déplorable empêchent de consulter le médecin pour combattre les premiers symptômes.

Les migraines, les tiraillements d'estomac, les crampes, les malaises de toute sorte ne sont le plus souvent que l'expression d'une altération de la matrice. Ces dérangements empoisonnent toute la félicité d'une existence, causent la stérilité et pré-

parent pour l'avenir des complications sérieuses.
Quelques soins auraient suffi pour ramener la santé.

Description des organes génitaux de la femme. —
Pour la compréhension de ce qui suit il est utile
de donner quelques notions succinctes sur la texture
des organes et sur leurs positions réciproques; je
serai bref en ne m'attachant qu'au nécessaire et
négligeant tout ce qui n'aurait pour but que de satisfaire une curiosité inutile.

Au point de vue de la fonction, l'ovaire est peut-être
plus important que la matrice, mais au point de vue
anatomique, celle-ci est le centre de l'appareil génital. C'est un muscle creux qu'on peut comparer pour
la forme à une poire tapée ou à une petite calebasse
aplatie d'avant en arrière; son volume varie selon
qu'on le considère chez une jeune fille ou chez une
femme plusieurs fois mère; il augmente jusqu'à l'époque du retour et diminue ensuite. La dimension
moyenne est de six centimètres de longueur sur
quarante millimètres de largeur; son poids est de
46 grammes. Il faut lui considérer un corps, un
col et à la jonction des deux un collet. La matrice
est située dans le bassin, c'est-à-dire dans cette cage
osseuse formée par les os des hanches sur les côtés
et par le sacrum en arrière; elle vient effleurer en
avant le pubis, qu'elle dépasse rarement même chez
les femmes qui ont eu plusieurs grossesses. Elle est
englobée avec les ovaires et les trompes dans un repli
épais du péritoine, qui, se dirigeant d'un côté à l'autre
du bassin, en sépare la cavité en deux loges, l'anté-

rieure occupée par la vessie, la postérieure par le rectum et des anses de l'intestin. La matrice est donc placée entre la vessie en avant et le rectum en arrière, et les changements de volume qui surviennent à chaque instant dans ces organes, par suite de leur vacuité ou de leur réplétion, influent sur la position de la matrice qui est alternativement repoussée par l'un ou par l'autre. On comprendra pour la même raison les influences de voisinage qu'exerce sur les autres organes l'inflammation de l'un d'eux.

La matrice est maintenue en position dans le bassin par des ligaments qui viennent de la vessie, de la colonne vertébrale et par côté des os du bassin; mais comme ces ligaments prennent attache autour du collet, il en résulte que ce point seul est fixe et que les deux extrémités au contraire, le corps et le col, sont dans un état d'équilibre instable, tel que lorsque le corps est porté en avant sur la vessie, le col se dirige en arrière pour comprimer le rectum et *vice versa*.

Le corps de la matrice est recouvert par le péritoine, qui quitte les intestins pour l'envelopper et le réunir à la vessie et au rectum.

Quant au col, il fait saillie dans le vagin, sorte de conduit membraneux qui fait communiquer la matrice avec l'extérieur et dont la partie supérieure s'insère au collet. Dans son parcours il est en contact en avant avec la vessie et en arr.ère avec le rectum. Entre ces divers organes, circule un tissu cellulaire qui participe à leur inflammation et devient le siège de kystes et d'abcès. Le vagin, dont la longueur est de 10 à 12 centimètres, se termine en avant de la vulve, qui est la partie la plus étroite et la moins élastique; celle-ci est fermée par la membrane hymen, repli membraneux de forme variable qui ne laisse qu'un petit orifice ou une fente pour le passage des règles et des sécrétions du vagin. Immédiatement en dehors on rencontre les petites lèvres dont les extrémités supérieures se rejoignant forment un capuchon au clitoris. Enfin le tout est recouvert par un repli de la peau connu sous le nom de grandes lèvres, qui est souvent le siège d'abcès.

La matrice est creuse à l'intérieur; sa cavité à l'état normal présente la forme d'un triangle dont l'extrémité inférieure communique avec le col et avec le vagin, et dont les extrémités supérieures, garnies d'orifices très petits, mettent l'intérieur de l'organe en relation avec l'ovaire par l'intermédiaire de longs tubes membraneux appelés trompes. Ces trompes se terminent à leur partie libre par un rebord frangé, qui embrasse l'ovaire à l'époque de la ponte, saisit l'œuf et le fait cheminer jusque dans l'intérieur de la matrice où il se trouve en contact avec la semence, d'où fécondation. L'ovaire, les trompes, la matrice sont compris dans ce même repli de péritoine appelé ligament large, et ont entre eux une intime solidarité.

L'ovaire a la forme ovoïde (longueur 38 millimètres, hauteur 18 millimètres); sa surface est lisse dans le jeune âge, mais elle devient bientôt dépolie et chagrinée à mesure que chaque menstruation la couvre de nouvelles cicatrices. La matrice ne se tient pas verticalement dans le bassin, son corps se penche un peu en avant sur la vessie; elle est également inclinée à droite par suite de la présence à gauche du rectum. Ce n'est que quand ces tendances s'accentuent, qu'il y a déviation et état anormal.

Menstruation. — L'ovaire est l'organe producteurde l'œuf humain; chaque mois une vésicule de sa surface éclate et laisse échapper un œuf. Ce phénomène essentiel de vitalité s'accompagne d'une congestion sanguine qui ne se borne pas à l'ovaire; elle envahit tous les organes du bassin, principalement la matrice dont la muqueuse interne devient rouge, turgescente, à tel point qu'il y a suintement sanguinolent, plus ou moins abondant selon chaque femme. C'est ce qu'on appelle les menstrues ou règles; elles se succèdent à des intervalles qui varient entre vingt-huit et trente jours. Par les menstrues, l'organisme élimine des déchets dont la présence était nuisible, en sorte que, lorsqu'elles sont passées, la femme éprouve une sensation de bien-être agréable. Il n'est pas rare de voir chez les femmes les mieux portantes du reste, ce phénomène s'accompagner de légères complications; ainsi, souvent à cette époque, elles deviennent irritables, fantasques, portées à la mélancolie; on observe des troubles digestifs ou vasculaires; dans les quelques jours qui précèdent, il se produit des douleurs dans la région lombaire ou dans le bassin, sans qu'il existe cependant aucune trace de lésion du côté de l'utérus. Ce sont ces diverses sensations plutôt désagréables que douloureuses que les femmes ont résumées dans cette expression vulgaire, si souvent employée par elles :

« Je suis indisposée », pour dire : « J'ai mes règles. »

Les troubles de la menstruation sont toujours un signe fâcheux qui doit attirer l'attention du médecin pour lui en faire rechercher la cause qui échappe à la femme. En effet, le corps et le col de la matrice, étant presque insensibles, ne réagissent pas douloureusement lorsqu'ils sont atteints d'une maladie ulcéreuse ou fongueuse; ce sont surtout les annexes, tels que les ovaires, les ligaments et les aines qui déterminent des douleurs dans le bas-ventre, les flancs et l'estomac. Il en résulte pour la femme que, son attention étant détournée de la cause véritable, elle accuse les organes voisins et ignore pendant longtemps le siège de son mal. Toutes les femmes ne sont pas réglées de la même manière; mais chacune l'est d'une manière particulière à laquelle elle est habituée, et tout changement dans cette fonction est le symptôme d'un accident du côté des organes génitaux.

Absence des règles. — Les règles peuvent manquer par malformation congénitale ou acquise ; dans ce cas le sang ne s'écoule pas à l'extérieur parce qu'il existe un obstacle à la sortie; il en est empêché par des vices de conformation du vagin et de l'utérus, par des tumeurs, par des cicatrices qui se sont produites à la suite d'affections des organes génitaux. Elles peuvent manquer aussi par inflammation de la matrice ou de ses annexes, par suite d'une modification dans l'état du sang (anémie ou plasticité exagérée), soit par l'influence du froid, des maladies aiguës, soit par impression morale, par changement d'habitude, de résidence, etc.

La suppression des règles présente trois degrés :

1° Elle est absolue, et alors non seulement il n'y a pas écoulement de sang, mais il n'y a pas fluxion vers la matrice, il n'y a pas cette sorte d'émotion générale qui accompagne d'ordinaire l'ovulation; 2° le sang ne s'écoule pas, mais l'époque se trouve vaguement indiquée par une sorte d'excitation générale; elle est parfois remplacée par des hémorragies du nez, des poumons, etc.; 3° d'autres fois la malade ne perd que quelques gouttes de sang, mais la matrice est le siège d'une vive congestion, qui se traduit par des douleurs lancinantes du bassin, de la pesanteur au périnée, des coliques, des malaises, des bâillements, des vertiges, des pesanteurs de la tête, des ballonnements du ventre, la perte de l'appétit, l'exagération des troubles nerveux qui accompagnent ordinairement les règles.

Menstruation difficile. — La menstruation peut devenir douloureuse et provoquer des élancements dans les reins, des coliques utérines s'irradiant dans les flancs et dans les aines; alors les patientes, en proie à de véritables attaques de nerfs accompagnées de nausées et de vomissements, se tordent dans leur lit en poussant des gémissements; cet état cesse subitement après l'apparition des règles. Chez quelques femmes, ce phénomène se produit à chaque époque menstruelle; chez d'autres il n'est qu'accidentel; il est dû soit à une névralgie de la matrice, soit à la composition du sang, soit à des obstacles provenant de l'altération de la muqueuse interne de la matrice.

Hémorragie utérine. — Il peut encore se faire que la perte du sang soit considérable à l'époque des règles et devienne une véritable hémorragie; alors les femmes ressentent de la fatigue, de la chaleur vers le bassin, des douleurs s'irradiant vers les reins et les cuisses, des coliques utérines; puis surviennent des malaises, des maux de tête, la faiblesse du pouls, le refroidissement des extrémités, des tintements d'oreilles, des battements de cœur, des vertiges. Comme conséquence il reste l'anémie, dont la gravité est proportionnelle à la quantité de sang perdu. Mais si cet accident se renouvelle à chaque période, la malade tombe bientôt dans l'épuisement.

Leucorrhée. — *Flueurs blanches.* — C'est un catarrhe caractérisé par un écoulement muqueux de couleur variable. La leucorrhée débute par une irritation ou une inflammation souvent très peu intense. Elle affecte particulièrement les femmes d'une constitution faible et lymphatique, celles qui habitent les grandes villes, les lieux ou les climats froids et humides, qui mènent une vie rude, qui font un usage trop fréquent des bains. Presque toujours elle s'établit insensiblement et sans douleurs, et son symptôme caractéristique est l'écoulement, par les parties génitales, d'un liquide blanc jaunâtre ou verdâtre. Les malades éprouvent une douleur obtuse dans le vagin, dans le bas-ventre, dans la cuisse, de la langueur, de la pâleur, des tiraillements d'estomac et un dérangement des fonctions digestives.

La durée de la leucorrhée est longue et indéterminée; elle passe rarement d'elle-même et peut se prolonger toute la vie si on ne la combat pas sérieusement. Son existence provoque tant de troubles sympathiques; elle s'accompagne d'un cortège si défini de phénomènes répercussifs sur les autres organes, qu'on a pu la considérer comme une maladie spéciale, originale, et une cause primordiale des accidents concomitants. Les accidents de la leucorrhée passée à l'état chronique sont : l'anémie, la décoloration de la peau, la flaccidité des chairs, les maux de tête, les migraines, les névralgies en général, puis le manque d'appétit, les nausées, les tiraillements d'estomac, la douleur au creux épigastrique comme dans la gastrite, puis le ballonnement du ventre, la pesanteur dans les aines, la faiblesse génitale, la lassitude, la tristesse. Ces troubles sont augmentés par l'épuisement que cause la déperdition du liquide leucorrhéique.

Comme vous le voyez ce sont les mêmes symptômes qu'on rencontre à peu près dans toutes les affections de la matrice. C'est qu'en effet la leucorrhée n'est en général qu'un symptôme; c'est l'expression d'un catarrhe, d'une inflammation chronique de la membrane muqueuse de la matrice, de son col ou du vagin.

La femme qui n'a pas été prévenue par les questions de son médecin ne sait pas donner de renseignements sur la nature de son écoulement; elle perd en blanc ou elle ne perd pas; voilà tout ce qu'elle sait. Cependant il importe au plus haut degré de connaître les caractères de cette excrétion, qui change d'aspect selon sa provenance; elle revêt trois formes différentes :

1° L'écoulement est du mucus transparent, albumineux, analogue à du blanc d'œuf; il mouille le linge sans l'empeser d'une manière notable; c'est un indice que la muqueuse vaginale est saine, mais que le tissu du col est chroniquement enflammé;

2° Lorsque la muqueuse de la matrice est épaissie, enflammée, ramollie ou couverte de granulations, l'écoulement est crémeux, caséeux, muco-purulent, épais, verdâtre; il empèse fortement le linge et le tache;

3° Il est encore un liquide plutôt blanchâtre que verdâtre, tachant le linge beaucoup moins que le précédent et qui est l'indice d'ulcération, ou d'une simple congestion de la muqueuse vaginale; celui-ci est très fréquent; il est des femmes lymphatiques qui le conservent toute leur vie, d'autres chez lesquelles il se présente seulement après une fatigue, une indisposition, une excitation quelconque; enfin ce flux est pour ainsi dire normal et physiologique pendant les quelques jours qui précèdent la menstruation et les derniers mois de la grossesse.

Cet écoulement détermine de l'irritation à la vulve, aux grandes lèvres et quelquefois à la partie supérieure des cuisses. Je vous ai dit que la leucorrhée était toujours l'expression de l'inflammation d'une des parties de l'appareil génital. Mais lorsque cette inflammation est causée et entretenue par le tempérament de la personne, par l'anémie et un état de faiblesse générale, on peut dire que c'est une maladie essentielle; l'écoulement rentre dans la troisième catégorie énoncée plus haut; c'est le plus fréquent : par sa persistance il finit par gagner les organes voisins, par déterminer des épaississements de la muqueuse vaginale, des ulcérations du col de la matrice, et alors il y a mélange de différentes sortes d'écoulements, ce qui est un cas fréquent.

Vous comprenez comme quoi le traitement local, bien que nécessaire, n'est pas suffisant, puisque la congestion des muqueuses est entretenue par un état général qui domine toute la pathologie de la leucorrhée.

Vulvite. — L'absence de propreté est la principale cause des inflammations des organes génitaux externes. Les grandes lèvres se tuméfient et deviennent douloureuses au point de rendre la marche, le travail et quelquefois la station debout impossible; à cet état succède un suintement purulent qui tache le linge en vert. Ces accidents débutent souvent après les époques menstruelles et peuvent s'accompagner de l'engorgement des glandes de l'aine. Sous les lèvres gonflées, on aperçoit une coloration rouge sombre déterminée par des plaques, des petits boutons et des ulcérations. Bientôt l'inflammation gagne les tissus voisins déterminant de la chaleur et de la dé-

mangeaison qui forcent la malade à se gratter continuellement. Le sommeil devient agité, difficile;
l'appétit diminue; l'anémie, les troubles nerveux
viennent ajouter leur cause d'affaiblissement et la
femme dépérit graduellement. Cette affection cède
quelquefois à des bains et à des soins de propreté;
mais souvent elle passe à la chronicité, se complique
d'abcès et doit être traitée sérieusement.

Vaginite. — L'inflammation du vagin se révèle par
un écoulement purulent plus ou moins abondant qui
tache le linge en vert; au début, il n'y a qu'une sensation de chaleur et de cuisson avec sécheresse des
parties; puis la sensation douloureuse devient intense;
l'inflammation gagne la vulve; les malades éprouvent
dans cette partie une tension et un gonflement qui
les empêchent de marcher, qui les gênent pour s'asseoir. Les ganglions des aines s'engorgent et peuvent
s'abcéder; la tension gagne l'abdomen et se propage
à la matrice, ou bien se transmet à l'urètre, et alors
la malade éprouve une sensation de cuisson ou tout
au moins d'ardeur en urinant. La muqueuse rouge,
tuméfiée, recouverte de pus, permet difficilement l'introduction du spéculum, qui laisserait voir le col de la
matrice rouge, tuméfié, violacé comme la muqueuse
vaginale. Les rapprochements sexuels sont pénibles
et douloureux pour la femme; ils ne sont pas sans
danger pour l'homme auquel le liquide acide de la
sécrétion vaginale peut communiquer de l'inflammation.

Vaginisme. — Cette affection peut devenir cause de

stérilité, car les douleurs aiguës qu'elle provoque à chaque attouchement sollicitent des contractions spasmodiques dont l'effet est de déterminer de la part de la femme une résistance invincible, que sa volonté même est le plus souvent impuissante à maîtriser. Les médecins qui se sont occupés les premiers de cet état bizarre l'ont attribué à une influence nerveuse, mais il n'en est rien; c'est un symptôme de maladies diverses qu'il faut savoir bien analyser pour les reconnaître et qu'il est toujours possible de retrouver par un examen minutieux. Ces causes sont des lésions de la vulve et du vagin, les hémorroïdes, les fissures à l'anus, les débris de la membrane hymen, l'inflammation du vagin; les inflammations aiguës de la matrice, des ovaires et tissus péri-utérins influent également, mais d'une manière moins directe, sur la production des accidents du vaginisme.

La douleur des rapprochements sexuels est donc l'élément essentiel de cette maladie; la contraction qui l'accompagne et qui en est la conséquence n'a qu'un caractère tout à fait accessoire; affolée par la douleur, la femme lutte avec une énergie qu'elle ne peut elle-même dompter.

Le vaginisme est rare chez les femmes avancées en âge; on le rencontre plus habituellement chez les femmes jeunes, nouvellement mariées, ou peu de temps après les premières approches sexuelles. On l'observe surtout chez les femmes nerveuses et à tempérament lymphatique. Le traitement du vaginisme consistera donc à combattre la maladie qui lui a donné naissance et on le voit disparaître comme par enchantement dès que cette maladie vient de se guérir.

Métrite. — Comme je l'ai exposé dans la partie anatomique, la matrice, constituée par un tissu propre, est enveloppée à l'extérieur par une membrane séreuse, le péritoine; elle est tapissée à l'intérieur par une muqueuse; l'inflammation du péritoine s'appelle péritonite ou périmétrite; celle du corps de la matrice, métrite parenchymateuse; celle de la muqueuse, métrite interne ou muqueuse. Mais ces distinctions théoriques se rencontrent rarement dans la pratique, surtout à l'état chronique. Car la maladie de l'un quelconque des tissus gagne promptement les parties voisines pour former un ensemble symptomatique connu sous le nom d'engorgement de la matrice ou métrite chronique. On reconnaît à divers signes qui se rencontrent plus spécialement dans l'une des trois formes, quel est le tissu le plus vivement atteint; pour le traitement, du reste, cette distinction a peu d'importance.

Métrique chronique ou engorgement de la matrice. — Cette maladie se développe plus fréquemment chez les femmes que chez les jeunes filles; c'est pendant l'époque d'activité de la matrice, entre vingt et quarante ans, qu'on l'observe le plus fréquemment. Elle est plus commune chez les femmes qui usent de rapprochements sexuels que chez les femmes vierges. Les diverses circonstances qui produisent la suppression des règles peuvent déterminer l'inflammation

de la matrice; ce sont : la frayeur ou une émotion
morale vive, l'immersion des mains ou des pieds dans
l'eau froide, le refroidissement du corps par l'humidité, les injections froides, le coït pratiqué lors des
règles; souvent une inflammation primitivement fixée
sur les organes voisins se propage à la matrice; c'est ce
qui arrive dans les maladies de vessie, de l'intestin,
dans les cas d'hémorroïdes, de rhumatismes, etc.
Le tempérament lymphatique y prédispose; il en est
de même des diathèses syphilitiques et herpétiques.
Mais, dans la grande majorité des cas, on peut, en cherchant la cause d'une métrite chronique, remonter
jusqu'à un avortement ou un accouchement antérieur, à la suite duquel la malade n'a pas retrouvé sa
santé primitive et a commencé à ressentir quelques
douleurs dans le ventre.

Les douleurs sont un des symptômes les plus constants de la métrite chronique, et si, chez quelques
femmes, elles sont légères et éloignées, chez la plupart
des malades, le bas-ventre, les reins, les flancs et les
aines sont le siège de sensations pénibles, qui s'irra-
dient vers les cuisses et jusque dans les jambes. La
douleur peut affecter simultanément ou successivement ces diverses régions chez la même personne;
chez d'autres, elle existe plus spécialement en un point
circonscrit, d'où elle ne se déplace pas; ce point est
fréquemment un des côtés du ventre.

La marche, l'exercice en voiture, la station debout
prolongée, une fatigue quelconque, le coït, augmentent ces symptômes, qui sont améliorés par la
position horizontale. Quelquefois lancinantes, les

douleurs sont plus souvent sourdes, gravatives; tantôt continues, tantôt intermittentes; elles présentent presque toujours des exacerbations survenues soit sans cause appréciable, soit à la suite d'une des causes précédemment énoncées. Ces paroxysmes sont très vifs, au point souvent d'arracher des cris aux malades, et ils constituent alors une véritable complication; c'est que, dans ces cas, la névralgie se joint à l'inflammation chronique. Les crises sont souvent fréquentes à l'époque des règles ou pendant les jours qui la précèdent ou qui la suivent. Chez quelques femmes, au contraire, les douleurs diminuent au moment des règles ou immédiatement après. Il semble que la perte du sang ait opéré une déplétion salutaire dans l'organe congestionné.

Non seulement l'époque menstruelle est habituellement douloureuse, mais il est rare que cette fonction soit régulière. Lorsque la métrite est bornée au col, l'écoulement peut être diminué; mais le plus ordinairement, surtout lorsque l'inflammation occupe le corps de la matrice, il y a exagération du flux menstruel; les règles durent plus longtemps que dans l'état de santé; souvent elles se rapprochent de manière à revenir toutes les trois semaines ou tous les quinze jours; certaines femmes n'ont ainsi dans un mois que quelques jours sans écoulement sanguin. Dans certaines circonstances, la quantité de sang perdu en peu de temps est considérable, il y a de véritables pertes; souvent la maladie débute par des pertes semblables, et en général l'intensité et l'opiniâtreté des pertes sont en rapport avec l'augmentation de volume de la métrite.

Dans l'intervalle des flux sanguins, les malades peuvent n'avoir aucune perte blanche, mais lorsqu'il y a prédominance de l'inflammation de la muqueuse qui tapisse la paroi interne de la matrice, il y a écoulement d'un liquide muco-purulent visqueux, laissant sur le linge une tache jaune ou verte; plus tard cet écoulement se montre plus liquide, moins consistant et tache le linge en blanc ou en gris. A la suite des règles, les malades rendent souvent des membranes blanchâtres ou des caillots de sang.

Dans la métrite chronique qui affecte la paroi antérieure, il n'est pas rare de voir l'inflammation se transmettre par contiguïté à la vessie et les malades tourmentées par de fréquentes envies d'uriner. La matrice hypertrophiée et globuleuse est sensible lorsqu'on presse sur le bas-ventre. Dans la métrite postérieure, au contraire, il y a une grande tendance à la constipation, et les douleurs sont augmentées lors de la défécation.

Lorsque le col participe à l'inflammation du corps de la matrice, il sécrète un mucus dont la viscosité et l'opacité, analogues à celle du blanc d'œuf, sont en rapport avec l'intensité de l'inflammation. Ce mucus est quelquefois mélangé à du sang; il est adhérent aux parois et difficile à détacher; lorsqu'on cherche à l'enlever au moyen d'un pinceau, il se présente sous forme d'un long filament attaché d'un côté au pinceau et de l'autre à la matrice. La quantité de ce mucus est plus considérable dans la forme aiguë que dans la forme chronique; son contact détermine l'inflammation du vagin, qui est rouge et s'accompagne de démangeaisons à la vulve et dans le canal de l'urètre.

Les phénomènes généraux sont peu marqués dans la forme chronique de la métrite; dans la plupart des cas, il y a cependant au début un peu de fièvre et de la courbature.

La métrite détermine parfois des nausées et des vomissements; l'appétit se perd, devient capricieux, bizarre; les malades éprouvent du dégoût pour les aliments et plus particulièrement pour la viande. Les digestions s'accompagnent de gaz qui produisent un ballonnement du ventre. On constate alternativement de la constipation et de la diarrhée. Par suite du manque d'appétit, le sang devient faible, et alors surviennent les symptômes de l'anémie, les palpitations de cœur et tous les accidents nerveux qui en sont la conséquence. Cet état de faiblesse et d'épuisement est encore augmenté par les déperditions qui ont lieu pendant le cours de la maladie, déperditions consistant dans les écoulements du sang et de ce liquide leucorrhéique, appelé vulgairement flueurs blanches. Comme conséquence encore, il faut noter les suffocations, une sensation de boule partant du creux de l'estomac et du ventre pour aller déterminer un sentiment d'étranglement à la gorge, les bâillements, les irrégularités de caractère, quelquefois une petite toux sèche, nerveuse, fatigante.

La malade s'affaiblit, perd ses forces, le visage prend une teinte terreuse et une expression particulière qui l'ont fait désigner sous le nom de facies utérin. Les traits sont tirés, les paupières brunâtres, les yeux battus, cernés, brillants. Puis surviennent sur le front et les joues des taches brunes, analogues à celles qui constituent le masque chez les femmes enceintes. On voit aussi des éruptions cutanées.

Il existe des complications du côté du rectum et de la vessie, déterminées par l'augmentation de volume de la matrice. Cet organe, en effet, est naturellement incliné un peu en avant; dès qu'il augmente de poids, cette inclinaison se prononce davantage et le fond de la matrice appuie sur la vessie pendant que le col, en se relevant par le mouvement de bascule, presse sur le rectum; de là constipation, urines boueuses, envies fréquentes d'uriner et cuisson en urinant.

La métrite chronique ne menace pas directement les jours de la malade, mais c'est une maladie qui ne tend pas à une guérison spontanée, et qui, par les pertes de sang qu'elle entraîne, par le défaut d'exercice auquel elle condamne certaines femmes, épuise les forces et rend les malades plus accessibles aux causes morbides, et moins susceptibles de résister aux maladies intercurrentes. Cette maladie est ordinairement un obstacle à la conception ou au moins au développement de la grossesse. Enfin, elle devient souvent, spécialement à l'époque du retour, un terrain tout préparé à l'éclosion des diverses affections qui ont tant de tendance à sévir sur la femme, telles que pertes, polypes, cancer, etc. Je ne saurais donc trop recommander de mettre de côté une pudeur mal comprise et de s'adresser promptement au médecin pour éviter des accidents souvent irréparables.

Ulcérations et fongosités du col. — La membrane muqueuse du col utérin est disposée à l'inflammation par sa vascularisation, par la congestion périodique qui a lieu au moment des règles. Le travail de l'accouchement en occasionnant les déchirures, les rapports sexuels en agissant mécaniquement sur le col, peuvent être considérés comme des causes prédisposantes d'inflammation. Cette maladie est très rare avant l'âge de la puberté; elle est peu commune chez les femmes vierges, bien qu'il y en ait des observations; mais elle se rencontre plus communément chez les femmes mères. Les causes ordinaires sont : un travail pénible d'accouchement, les déchirures ou la contusion du col pendant le travail, le contact du sang putréfié, l'arrêt brusque des règles, les injections irritantes, l'abus du coït. Il n'est donc pas étonnant que le col de la matrice soit souvent le siège d'ulcérations, de fongosités, de cancers; l'ulcération est une plaie superficielle qui ne tend pas à la guérison spontanée; les fongosités sont des végétations charnues, mollasses, spongieuses, en forme de champignons, qui se développent à la surface de ces ulcères. Le cancer trouve un terrain tout préparé sur lequel il s'implante. Mais nous en déduisons un conseil pour la femme : c'est de ne pas négliger les affections d'apparence légère pour ne pas donner prise aux tumeurs malignes que l'époque du retour tend à faire naître. Les ulcérations et les fongosités commencent, en général, à se montrer autour de l'orifice, puis dans l'intérieur de la cavité et du col; de là elles s'étendent, soit en dehors sur le col, soit en dedans jusqu'à l'orifice interne; il en résulte

aussi assez souvent de l'hypertrophie et de l'indura-
tion. Les ulcérations donnent au toucher la sensation
d'un corps mou et velouté. En général, les malades
n'accusent jamais de douleur locale; souvent même
l'ulcération se traduit simplement par une leucorrhée
légère; mais ordinairement on peut en soupçonner la
présence par la nature des liquides sécrétés, qui sont
épais, ressemblant au blanc d'œuf et mélangés de
liquide sanguinolent échappé des plaies fongueuses.
Quand l'affection est un peu ancienne, elle s'accompagne de troubles divers dans l'économie; ainsi
on note des douleurs dans les reins et dans les aines;
parfois, les malades se plaignent de gêne dans le
bassin; on peut constater les signes de la névralgie
lombo-abdominale. Les ulcérations du col utérin ont
une grande tendance à devenir fongueuses pendant
la grossesse et à provoquer l'avortement, les ulcères
sont souvent une cause opiniâtre de stérilité.

Chute de matrice. — La femme, même la mieux
constituée, est toujours plus maladive que l'homme
en raison de sa vie sociale; elle est souffreteuse, sans
cesse tourmentée par des malaises, des migraines,
des névralgies, etc. Certains médecins ont voulu attribuer exclusivement cet état à ses habitudes, à sa
vie sédentaire; mais on verra que cette raison est
insuffisante si on réfléchit que la femme du peuple et
celle des campagnes, qui mènent au grand air la vie
laborieuse de l'homme, sont sujettes aux mêmes in-
dispositions; si on observe que les hommes de bureaux,
ceux qui travaillent la tête sous le gaz et dans un air

mal renouvelé, échappent le plus souvent à ces mêmes malaises.

Il faut donc en chercher la raison véritable autre part, et on peut affirmer qu'elle se trouve uniquement dans l'état de la matrice, dans le fonctionnement de cet organe; et les médecins qui connaissent la structure entière de la femme ont le droit de s'étonner d'une chose, c'est que ces malaises ne soient pas encore plus fréquents, car il est peu de femmes chez lesquelles cet organe soit intact. On peut dire que son bon état, chez les plus favorisées, n'est que relatif et que vers l'âge de vingt-cinq à trente ans, la matrice n'est jamais normalement saine; cela résulte forcément de la nature de l'organe, de sa construction anatomique, de sa position et de son fonctionnement.

La matrice, en effet, qui ressemble à une poire tapée, à une figue, à une pyramide, est placée dans le bassin la pointe en bas entre la vessie en avant et le rectum en arrière; elle est soutenue dans cette position par des cordons ligamenteux qui vont s'attacher de chaque côté de la colonne vertébrale à la hauteur des reins, puis par des replis du péritoine qui traversent de droite à gauche la cavité du bassin sur lequel ils viennent se fixer; elle est donc flottante dans cette position, participant à tous les mouvements du corps, et la base légèrement penchée en avant. Dans la jeunesse, tant que la matrice est inerte et sans fonctionnement, cette position naturelle persiste; mais vient l'âge de la puberté, l'époque à laquelle les règles apparaissent chez la jeune fille; la matrice, gorgée de sang et congestionnée, devient plus lourde; elle tend donc à tirer sur les ligaments suspenseurs et à s'abaisser, tendance qui se traduit par des tiraillements dans les reins et dans les flancs; mais cet engorgement étant vite supprimé par l'écoulement menstruel, ce malaise passager se dissipe et tout rentre dans l'ordre. Cependant, cette congestion se renouvelle treize fois par an, sans compter que de temps en temps elle est accrue par une fatigue, une imprudence, ou la maladie d'un organe voisin; à ce moment déjà un effort violent de toux ou de vomissement, une chute, peuvent occasionner une descente de matrice; mais c'est plus tard, lors de la grossesse, que l'organe prend un volume et un poids réellement considérables, disproportionnés avec sa forme primitive, et avec la résistance physiologique de ses ligaments suspenseurs; aussi, n'était la conformation de la cage osseuse du bassin qui la force à remonter à mesure qu'elle grossit en lui donnant un point d'appui sur son bord supérieur, elle tomberait certainement sur le périnée et amènerait des accidents graves; malgré ces précautions de la nature, tous les tissus ont été tiraillés, relâchés, modifiés dans leur texture, dans leur vitalité, et après la délivrance, la matrice, déjà diminuée de volume mais encore pesante, doit être l'objet des plus grands ménagements jusqu'au jour où, par des pertes successives, elle se sera allégée de tous les détritus qui la congestionnaient. La position horizontale seule, continuée pendant huit jours au moins et suivie de deux ou trois semaines de repos dans un fauteuil, peuvent favoriser cette transformation. Malheur à la femme qui se lève avant ce temps, qui vaque à ses occupations trop tôt; elle en subira les conséquences dans un avenir plus ou moins rapproché, car les ligaments sont anatomiquement incapables de supporter le poids de la matrice et la chute de l'organe est fatale. Quelquefois, la chute n'a pas été complète du premier coup : il n'y a qu'abaissement, c'est là seul ment un degré moins avancé qui a des chances de se compléter dans la suite; dans d'autres cas, c'est une déviation qui se produit dans le corps et la matrice s'infléchit sur le col en se portant en avant ou en arrière, à gauche ou à droite; cet accident peut être la conséquence de la position prolongée sur un des côtés du corps.

Symptômes. — Les symptômes découlent du changement de rapport des organes dans le bassin; ainsi la matrice, en s'abaissant, tire sur les ligaments qui prennent attache à la région rénale, d'où tiraillement dans les reins; n'étant plus soutenue en l'air, elle appuie de tout son poids sur le plancher périnéal qui devient sensible et semble prêt à se rompre; elle appuie sur les troncs nerveux qui traversent le bassin après leur émergement de la moelle, et en les irritant elle détermine ces névralgies douloureuses qui font le tour des reins pour gagner les flancs et descendre le long de la cuisse jusqu'aux genoux; en appuyant sur la vessie en avant et sur le rectum en arrière, elle provoque des envies fréquentes d'uriner et empêche la sortie des matières fécales. Si on n'y porte promptement remède, l'irritation de la vessie deviendra bientôt de la cystite, puis du catarrhe avec brûlure en urinant et urines boueuses; la constipation deviendra opiniâtre et s'accompagnera de troubles digestifs, de tiraillements d'estomac, de maux de tête, etc.

Il y a différents degrés dans la chute de matrice, depuis le simple abaissement jusqu'à la descente complète avec sortie du col à l'extérieur des grandes lèvres, et nécessairement, la gravité des symptômes est en rapport avec l'importance du mal.

On voit que les symptômes de la chute de matrice sont à peu près les mêmes que ceux des autres affections de cet organe, et, en effet, la métrite comme l'engorgement, comme les fongosités du col, comme toutes les altérations de l'organe, ont pour première conséquence la congestion qui, en amenant une plus grande quantité de sang, en augmente le poids et le volume, et provoque sur les tissus voisins la même gêne que la descente véritable. Mais si toutes les altérations de la matrice ont un ensemble de symptômes qui leur sont communs, chacune en a au moins un qui lui est plus particulier et qui permet de faire le diagnostic différentiel.

Parmi les symptômes communs, celui dont la femme se plaint en premier lieu, est la pesanteur dans les reins. La malade accuse des douleurs tantôt plus sourdes, tantôt plus vives qui descendent le long de la cuisse, de préférence à sa partie interne, occupent la hanche et le bas-ventre, et gagnent quelquefois jusqu'aux genoux; puis c'est un sentiment de pesanteur sur l'anus et le fond du bassin, augmentant par la station debout; ce sont des envies fréquentes d'uriner avec sensation de chaleur, de brûlure à l'orifice du canal, des démangeaisons aux grandes lèvres, quelquefois le gonflement œdémateux des parties externes, une sensation de plénitude dans le bas-ventre, enfin des tiraillements d'estomac, des gargouillements dans les intestins, de la constipation, des névralgies, des migraines.

Voici maintenant les caractères qui permettent de distinguer les affections de la matrice l'une de l'autre. Dans l'engorgement, les règles commencent tout d'abord à être modifiées; elles sont plus rares et moins abondantes si c'est le tissu lui-même de l'organe qui est atteint, et dans ce cas, les pertes blanches sont plutôt liquides et légèrement teintées en jaune. Si l'inflammation, au contraire, a atteint la muqueuse interne, les règles sont fréquentes et abondantes, accompagnées de caillots de sang dont l'expulsion provoque de vives douleurs; dans l'intervalle qui sépare deux menstruations, il y a abondance de pertes blanches sous forme de liquide crémeux, épais et jaune verdâtre; la pesanteur, la gêne, les douleurs à la pression dans tout le ventre, et principalement dans le bas et sur les côtés, sont par moment très prononcées par suite de la participation de l'un ou des deux ovaires à l'inflammation de la matrice. Quand le col seul est malade (fongosités, ulcérations, végétations, etc.), il y a toujours écoulement de filaments longs et visqueux, analogues au blanc d'œuf, nageant dans un liquide aqueux verdâtre, quelquefois teint de rouge ou accompagné de stries sanguines; dans ce cas les douleurs du bas-ventre, des reins, les symptômes généraux sont peu accentués ou nuls; et quand ceux-ci apparaissent, on peut être sûr qu'ils sont l'indice de la propagation du mal au corps de la matrice, ce qui arrive fatalement au bout d'un certain temps, lorsqu'on n'a pris aucun soin pour obtenir la guérison; alors l'altération du col se complique d'engorgement.

Dans le cancer de la matrice, on trouve les symptômes d'engorgement, mais aggravés par un état général qui devient rapidement mauvais et qui se traduit par la fièvre, la décoloration des tissus, la teinte terreuse de la peau; le signe distinctif est la couleur rouillée des pertes qui sont crémeuses, verdâtres, sanguinolentes, et qui répandent une odeur particulièrement fétide.

Les déviations de la matrice, que le corps soit fléchi sur le col en avant ou en arrière, ou que l'organe tout entier soit incliné à gauche ou à droite, n'éveillent dans les débuts que peu de symptômes douloureux. Suivant qu'il comprime la vessie ou le rectum, qu'il s'appuie sur l'un ou sur l'autre des ovaires, on remarque des envies d'uriner, de la constipation ou de la gêne dans l'un des côtés du bas-ventre; et comme le mal se borne à ces légers inconvénients, la femme y porte peu d'attention; cependant, lorsque la déviation est très prononcée, elle peut occasionner des névralgies vraiment douloureuses et insupportables, qui forcent la malade à s'adresser au médecin dont le devoir est alors de corriger la position vicieuse de l'organe. Mais la conséquence la plus immédiate et la plus importante des déviations est d'amener la stérilité et

de rendre pénibles les rapports sexuels; il n'y a encore
là d'autre remède que le redressement.

La chute de matrice est surtout caractérisée par une
pesanteur sur le périnée qui semble tendu et prêt à se
déchirer; cette gêne se perçoit plus particulièrement
quand la femme est debout, et elle devient parfois si
intense que cette attitude peut lui devenir impossible.
L'irritation de la vessie est également très prononcée
dès les débuts de la maladie; la constipation est opiniâtre; les douleurs de reins, des cuisses, les tiraillements
de l'estomac sont insupportables; mais, en revanche,
les règles peuvent rester normales et les pertes blanches manquer. Cependant, comme à la longue l'abaissement de la matrice amène l'engorgement du corps et
la formation de fongosités sur le col, les symptômes
de ces deux complications se joignent à l'altération
principale. La femme atteinte de chute de matrice peut
en introduisant ses doigts dans le vagin sentir le
col et même toute la matrice; il arrive même dans les
cas les plus graves que la matrice sort presque en
entier entre les jambes, alors il n'y a plus de doute possible.

On reconnaît la présence de polypes à des pertes de
sang qui ont lieu régulièrement entre les règles; la
femme a bien conscience que ce ne sont pas ces dernières.

L'âge de la malade peut aussi être un élément sérieux de diagnostic; ainsi, les maladies de matrice
sont rares chez la jeune fille, et les pertes blanches
qu'elle peut avoir sont plutôt l'indice de l'anémie
ou d'un tempérament lymphatique; cependant elles

ne sont pas exemptes des déviations qui se produisent par suite de chute ou d'effort.

Les lésions du col et l'engorgement de la matrice sont très fréquents dans les premiers temps du mariage et peuvent être le début d'affections plus graves si elles ne sont pas soignées.

Les chutes de matrice ont pour cause la plus fréquente les accouchements, et c'est du reste pendant la période où la femme a ses règles que la matrice est plus sujette aux altérations. Le cancer est rare avant trente-cinq ans; il a sa plus grande fréquence à l'époque du retour et peut se montrer dans un âge très avancé.

La conséquence de la chute de matrice est non seulement la gêne, les douleurs qu'elle provoque; mais à la longue elle amène des perturbations profondes dans l'état de la malade qui voit ses forces diminuer sous l'influence des troubles intestinaux, de l'inappétence, des tiraillements d'estomac, des migraines, des névralgies. La peau de la face prend une coloration bronzée analogue à celle qui caractérise la grossesse, plus prononcée sous forme de tache sur le front et qui décèle tout d'abord la nature de l'affection aux yeux exercés du médecin. C'est plus que de l'anémie, c'est une viciation particulière du sang qui est devenu impropre à entretenir l'activité des organes; une véritable dépression morale en résulte, et la femme hantée d'idées noires tombe dans une hypocondrie fâcheuse pour elle et pour les personnes qui l'entourent. La chute de matrice qui dure quelque temps devient forcément l'occasion et la cause d'altérations plus profondes de l'organe.

Traitement. — Quels sont donc les désordres anatomiques qui accompagnent la chute de matrice, désordres qu'il faut bien connaître pour instituer un traitement capable d'y remédier et de ramener le fonctionnement normal des organes? Quand la matrice est tombée plus bas que son siège habituel, il y a toujours congestion, augmentation de volume de l'organe, ce qui détermine un accroissement de poids qui contribue à tirer les ligaments suspenseurs. Il y a en outre relâchement, allongement de ces ligaments; il y a irritation, congestion des tissus environnants; il y a ramollissement des parois du ventre qui ont été distendues outre mesure, ou par des couches répétées, ou par des ballonnements qui succédent à chaque accès douloureux; il y a par-dessus tout l'état d'anémie qui, joint au mauvais fonctionnement de l'estomac, gêne le travail de réparation des tissus lésés. Pour arriver à faire remonter la matrice de manière à ce qu'étant revenue à sa place anatomique, elle ne gêne plus le fonctionnement des organes du bassin, il faut redonner de la tonicité aux ligaments suspenseurs; mais on comprendra facilement que tant que ceux-ci seront tiraillés par le poids de la matrice, aucun agent, quelque tonique qu'il soit, ne pourra les faire raccourcir, tout comme un tube en caoutchouc ne pourrait reprendre son élasticité et sa forme primitive si, attaché par un bout, on tirait constamment sur l'autre. Il faut donc que, momentanément, pour permettre à ce travail de raccourcissement de se faire, la matrice soit soulevée par des moyens artificiels, par des appareils appropriés, enfin, qu'elle ne pèse plus sur les fils ligamenteux. Deux moyens sont employés concurremment pour atteindre ce but : ce sont la ceinture et le pessaire.

La ceinture, en remédiant à la faiblesse des parois du ventre, remonte la matrice, la soutient relevée, l'empêche de peser sur la vessie et sur les nerfs du bassin; aussi son application amène-t-elle dès les premiers jours un sentiment de bien-être tout à fait remarquable, bien-être que la malade s'empresse de signaler. Mais, pour l'obtenir, il faut que la ceinture soit bien conditionnée, que le but qu'elle doit remplir soit bien compris, que sa pression sur le ventre se fasse de bas en haut en prenant un léger point d'appui sur les reins; une ceinture défectueuse, au contraire, comprime le ventre, le rétrécit, pèse sur les organes et augmente plutôt les symptômes qu'elle a mission d'atténuer. La ceinture est nécessaire dans toutes les affections de matrice; elle est indispensable dans les chutes de matrice; dans ces cas, quand l'abaissement n'est pas trop prononcé, elle suffit avec le traitement, sinon il faut y joindre l'action du pessaire. Le pessaire par un autre procédé arrive au même résultat; il pénètre dans le vagin et repousse la matrice directement de bas en haut. Oh! j'entends d'ici les malades se récrier et dire qu'elles n'en veulent entendre parler à aucun prix, qu'il fait plus de mal que de bien. Je suis de leur avis si elles n'ont essayé que ces anneaux de composition rigide et dure, de forme étrange, qui pour se maintenir sont obligés de prendre appui sur les os du bassin et de comprimer par conséquent les muqueuses du vagin et les nerfs, ce qui détermine des irritations, des pertes blanches et des névralgies. Je condamne aussi ces pessaires en boule creuse qu'on gonfle par insufflation et qui pour agir doivent atteindre un trop gros volume. Je me suis arrêté, guidé par l'expérience et par l'avis de mes malades, à une espèce de tube en caoutchouc qui prend appui en bas sur une sorte de bandage en T qui reste à l'extérieur et s'adapte à l'avant et à l'arrière de la ceinture; la tige mobile est surmontée d'un petit champignon qui soutient la matrice; elle est petite, flottante dans le vagin; donc point de pression, aucune gêne pour les organes voisins.

Voilà donc, grâce à cette combinaison des deux appareils qui se complètent mutuellement, la matrice maintenue en repos et sans fatigue; il sera facile dès lors de réparer le mal, de décongestionner la matrice, de résoudre son engorgement, de diminuer son poids, de dissiper l'inflammation des organes voisins; enfin de fortifier, de relever la tonicité des ligaments suspenseurs de manière à ce que, ensuite, ils puissent reprendre leur fonctionnement normal qui consiste à soutenir la matrice, et par conséquent à rendre possible la suppression de la ceinture et du pessaire devenus inutiles.

Pour décongestionner la matrice on se sert de préparations qui varient avec les cas à traiter, selon que les règles sont abondantes ou rares; pour calmer l'inflammation des organes, les revulsifs à l'extérieur, les émollients à l'intérieur, les bains et les injections, etc., produisent un effet très prompt; pour rendre la force aux ligaments, des

toniques spéciaux des muscles lisses sont indiqués;
enfin pour combattre l'anémie et la débilité générale,
des fortifiants combinés avec un régime tonique et
reconstituant ramènent les forces et la santé, et ce
régime tonique doit avoir pour base le Vin Désiles qui
contient des toniques généraux et des fortifiants spéciaux de la fibre musculaire. Il y a bien en outre
des précautions à prendre suivant le cas spécial à
chaque malade; mais ces conseils doivent être de-
mandés au médecin.

Ovaires ; Tumeurs. — Les ovaires sont deux
glandes placées dans le ventre de chaque côté de la
matrice et destinées à la ponte des œufs; c'est leur
congestion chaque mois qui amène celle de la matrice
et la production de l'écoulement menstruel. Ils sont
donc liés d'une manière intime à la matrice et il n'y
a rien d'étonnant à ce que les affections de cette dernière réagissent sur eux. Aussi toutes les femmes atteintes de maladies de matrice se plaignent de pesanteur, de douleur dans les côtés du ventre, et ces
malaises sont dus aux ovaires. Mais ordinairement
la congestion des ovaires cesse avec les causes qui
l'avaient produite, c'est-à-dire avec la maladie de
matrice, et il est rare que les organes soient primitivement malades; ce qu'on y rencontre le plus fréquemment, c'est la présence de kystes qui peuvent
prendre des dimensions énormes au point d'envahir
tout le ventre et de repousser les autres organes, c'est
la présence du cancer qui envahit de proche en proche
les intestins et a sur l'état général la même influence

que les cancers des autres parties du corps. Depuis un certain nombre d'années, depuis surtout la découverte de l'antisepsie, on a réussi à enlever par le bistouri beaucoup de ces tumeurs; cependant l'opération est encore bien grave, mortelle souvent, et surtout sujette à récidive.

Ulcérations; Fongosités; Polypes. — Le col de la matrice est cette portion longue de plusieurs centimètres qui vient faire saillie dans le conduit antérieur; par sa position il est sujet à des tiraillements, à des contusions dans les rapports sexuels par exemple; de plus il baigne continuellement dans la sécrétion vaginale, sorte de liquide acide et irritant; il n'y a donc rien d'étonnant à ce qu'il soit souvent le siège de localisations morbides; mais comme de sa nature il est peu vasculaire et peu sensible, l'irritation n'est pas inflammatoire; elle est plutôt chronique. Ce sont de petites plaies ulcéreuses, de petites fongosités ou élevures molles et violacées qui recouvrent l'orifice du col; ces localisations causent peu de désordres et c'est à peine si la femme se plaint de pesanteur au bas-ventre et aux aines; mais ce qui met sur la trace du mal, c'est d'abord un écoulement filant et albumineux analogue au blanc d'œuf; c'est aussi la douleur que ressent la femme lors d'un coït profond.

A la longue cette irritation du col se propage à tout le corps de la matrice; voilà pourquoi il faut y porter remède dès qu'on en a connaissance. Certainement les cautérisations directes sur le mal avec divers liquides et même avec le fer rouge, réussissent à cica triser ces ulcères ou ces fongosités, mais il ne faut pas les faire à la légère et sans indication précise, car elles pourraient éveiller des inflammations sérieuses de tout l'appareil génital. Je trouve même que les médecins ont tendance à en abuser; il n'est pas jusqu'à l'introduction du spéculum lorsqu'elle est répétée, qui ne soit capable d'amener les mêmes accidents; on ne doit donc y recourir que lorsque les autres symptômes ne suffisent pas à renseigner sur la nature de l'affection. Je préfère à ces procédés les injections médicamenteuses répétées matin et soir, puis l'usage d'ovules également médicamenteux que la femme introduit elle-même en se couchant.

Polypes. — Les polypes sont aussi des fongosités, mais plus friables et plus vasculaires, développées sous forme de tumeur mollasse de volume variable aux parties externe et même interne de la matrice; leurs symptômes sont surtout ceux des complications qui surviennent rapidement du côté de cet organe; un seul caractère leur est particulier, c'est l'écoulement abondant du sang; il est possible dans la plupart des cas d'en obtenir la guérison sans recourir aux procédés chirurgicaux.

. *Traitement.* — Le traitement général est décrit tout au long dans une causerie suivante intitulée : *Médications féminines;* je prie mes lectrices de s'y reporter. Quant au traitement local, en dehors des soins généraux dont j'ai parlé en tête de ce chapitre et qui conviennent à tous les cas, c'est au médecin seul à le prescrire selon les symptômes spéciaux qu'il a observés ou qu'on lui a signalés.

Maladies nerveuses

Les maladies nerveuses sont assez communes chez les femmes pour que, généralisant, on ait appliqué à la femme d'une façon constante la qualification de déséquilibrée, terme qui n'aurait quelque apparence de vérité que si on ajoutait déséquilibrée du système nerveux. Le mode d'éducation des femmes, le genre de vie qu'on leur impose, rendent fatal chez la plupart, surtout chez celles qui habitent les villes, ce déséquilibrement nerveux.

Il faut ajouter cependant que les maladies nerveuses atteignent rarement chez les femmes la gravité, l'intensité qui les rend si terribles, si souvent mortelles pour l'homme et que la maladie nerveuse est plutôt chez elles l'épuisement du fluide nerveux, sa dispersion, son mauvais emploi, l'intoxication du nerf, qu'une lésion du tissu nerveux lui-même.

Les maladies nerveuses de la femme peuvent être divisées en deux grands groupes : les névroses ou maladies appelées mentales et les névralgies.

Les névroses sont aujourd'hui confondues sous le terme neurasthénie. On peut cependant les diviser en plusieurs classes :

1º *La petite hypocondrie* caractérisée par des appréhensions, des craintes, des angoisses; mais le malade est encore accessible au raisonnement.

2º *Les phobies* ou peurs hypocondriaques. — La crainte prend la proportion d'une obsession angoissante, elle s'impose impérieusement; l'objet de la crainte est variable selon les sujets : l'un a peur de la mort, l'autre de la nuit, des espaces, de certains animaux, etc.

3º *La grande hypocondrie.* — Le malade localise le sujet de ses inquiétudes; l'un croit qu'il a une maladie de cœur, l'autre est convaincu qu'il a une maladie grave de l'intestin, un troisième se croit condamné à la phtisie pulmonaire; les hypocondriaques moraux s'imaginent qu'ils vont devenir fous, etc.

4º *Les hypocondriaques délirants* dont le raisonnement n'est pas seulement faux, mais absurde. L'un s'imaginera, par exemple que le cœur est déplacé; l'autre, que telle partie du corps va se détacher, etc...

5º *La mélancolie*, tristesse irrémédiable avec détachement de toute chose : plus d'espoir, plus de désirs, plus d'illusions. La mélancolie retentit d'une façon très sensible sur les fonctions de la digestion et de la circulation; le pouls est faible, la respiration lente, l'inertie musculaire très marquée.

6º *La nervosité.* — Le malade a de l'irritabilité de caractère, des insomnies, des maux de tête, de l'agitation; une jeune fille, par exemple, crie ou rit jusqu'à épuisement sous le plus léger prétexte, etc.

La névrose peut donner lieu à des phénomènes d'ordre physique, consistant principalement en crises subites simulant l'apoplexie et les paralysies des mouvements ou de la sensibilité.

On rencontre également chez les névrosés des mouvements choréiques, des tremblements rythmiques intermittents, des attaques hystériques accompagnées ou non de catalepsie. On observe encore les symptômes simulant les maladies les plus graves de la moelle : trépidation du pied, atrophie des membres inférieurs, troubles vésicaux, tremblement localisé ou généralisé, etc.

Les maux de tête nerveux sont aussi particulièrement intéressants; la fréquence de la céphalalgie est telle que sur 356 névroses, on l'a constatée 300 fois.

La douleur peut se localiser sur le sommet de la tête; elle donne lieu alors de la part du malade aux comparaisons les plus terrifiantes. C'est un charbon ardent qui est en contact avec le crâne, c'est une vrille, une griffe qui fouille sans cesse la cervelle troublée.

Aux céphalalgies nerveuses se rattachent encore les céphalées de croissance chez les enfants de 10 à 18 ans et les céphalées de surmenage. Tous ces maux de tête nerveux ont ce caractère commun qu'ils se calment par le repos et s'exagèrent par des circonstances extérieures, variables suivant les individus : chaleur, parfums, froid, lumière, bruits violents, émotions brusques, chagrins et joies intenses, etc.

La névralgie diffère de la névrose surtout en ce qu'elle a pour caractéristique la douleur; certains auteurs considèrent toute névralgie comme un simple trouble fonctionnel, sans lésion du système nerveux.

La névralgie peut se définir par une douleur qui

siège sur une partie plus ou moins étendue du système nerveux, douleur continue ou intermittente, provoquée par la pression, le froid, le mouvement, et naissant spontanément.

L'âge et le sexe influent sur l'apparition des névralgies; les névralgies, rares chez les vieillards et les enfants, s'observent surtout à l'âge adulte.

Les femmes sont plus sujettes aux névralgies que les hommes; ceux-ci ont surtout des névralgies sciatiques, celles-là des névralgies faciales, intercostales, lombaires et abdominales. Les moindres inflammations de la matrice ou de ses annexes (trompe ou ovaire) provoquent aussi des névralgies, mais alors l'intensité de la douleur n'est nullement en rapport avec le peu de gravité de la lésion.

Les névroses et névralgies ont été bien étudiées de nos jours, elles sont connues dans leurs causes; on s'accorde à penser qu'elles proviennent soit d'épuisement nerveux, soit d'intoxications d'origines diverses : sédentarité, constipation, troubles dans la nutrition; souvent ces deux ordres de causes sont combinées. Contre l'épuisement nerveux, on ordonne le repos prolongé au lit, l'isolement de son milieu ordinaire, l'emploi de substances toniques et reconstituantes : phosphate de chaux, tannin, quinquina, kola; cette dernière substance est un énergique antidéperditeur des forces nerveuses.

Contre les intoxications, on conseille le séjour à la campagne, l'hydrothérapie, les grands bains tièdes, l'usage presque continuel de petite quantité d'iode; l'iode étant le dépurateur par excellence, prévenant et guérissant les constipations, épurant sans produire d'affaiblissement comme le ferait la saignée. (Se reporter pour plus de détails au chapitre suivant : « Médications féminines. »)

L'Obésité

Autant l'embonpoint aide à la beauté en jetant un léger voile de graisse sur les contours trop saillants des os et des muscles, autant il devient disgracieux lorsqu'il dépasse certaines limites; on l'appelle alors obésité. Elle est due à l'hypertrophie du tissu adipeux, tant de celui qui est répandu sous la peau que de celui qui tapisse les mailles de l'épiploon et des autres organes. Elle atteint son plus haut point quand toutes les alvéoles du tissu cellulaire passent à l'état de vésicules graisseuses, jusque entre les muscles et les autres parties qui normalement ne contiennent pas, ou peu de graisse. Celle-ci représente un volume considérable de substances inertes au point de vue physiologique. Dans l'obésité excessive, l'épaisseur de la couche graisseuse peut atteindre 12 à 15 centimètres à l'abdomen. Elle comprime, gêne le fonctionnement des organes et atrophie les muscles, ceux du cœur, du poumon, de la matrice aussi bien que ceux des membres; d'où gêne de la marche, de la circulation, de la respiration, et stérilité.

Toute l'économie est d'ordinaire envahie, aussi bien le tissu interstitiel que le tissu sous-cutané. Les points les plus chargés de graisse sont : le menton,

le cou, le thorax, les seins, le ventre, la région fessière.
On ne prend pas pour des obèses les sujets à dévelop-
ment musculaire considérable et à forte charpente.
Les obèses ne se meuvent qu'avec peine et comme
à regret; les membres et surtout le tronc fléchissent
difficilement; ils ne peuvent se baisser pour se vêtir
et se chausser; la marche, l'ascension les essouffle; au
moindre effort, même au repos, ils ont des transpira-
tions abondantes, ils sont pris d'une somnolence
insurmontable; ils ne peuvent dormir que la tête
haute et leur sommeil est agité.

L'obésité peut être partielle et atteindre exclusivement le ventre, ou les seins, ou les hanches, ou les
fesses ou les cuisses. Les fonctions digestives s'opèrent
bien et sont très actives; la soif est ordinairement très
vive; rarement constipés, les obèses ont des gardes-
robes fréquentes; les urines peu abondantes sont
chargées, colorées et riches en acide urique; elles
contiennent souvent de l'albumine.

Les femmes obèses sont peu réglées et généralement stériles; elles deviennent lourdes, paresseuses,
maussades.

Quand l'obésité est développée, elle est funeste
à l'égal d'une maladie grave par l'inaction qu'elle
impose et les troubles fonctionnels qu'elle entraîne.
Le cœur comprimé par la graisse fonctionne difficilement, d'où palpitations; les poumons sont refoulés
en haut par le diaphragme, l'estomac tiré en bas par
l'épiploon; comme conséquence, on observe des
troubles digestifs et des vomissements.

Les obèses contractent plus facilement les maladies épidémiques, et celles-ci sont plus graves; l'obésité est donc un état sérieux et grave. C'est vers trente et quarante ans que se montre l'obésité; à cet âge, l'activité se modère, l'individu dépense moins. La vie sédentaire des femmes les y prédispose, surtout après l'époque du retour. Les gens de métier, les ouvriers, sont rarement obèses. Les pays humides et froids d'Europe, les tempéraments lymphatiques y prédisposent; mais souvent l'obésité est héréditaire. De toutes les causes occasionnelles, la plus certaine est l'alimentation; les graisses, les fécules, le sucre, sont favorables à l'accroissement du tissu adipeux; l'eau, l'alcool, la bière produisent le même effet.

Un régime composé d'exercices physiques prolongés à condition de se priver de boire ensuite, de repas où la viande entre pour la majeure partie au détriment des aliments gras, féculents ou sucrés, peut amener un ralentissement dans la progression de l'obésité.

Avant de commencer la cure médicamenteuse et diététique de l'obésité, il faut faire analyser ses urines.

Si la quantité d'urée contenue quotidiennement dans l'urine est supérieure à la normale, c'est l'obésité par excès d'urée. Si ce chiffre est au-dessous de la moyenne, c'est l'obésité par défaut d'urée. Dans l'obésité par excès, il faut défendre le régime sec et augmenter plutôt la quantité de liquide ingéré. Dans l'obésité par défaut, il faut restreindre la quantité de boisson, supprimer l'ingestion de liquides pendant les repas et ne boire qu'un peu de vin pur après le dessert. En général, on est porté à combattre l'obésité par le jeûne, qui n'a d'autre effet que d'altérer la santé de l'obèse en l'affaiblissant. On peut donc manger à son appétit, en supprimant seulement de son régime certains aliments, les matières grasses par exemple : beurre, huile, graisse, saindoux, lait, charcuteries, féculents, pain, haricots, lentilles, pommes de terre, pâtisseries, gâteaux, vermicelle, macaroni. Le sucre et les sucreries, les bonbons, le chocolat seront défendus ainsi que certains fruits très mûrs : abricot, pêche, melon, raisins, poire, prune, cerises douces.

La base de la nourriture sera la viande rôtie, saignante et dégraissée : bœuf, veau, mouton; on rejettera la viande de porc. Certains gibiers sont permis, mais non les cailles, les alouettes, les ortolans, les oies, les poulardes.

Parmi les poissons, on rejettera l'anguille, la tanche, les poissons gras; on recommandera les légumes verts : épinards, oseille, salade, cresson, rave, tomates, fruits acides : oranges, grenades, pommes, cerises aigres. Le bouillon dégraissé, le lait écrémé, offrent peu d'inconvénients : œufs de temps en temps. La bière, les liqueurs, l'alcool pur sont sévèrement interdits; comme boisson, eau coupée de vin légèrement iodé, comme le *vin Désiles*; à moins de contre-indication, un verre d'eau et de vin tout au plus à chaque repas.

Le traitement médical de l'obésité diffère suivant le tempérament. Dans le jeune âge, elle est souvent la manifestation de la scrofule et du lymphatisme; il faut alors modifier la constitution par des toniques : quinquina, kola, tannin et des préparations iodées; hydrothérapie et bains sulfureux.

Aux arthritiques et aux goutteux obèses, les alcalins sont utiles. Dans le cas où l'obésité a pour cause l'anémie, la convalescence d'une longue maladie, les hémorragies persistantes, la chlorose, il convient de prescrire : séjour à la campagne, exercice, emploi continu des toniques, des amers, des reconstituants : coca, kola, tannin, iode, phosphate de chaux. (Se reporter à ce propos à notre dernier chapitre : « Médications féminines ».)

Le massage est une partie essentielle du traitement de l'obésité.

Le massage de la figure a été fort discuté, on l'a accusé de durcir la peau et de lui ôter son velouté et sa fraîcheur; le massage de la face doit donc être borné à l'effleurage et au tapotement, tels que nous les avons conseillés au premier chapitre : « Hygiène de la beauté »; cependant, lorsque les tempes sont élargies et trop riches en graisse, on peut les masser légèrement en tournant.

Le double menton se masse en remontant vers le front; on se sert pour ce massage d'une peau de chamois, enduite d'une pommade astringente : vaseline au tannin par exemple, 2 grammes de poudre de tannin pour 40 grammes de vaseline, ou pommade au sulfate d'alumine, 2 grammes de sulfate d'alumine pour 40 grammes de vaseline.

Pour la poitrine, il faut masser énergiquement au-dessus des seins, tantôt avec la main droite, tantôt avec la main gauche.

Le massage de l'abdomen est plus compliqué, il est difficile de le faire soi-même, mais une femme de chambre bien dressée peut parfaitement s'en acquitter. On vide d'abord la vessie, puis on commence par l'effleurage afin de produire le relâchement des muscles abdominaux.

La main de la masseuse doit être chaude et enduite de vaseline ou d'huile d'amandes douces. L'effleurage se fait d'abord avec la pulpe des doigts, autour de l'ombilic, puis la totalité de la paume de la main, en parcourant progressivement tous les points de l'abdomen.

La durée de cet effleurage sera de 2 à 3 minutes, un peu plus chez les personnes qui ne sont pas habituées au massage. On procède ensuite au pétrissage des muscles et on termine par des tapotements. Le massage de l'abdomen doit durer 15 à 20 minutes.

Les personnes ayant l'habitude de prendre un bain quotidien se feront masser après le bain.

Le massage de l'abdomen ne doit pas être fait d'une façon continue; après quelques mois de massage quotidien, il sera bon de procéder par séries de 15 jours, avec interruption d'un mois entre chaque série.

Il est prudent de s'abstenir du massage pendant la période menstruelle et dans les maladies aiguës avec douleurs vives de l'estomac, de l'intestin, de la matrice.

La maigreur, surtout la maigreur avec atrophie des muscles, qui est si accentuée chez certaines vieilles femmes, peut aussi avoir recours au massage qui s'adoucit dans ce cas pour ne plus garder que ses deux procédés agréables : l'effleurage et le tapotement.

L'effleurage est une sorte de frôlement de la peau, avec la main largement enduite de vaseline, ou mieux d'huile; dans le cas de maigreur, il s'exécute avec la pulpe des doigts et des pouces.

Le tapotement ou percussion se fait avec la paume de la main, les doigts étant rapprochés, ou bien avec le bord de la main, bord correspondant au petit doigt, on frappe perpendiculairement et d'un coup sur les organes qu'il s'agit de réveiller de leur torpeur; on peut aussi tapoter avec plusieurs doigts accolés, avec les poings, avec la face dorsale des phalanges, la main étant à demi fléchie, ou enfin avec la main fléchie et excavée en bateau.

Sur les articulations, on se borne à l'effleurage suivi de mouvements peu étendus, puis portés à leur maximum d'intensité.

On doit, en moyenne, consacrer 2 à 3 minutes à l'effleurage; la durée totale de la séance ne peut guère dépasser 15 à 30 minutes.

Mais, pour la maigreur, comme pour l'obésité, le massage ne suffit pas, il faut lutter contre l'atrophie des muscles par l'emploi de la même série médicamenteuse, toniques : kola, tannin, phosphate de chaux; régulateur de la circulation, quinquina ; de la digestion, coca; régénérateur du système artériel, iode, etc.

Pour maigrir

Il est faux de croire qu'on peut se faire maigrir en ne buvant pas à ses repas. C'est plutôt le contraire qui serait la vérité; mais il est une juste mesure en tout qu'il faudrait observer pour ne pas tomber dans des excès toujours nuisibles à la santé.

L'homme, comme tous les animaux du reste, doit restituer à son organisme le liquide qu'il a perdu par les urines et par la sudation, liquide pris à la masse du sang et chargé de principes usés et incompatibles désormais avec la vie. Mais ce liquide, l'organisme le puise en grande partie dans les aliments qui composent ses repas, tels que potages, légumes, fruits, viandes mêmes; l'excédent vient des boissons absorbées pendant les repas ou dans le courant de la journée; en sorte que si on tient compte du lait, du thé, du café, dont toute personne fait en dehors des repas un certain usage, il suffit comme boisson de table d'un verre, deux verres au plus d'eau rougie, de cidre, ou de bière. Si on prenait moins de liquide et si la perte qu'en fait l'organisme n'était pas compensée, la santé générale s'en ressentirait rapidement, et l'organisme protesterait par le sentiment de la soif qui est encore plus pénible et plus impérieux que celui de la faim; ce qui tendrait à prouver que l'organisme souffre davantage du manque de liquide que de la privation des aliments. En effet le manque de liquide gêne immédiatement deux des fonctions les plus indispensables au parfait équilibre de la vie; ce sont d'abord la circulation par suite de la diminution de la masse sanguine, puis la sudation qui est normalement destinée à empêcher le desséchement de la peau et à éliminer par ses pores les déchets organiques qui agissent comme de vrais poisons.

Je disais en commençant que la boisson prise en excès faisait maigrir et qu'au contraire les personnes sobres voyaient le poids de leur corps augmenter ; en voici les preuves tirées d'expérimentations récentes sur les cobayes. On commence par retirer à un de ces animaux les 50 grammes d'eau qui entraient dans sa ration, tout en lui maintenant la même quantité de carottes et de verdure; on constate chaque jour que le poids de l'animal a augmenté; on lui rend son eau avec la même nourriture et le poids augmente encore. L'expérimentateur comprenant qu'il y a un facteur qui lui échappe et supposant que c'est l'eau contenue dans la verdure et les carottes qui faussent le résultat, prescrit au cobaye une nourriture exclusivement composée de son et de pain et aussitôt le poids du corps augmente; enfin il lui rend les carottes et 50 grammes d'eau et le poids baisse et revient à l'état normal. Je sais bien que dans le repas de l'homme il faut tenir compte de la propriété nutritive des liquides absorbés à table (vin, bière, cidre); mais des expériences précédentes il faut toujours conclure : d'abord que la privation du liquide ne fait pas maigrir, ensuite qu'elle peut compromettre la santé si elle est exagérée ou trop longtemps continuée.

Hémorroïdes, Varices, Phlébite

Hémorrhoïdes, varices et phlébite sont des affections du même genre, dues à des dilatations morbides des veines. Ces dilatations sont communes chez les femmes pour trois raisons principales :

1° Le tissu musculaire des veines aux tuniques minces manque de tonicité.

2° Les compressions opérées par certaines parties du costume féminin : compression par le corset, les jarretières, les ceintures, le jupon, etc.

3° Les grossesses, surtout les grossesses répétées qui sont causes indéniables d'hémorrhoïdes, de varices et surtout de phlébite.

Les *hémorroïdes*, dilatations des veines rectales, constituent un malaise qui, s'il persiste, passe vite à l'état de demi-infirmité et par la douleur qu'elles provoquent et par les entraves qu'elles apportent à l'accomplissement régulier des fonctions intestinales.

De plus, les dilatations veineuses rectales donnent souvent lieu à des écoulements spontanés de sang par l'anus, et plus souvent encore à l'apparition de tumeurs veineuses externes ou internes. Les hémorroïdes sont accidentelles ou constitutionnelles. Les hémorroïdes accidentelles reconnaissent pour causes la grossesse et tout ce qui tend à déterminer la congestion de la partie inférieure du rectum : abus de purgatifs irritants, constipation opiniâtre suivie de défécations pénibles avec violents efforts musculaires, position assise prolongée sur des coussins percés qui ne soutiennent pas l'anus, abus des lavements et des suppositoires excitants.

Certains régimes semblent favoriser l'apparition des hémorroïdes : usage excessif des viandes noires, des ragoûts épicés, des boissons chaudes ou stimulantes, café ou thé. La bière et le cidre ont la réputation de provoquer les congestions rectales.

Enfin, il n'est presque personne qui ne puisse devenir hémorroïdaire en mangeant beaucoup, en faisant peu d'exercice et en restant ordinairement assis.

De plus, le tempérament arthritique, ou plus exactement herpétique, est caractérisé avec la calvitie précoce et les éruptions cutanées, par les dilatations veineuses (hémorroïdes et varices). Les hémorroïdes chez les sujets herpétiques se montrent de bonne heure, même dans l'enfance. Un auteur, dans ses statistiques, montre 39 hémorroïdaires âgés de moins de quinze ans, 33 ayant moins de neuf ans, 19 ayant moins de cinq ans, 5 ayant moins d'un an.

Mais c'est à l'âge de quarante-cinq à cinquante ans que se montrent spécialement les hémorroïdes et chez les femmes, à l'âge critique, le flux menstruel cherchant des suppléances par la congestion des veines rectales.

Sans être une maladie grave, les hémorroïdes provoquent un assez grand nombre d'affections locales : crevasses, fissures, fistules, rétrécissements de l'anus; quand les tumeurs veineuses considérables sont chassées au dehors, elles sont étranglées par le froncement de l'ouverture anale, étranglement qui cause aux patients des douleurs intolérables.

Comme malaises généraux causés par les hémorroïdes, on peut citer l'anémie provenant de flux sanguins trop abondants ou trop fréquents, les coliques hémorroïdales d'origine nerveuse, caractérisées par un sentiment de froid, de resserrement spasmodique, avec gêne de la respiration, nausées, vomissements, ballonnement du ventre, sécheresse de la peau, et sensation de refroidissement aux extrémités.

La marche des hémorroïdes est très irrégulière; on n'observe chez quelques personnes qu'un seul accès de plus ou moins longue durée, provenant, par exemple, après une première grossesse, d'un long séjour au lit, un excès de table ou un purgatif irritant; mais, le plus souvent, les crises reviennent de temps en temps et le traitement palliatif consiste à éviter les causes qui les font naître : vie sédentaire, constipation, etc.

En dehors des poussées congestives, les lotions et lavements d'eau froide resserrent les parois veineuses.

Les congestions et flux hémorroïdaires sont atténués par des lotions et lavements chauds de décoctions de plantes narcotiques ou mucilagineuses : décoction de têtes de pavot, de graines de lin, etc.

Si l'inflammation persiste, on a recours aux sangsues qui sont posées, non pas sur les tumeurs, ni sur la marge de l'anus, mais à quatre travers de doigts de cette marge; on laisse couler le sang jusqu'à ce qu'il s'arrête naturellement. Lorsque le bourrelet hémorroïdé congestionnal est sorti et qu'il se trouve étranglé par le sphincter anal occasionnant de vives douleurs, il faut essayer de le faire rentrer en le prenant dans un linge fin largement huilé et en comprimant avec les doigts le paquet veineux pour le repousser dans l'intestin.

Contre les tumeurs hémorroïdales et les fissures à l'anus, on emploie avec succès les pommades à l'ichthyol, 20 pour 100, ou les badigeonnages des tumeurs et fissures une fois par jour, avec une solution de nitrate d'argent à 2 pour 100; ce traitement n'est aucunement douloureux.

Contre les hémorroïdes internes, employer les suppositoires à l'ichthyol ou à l'antipyrine, à raison de 0 gr. 50 de ces substances par suppositoire; badigeonnage à la solution d'ichthyol, 20 grammes d'ichthyol pour 100 grammes d'eau distillée.

Les modes chirurgicaux de guérisons radicales des hémorroïdes ne manquent pas : cautérisations au thermo-cautère, écrasement des tumeurs veineuses, dilatations forcées de l'anus, etc., mais on n'opère que dans les cas graves de fissures à l'anus, d'étranglement de la tumeur hémorroïdale avec menace de gangrène, ou dans le cas d'hémorragies abondantes et répétées; la médication interne qui réussit le mieux est l'emploi quotidien du vin Désiles qui, par les éléments qu'il contient : kola, quinquina, tannin, phosphate de chaux, s'adresse à la fois à toutes les causes provoquant les hémorroïdes ; il régularise la circulation, empêchant les stases sanguines, point de départ des hémorroïdes; il est décongestionnant parce qu'il active le cours du sang; enfin étant le tonique par excellence, il lutte contre l'affaiblissement musculaire des tuniques des veines et l'atrophie des valvules.

Nous pourrions citer un grand nombre d'exemples d'améliorations notables des hémorroïdes, d'éloignement des crises de congestion, par l'emploi prolongé du vin Désiles qui combat aussi la constipation, agent important des congestions hémorroïdaires.

Varices

Les varices, si communes chez les femmes, sont la dilatation morbide des veines du membre inférieur, surtout à sa partie interne. Elles sont, comme les hémorroïdes, accidentelles ou constitutionnelles. La grossesse, la station debout sans mouvement de marche, sont les causes les plus ordinaires des varices accidentelles; les varices constitutionnelles, comme les hémorroïdes, atteignent surtout les herpétiques.

Les varices sont trop connues pour que nous en fassions ici la description. Passant d'abord presque inaperçues, elles envahissent peu à peu tout le membre inférieur, descendant du mollet à la cheville et au pied, remontant à la cuisse et à l'abdomen. C'est alors l'impotence presque complète, tout exercice provoquant la fatigue extrême, la douleur, le gonflement exagéré des veines malades.

Les accidents du côté de la peau sont l'atrophie, les éruptions eczémateuses, les démangeaisons insupportables, les ulcérations, la gangrène, etc.

Du côté des veines elles-mêmes, des maladies plus graves encore peuvent se produire. Pour une cause quelconque, généralement une marche prolongée, la circulation du sang, déjà très difficile dans le membre variqueux, ne peut continuer à s'effectuer; il se forme un caillot sanguin dans une veine du mollet; il apparaît des accidents de phlébite (voir plus loin), qui forcent à un repos prolongé et complet.

On distingue dans les varices, selon la position des veines malades, les varices internes et les varices externes.

Les varices internes, dilatation des veines profondes, invisibles quand elles ne sont pas compliquées de varices externes, se trahissent par de la lourdeur des jambes, par des douleurs assez vives pour rendre impossible la marche, douleurs qui se calment dans la position horizontale.

Mais les varices internes ou externes sont dénoncées à leur début par la *varicosité*. Les veinules sous-cutanées, engorgées, forment sous la peau un lacis bleuâtre ou violacé; les bourrelets variqueux ne tardent pas à apparaître au-dessous du genou, à la partie interne de la jambe; ils s'affaissent d'abord pendant la nuit et dans la position couchée, pour devenir plus tard permanents.

Traitement des varices. — Par l'incommodité qu'elles causent dans l'usage des membres, par les dangers constants dont elles menacent (ulcères variqueux, phlébites, hémorragies, érysipèles, phlegmons) les personnes qui en sont affligées, les varices demandent à être surveillées avec la plus grande vigilance.

Le traitement est interne et externe. Comme traitement interne, je conseille de prendre pendant une

dizaine de jours par mois la teinture d'hamamelis vir-
ginica, — dix gouttes matin et soir dans un demi-verre
d'eau sucrée. — Mais les femmes ne doivent jamais
faire usage de cette préparation au moment des indis-
positions menstruelles. Il est de la plus haute importance d'éviter la constipation.

Comme traitement externe des varices, le massage
est un excellent moyen à employer, mais il doit être
pratiqué par des mains bien exercées. Il consiste,
pour les varices superficielles, en effleurage et friction,
et en pétrissage pour les varices profondes. Ces diverses manipulations devront être faites avec lenteur,
douceur et légèreté, en suivant exactement la direction
du courant des vaisseaux sanguins pour chasser le
sang des extrémités vers la base. Pour les varices
légères, la compression n'est pas indispensable, et on
peut se contenter de bander les jambes avec le crêpe
de Velpeau; pour les varices volumineuses, il est
de toute nécessité de recourir à une jambière spéciale; mais au bas élastique qui se détend et cesse
rapidement d'exercer la compression primitive, je
préfère le bas en coutil lacé, car il a l'avantage de
maintenir toujours une égale pression, celle-ci étant
faite par un lacet qu'on serre à volonté. La seule
précaution à prendre est de placer les œillets du bas à
la partie opposée aux varices. Il est important de ne
pas entraver la circulation par le port d'effets trop
serrés, des jarretières principalement. On évitera
autant que possible de prolonger la station debout;
étant assis, il est préférable d'étendre un peu les
jambes; la marche modérée et certains exercices de

gymnastique médicale sont à conseiller; ils ont pour but de combattre la stase veineuse par les contractions musculaires.

A l'Académie de médecine, le professeur Lucas Championnière a exposé sa méthode de traitement par la marche modérée puis accélérée; mais si la marche est généralement bien supportée par les sujets dont les varices ne sont pas enflammées, il n'en est plus de même chez ceux qui ont eu autrefois des phlébites; elle ramène de l'œdème et des douleurs dans les membres; dans les cas de phlébite récente, l'immobilité doit être absolue et prolongée. Si, au contraire, la phlébite est ancienne, ayant laissé de l'œdème, les bains chauds offrent plus de sécurité que le mouvement et les massages, qui peuvent réveiller une inflammation latente et causer des accidents graves, tels que l'embolie.

La Phlébite

La phlébite est la coagulation spontanée du sang qui se fait dans une veine enflammée et dilatée, c'est une maladie dangereuse parce que le caillot sanguin se détachant peut être charrié par le torrent circulatoire et provoquer dans les poumons ou dans le cœur un accident mortel nommé embolie, qui détermine souvent la mort subite.

La phlébite se produit à la suite de maladies graves, d'opération et plus généralement de couches.

Du cinquième au quinzième jour après la délivrance apparaît, sur le membre inférieur principalement, un cordon dur, douloureux; une traînée rouge indique le siège de la souffrance et le trajet de la veine oblitérée sur une partie de son parcours.

Il se produit en même temps de l'engourdissement du membre inférieur qui est lourd et présente sur sa totalité un œdème blanc, douloureux; les mouvements du genou sont eux-mêmes difficiles. Sous l'influence du traitement approprié : repos absolu, compression au moyen de bandages serrés sur une couche épaisse d'ouate, les phénomènes œdème et douleur s'amendent après une durée de trois semaines environ. Mais la plupart du temps, la guérison n'est qu'apparente, l'empâtement du membre persiste ou se reproduit sous l'influence de la moindre fatigue. Les varices compliquent encore la situation fâcheuse et augmentent les malaises endurés.

Que faire? Suivre, en outre du traitement local, un traitement interne qui doit être identique dans les deux cas de phlébite et de varices.

Activer la circulation par la kola, la régulariser par le quinquina, empêcher les stases sanguines et aider à la réparation des tuniques des vaisseaux sanguins par l'iode, fortifier les fibres des parois musculaires et prévenir l'atrophie des valvules veineuses par le phosphate de chaux, prévenir ou combattre l'anémie par le vin Désiles. L'emploi prolongé du régime compensateur répond d'une façon merveilleuse à toutes ces indications.

Se reporter à ce propos à ce que nous avons dit précédemment au sujet des hémorroïdes.

MÉDICATIONS FÉMININES

Arrivés au dernier chapitre de la première partie
de ce travail, tout particulièrement destinée aux
femmes, écrit pour elles, nous voudrions, en quelques
pages, résumer ce que nous avons dit précédemment;
ce sera notre mot de la fin.

Les quelques critiques qui vont suivre ne blesseront
aucune de mes lectrices; je l'espère, sans en être sûr.
On a beaucoup injurié les femmes, on les a idéalisées
ou rabaissées, mais on ne leur a jamais fait l'aumône
de la vérité; on ne leur a jamais dit ce qu'elles sont,
ce qu'elles devraient et pourraient être. Si la femme
n'a aucune influence dans la société, c'est qu'on la
regarde comme un être déréglé, incapable de réflexion,
d'attention, d'efforts patients pour atteindre un but,
de raisonnement suivi même. Si elle est ainsi, et en effet
beaucoup de femmes jeunes, mûres ou vieilles sont
ainsi, c'est qu'elle est constamment sous l'influence
d'un état nerveux maladif qui pervertit toutes ses
qualités, c'est qu'elle ne sait pas s'y prendre pour être
et se garder en bonne santé, pour diriger sa force nerveuse qui pourrait lui faire conquérir le monde, non
pas au sens passionnel, mais au sens intellectuel, scientifique du mot. Si la femme ne sait pas tirer parti des

immenses ressources organiques qui lui sont données, c'est un peu sa faute, c'est beaucoup celle des médecins.

Les femmes, en général, ignorent comment s'y prendre pour se garder en bonne santé, parce qu'elles ne se *connaissent pas*. Elles ne semblent pas se douter que la santé pour elles, c'est la bonne utilisation des forces nerveuses. Il ne faut pas gaspiller son stock d'énergie, car, lorsqu'il se trouve épuisé, il est difficile de le renouveler. Comme dans un ménage bien ordonné, lorsque tous les organes sont bien équilibrés et que la somme d'énergie à dépenser est suffisante, c'est la santé parfaite. C'est aussi la joie de vivre, de réfléchir, de travailler, d'exercer tous les sens : de voir, de sentir, d'entendre; tout cela combiné rend mieux que bien portant, c'est-à-dire bon et sociable : une femme est aimable, toutes choses égales d'ailleurs, en proportion de sa santé.

Il serait indispensable que les femmes eussent, en ce qui regarde leur tempérament spécial, des notions exactes d'hygiène et de physiologie. Il n'en est rien, elles sont élevées tellement en dehors de la nature, qu'elles ne peuvent même plus comprendre cette règle essentielle de l'hygiène courante : *il faut écouter la sensation*, la vraie, non pas ses désirs, ses caprices, ses convoitises; et cette sensation véritable ne jamais la contrarier. Il a été donné à l'homme, comme à tous les animaux, des sensations internes et externes qui les avertissent de la nécessité, soit d'exécuter les actes, soit de se procurer les choses indispensables à l'entretien de la vie.

Les sensations de besoin sont particulièrement

utiles parce qu'elles sont les sentinelles chargées de nous donner des avertissements dont on ne néglige jamais, sans inconvénient pour l'organisme, les salutaires indications.

A la fonction de la digestion, par exemple, se rattache le besoin des aliments solides, désigné sous le nom de faim, le besoin des liquides qui constitue la soif, le besoin d'élimination qui se fait sentir dans la vessie et dans la partie inférieure de l'intestin.

Dans l'état de santé normale, il est évident qu'on doit obéir à ces besoins, sous peine de souffrir et de tomber malade. Dans l'état de maladie, il ne saurait en être autrement. Si la faim ne se montre pas et fait place au dégoût pour les aliments, il ne s'agit pas de réveiller artificiellement le besoin qui manque, il faut tout simplement observer la diète. La soif se manifeste-t-elle très vive, usez sans crainte d'eau fraîche et pure. Si votre malaise n'est pas de nature à vous ôter l'appétit, mangez, ne résistez pas à la faim. Mais il faut que la sensation se manifeste clairement et qu'on soit sûr de ne pas obéir au caprice, à l'habitude de faire un acte. Ne dites pas, il me semble que je mangerais bien, sachez indubitablement si vous avez ou vous n'avez pas faim.

C'est encore une autre sensation qui se manifeste dans l'appareil locomoteur et qui produit les besoins de mouvement ou de repos; on peut juger de l'intensité du besoin qui nous porte au mouvement par l'ennui, le malaise qu'apporte avec elle la sédentarité forcée; l'obstacle apporté à ce besoin détermine quelquefois une atteinte irrémédiable à la santé.

Le besoin de repos n'est pas moins impérieux et ne cause pas moins de désordres dans l'organisme si on lui résiste.

Le moyen de discerner si on a besoin de mouvement ou de repos, c'est tout simplement d'écouter la sensation éprouvée. Vous sentez-vous brisé, courbaturé; avez-vous de la répugnance pour toute espèce de mouvement? Gardez le repos, c'est, dans une infinité de cas, le plus efficace moyen de guérison. Sentez-vous au contraire, pendant votre maladie, le besoin d'exercice, que le mal réside à la tête, à l'estomac, à la gorge, prenez de l'exercice; il amènera de l'amélioration dans votre état.

Malheureusement, la femme par son éducation est habituée à désobéir aux sensations, plutôt qu'à leur obéir. Regardant comme un point d'honneur de se vaincre elle-même sous le rapport du sexe, elle transporte dans tous les organes, dans toutes les fonctions, cette manie de résistance aux besoins naturels. Elle ne doit pas boire à sa soif, manger à sa faim. Il lui faut résister, alors qu'elle est dans le monde, aux besoins d'élimination les plus essentiels.

Les besoins qu'elle ne peut vaincre précisément, elle les trompe, elle les satisfait à faux. A-t-elle besoin de repos, elle prendra un ouvrage à l'aiguille ou un livre. A-t-elle besoin de manger, elle grignotera à la hâte un gâteau; contre sa soif, elle prendra un verre de lait; le lait est un aliment, non une boisson. A-t-elle besoin d'exercice, elle éteindra ce besoin par l'emploi de parfums violents et stupéfiants.

Sent-elle de l'épuisement nerveux, elle a recours

aux infusions ou liqueurs de plantes aromatiques :
sauge, mélilot, pimprenelle, etc., qui contiennent des
essences convulsivantes des plus dangereuses.

Que la femme se connaisse enfin; en outre des besoins communs à l'humanité tout entière, elle a des
besoins spéciaux nécessités par le type auquel elle
appartient, le type nerveux, et l'on pourrait ajouter à
ce propos que sous ce rapport il est beaucoup d'hommes, principalement parmi les intellectuels et les cita-
dins, qui sont femmes.

La femme a besoin de repas fréquents; le five o'clock
a été sous ce rapport une invention de génie; la mode,
une fois, s'est montrée sage; mais le premier repas, le
premier déjeuner, n'est pas bien compris; il doit être
le plus agréable des repas du jour et admettre dans son
menu ce que votre fantaisie vous suggère, car pendant
huit à dix heures l'estomac est resté vide et la force
nerveuse est tellement épuisée, que beaucoup de
femmes se demandent chaque matin *si elles auront la
force de se lever.* Faites, mesdames, assises sur votre
lit, un bon repas, reposez-vous une demi-heure et
vous sortirez du lit fraîches, vaillantes, heureuses de
vivre.

Après le besoin de manger souvent, le besoin de
repos est un des plus impérieux de l'organisme féminin. S'il est possible de couper la journée par deux
siestes, d'une demi-heure chacune, bien des maux de
tête, des sensations de vide cérébral disparaîtront
d'elles-mêmes.

Enfin, toute personne nerveuse, et la femme possède le type nerveux dans toute sa pureté, a besoin,

même à l'état normal, de l'emploi quotidien, à petites doses, d'une série de médicaments stimulants, régénérateurs, régulateurs de la force nerveuse et de substances dépuratrices, afin de lutter contre l'inertie des organes d'épuration, les intestins, et contre l'obésité.

Nous avons dit que les stimulants ordinairement employés par les femmes, sous forme d'infusions ou de liqueurs, sont la sauge, l'anis, la coriandre, l'angélique, le thym; le curaçao, l'anisette, la chartreuse sont dites liqueurs de dame; or, d'après les derniers travaux physiologiques, toutes ces plantes aromatiques contiennent des essences convulsivantes des plus dangereuses, dont l'usage fréquent donne des tics, des maladies nerveuses, des convulsions, des paralysies, etc.

Comme stimulants, la femme doit accepter deux substances : la kola, le phosphate de chaux. La kola, depuis longtemps employée dans les régions tropicales, où les forces nerveuses s'épuisent si vite, est par excellence le régénérateur et le régulateur du fluide nerveux, ce qui s'explique par sa composition et les effets produits sur l'organisme par ses principes constituants.

La kola contient de la caféine et du rouge de kola.

La caféine, selon MM. Huchard et Dujardin-Beaumetz qui ont contribué à faire admettre cette substance en thérapeutique, régularise et renforce les battements du cœur, combat la dépression musculaire, est un reconstituant général et, en même temps qu'un tonique du cœur, un tonique du système nerveux central, au point de vue des fonctions organiques et des fonctions intellectuelles.

Le rouge de kola, tonique et diurétique, est conseillé dans la neurasthénie, l'anémie, la convalescence, les grossesses répétées, l'allaitement prolongé, etc.; il tient enfin le premier rang, associé naturellement à la caféine dans la noix de kola, pour le traitement de la faiblesse, de la débilité, de la vieillesse. En outre, la kola peut être employée indéfiniment, car, étant diurétique, elle s'élimine par les reins aussitôt son effet produit et ne s'accumule pas dans l'organisme comme les autres stimulants, l'alcool par exemple.

Le phosphate de chaux est non moins utile aux femmes que la kola; c'est lui qui alimente, pour ainsi dire, la force nerveuse. On l'a dit : pas de pensée sans phosphore!

De plus, le phosphore est l'élément primordial de tous nos tissus; il est indispensable à l'entretien des os, du muscle, de la substance nerveuse; il réussit là où le fer a échoué, à donner aux anémiques et aux chlorotiques la coloration rosée, les chairs fermes, l'activité perdue.

Comme régulateur de la force nerveuse, il n'en est pas de meilleur que le quinquina, car c'est en régularisant la circulation sanguine, en éteignant ce mouvement fébrile constant qui fatigue, amaigrit et vieillit prématurément tant de femmes, que le quinquina agit immédiatement sur le système nerveux!

Enfin, comme substance dépuratrice, conseillons l'iode, qui lutte contre l'atonie musculaire de l'intestin, guérit la constipation, prévient l'obésité, le durcissement des artères qui fait la vieillesse. Quand l'iode est uni au tannin, il n'y a pas à craindre les phénomènes d'intoxication connus sous le nom d'iodisme. Ainsi kola, quinquina, phosphate de chaux, iode, tannin, telles sont les substances nécessaires à la femme si elle veut rester bien portante, être gardée de l'anémie, des misères nerveuses, être vigoureuse, être à l'abri de l'obésité meurtrière de sa beauté. A ces substances essentielles, joignons l'usage de la coca, substance qui, sans entraver en rien l'acte digestif, excite l'appétit et permet à l'estomac le plus languissant, le plus délicat, de digérer sans douleur.

Grâce à la coca, plus de lourdeurs, de ballonnements, de gaz après les repas, plus de digestions si pénibles qu'on se prive même de manger pour les rendre plus faciles et moins lentes.

Tous ces médicaments : kola, coca, iode, quinquina, phosphate de chaux peuvent être, doivent même être pris à faible dose, quand on veut obtenir une action tonique persistante, une réparation intime des forces.

Non seulement il est à recommander d'employer des doses faibles, mais ces doses devront encore être fractionnées; une même quantité de ces médicaments une seule fois ne se répartirait pas également dans l'économie sur toutes les parties du jour et ne suffirait pas à rendre facile le travail quotidien vital.

Mais la difficulté du traitement s'augmente encore: il faut employer de petites doses et des doses fractionnées d'iode, de kola, de coca, de phosphate de chaux, de tannin, etc. La multiplicité des médicaments, leur dosage exact, leur fractionnement nécessaire rendraient aux plus patientes la médication impossible, si les éléments : coca, kola, etc., ne se trouvaient réunis, exactement dosés, dans une préparation universellement connue et appréciée, le *vin Désiles*.

. Le *vin Désiles*, à la dose de deux à trois verres à Bordeaux par jour, suffit à toutes les indications, maintient chez la femme un bon équilibre nerveux, prévient l'obésité, guérit la constipation, facilite la digestion, régularise les battements du cœur, entretient la force musculaire, éloigne le sentiment de fatigue.

Pour obtenir le fractionnement, on peut opérer ainsi :

Le matin, après le premier repas, qui doit être, nous l'avons dit, assez copieux, un verre à Bordeaux de vin Désiles.

Au lunch de cinq heures, même dose, qui sera, si on le désire, mélangée à une tasse de thé; il sera pur ou additionné d'eau gazeuse ou minérale pour étancher la soif.

. Troisième verre, si on le veut, au moment du coucher.

On peut remplacer le verre de vin du lunch par la préparation suivante : Vous battez 30 jaunes d'œufs avec un demi-litre de rhum (le mélange, bien bouché, se conserve longtemps), vous jetez une cuillerée à café de ce mélange dans un verre à liqueur de Désiline. La Désiline contient les mêmes substances que le vin Désiles.

Nous avons dit plus haut que si la santé de la femme était aussi chancelante, si son hygiène, ses médications étaient pour ainsi dire à rebours de son tempérament, c'était sa faute et celle des médecins.

La femme ne se connaît pas elle-même, le médecin souvent ne la connaît pas davantage. Homme, au point de vue médical, il traite la femme en homme et la soigne comme il soignerait une personne de son sexe à lui. Il veut lui donner du muscle, du sang, mettant en pratique cet aphorisme, déjà discutable chez l'homme : *le sang est le régulateur des nerfs*, tandis que, bien évidemment, *les nerfs sont les régulateurs de la circulation*, resserrant ou dilatant à leur gré les vaisseaux sanguins.

Quels sont les médicaments que les médecins ordonnent le plus volontiers aux femmes faibles, anémiques, chlorotiques, nerveuses, épuisées : le fer et la strychnine, médicaments qui conviennent surtout à l'homme, parce qu'ils s'adressent exclusivement au sang, aux muscles et aux nerfs qui commandent les muscles.

Ce qu'il faut à la femme dans ses anémies et ses chloroses, c'est de la kola; dans ses troubles du cœur : intermittence, palpitations, angoisse, oppression, de la kola encore; comme reconstituant général à la suite de maladies, de grossesses, d'allaitement, de fatigues prolongées quelconques, ordonner du phosphate de chaux... Dans les douleurs musculaires et les névralgies, prendre du quiquina; contre l'obésité, contre la constipation, employer l'iode.

Il importe, mesdames, que vous convertissiez votre médecin et que vous obteniez de lui de vous traiter comme une femme, et non comme un homme. Il ne faut pas que dans vos médications, vos modes, vos costumes vous imitiez l'homme, pauvre modèle en somme. Soyez *vous*, imposez-vous au médecin, ne rougissez plus de votre sexe. En réalité, si le sexe dans l'individu est une incidence, qui n'influe pas sur sa valeur intellectuelle et morale, on peut affirmer qu'au point de vue très particulier de la sexualité, c'est le sexe féminin qui est le plus *noble*, car c'est lui qui, si nous considérons l'*espèce*, a le plus d'importance, le plus de charges, le plus de devoirs.

LE VIN

Comme médicament et véhicule
des substances médicamenteuses

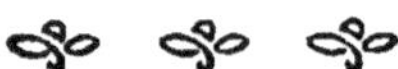

Des sectaires, il en est partout, en médecine
comme en politique et en philosophie, voulant combattre l'abus de l'alcool, ont aussi guerroyé contre
le vin. Peine inutile! De tout temps, le vin a été
recommandé comme l'une des plus précieuses ressources dont l'hygiène dispose et sa réputation s'appuie sur les plus sérieuses autorités.

Le vin est une synthèse des influences astrales
et terrestres : soleil, lumière, rosée, sol fécondant;
tout cela est réuni pour produire le bon vin qui en
condense les trésors afin de les restituer à l'homme sous
forme de bonne humeur et de santé.

Hippocrate, le père de la médecine, a dit : « Le vin
est chose merveilleusement appropriée à l'homme,
si, en santé comme en maladie, il est donné avec *à-
propos et juste mesure,* suivant la constitution individuelle ».

Sydenham a cité dans son ouvrage sur la goutte ce
vieil adage, qui fera hésiter bien des goutteux entre
les deux partis, boire ou ne pas boire de vin. « Si

vous buvez du vin, vous prenez la goutte, si vous ne prenez pas de vin, la goutte vous prend ».

Liebig, l'éminent chimiste, a dit aussi : « Le vin n'est surpassé par aucun produit naturel ou factice, comme moyen de réconfortation, quand les forces de la vie sont épuisées. Il anime et ravive les esprits aux jours de tristesse. Il corrige et compense les effets des perturbations de l'économie, à laquelle il sert même de préservatif contre les troubles passagers causés par la nature inorganique ».

Un mot de Gluck :

Le compositeur, adorait l'argent et la bonne chère.

Un jour, dans un salon, on lui demanda ce qu'il aimait le plus au monde.

— Trois choses, répondit-il : l'argent, le vin et la gloire.

On se récrie.

— Comment! Pour vous, la gloire vient après l'argent et le vin? Vous n'êtes pas sincère.

— Je suis on ne peut plus sincère, riposta Gluck, et voici pourquoi : avec de l'argent je m'achète du vin, le vin réveille mon génie, et mon génie m'apporte la gloire.

Le Dr Treille, sénateur de l'Algérie, disait dernièrement dans un dîner où tous les convives étaient médecins :

« J'ai souvenance d'une certaine discussion qui eut lieu à la Société Médicale des Praticiens. Nous y avons traité des alcools, de l'absinthe, des apéritifs, de tous ces poisons épouvantables qui, d'après les hygiénistes officiels, devraient faire disparaître les humains en quelques années seulement. Nous n'en avons parlé qu'avec mesure et sans exagération. Il faut croire, en effet, que ces breuvages ne sont pas aussi nocifs qu'on veut bien le dire, puisque, comme j'en faisais l'aveu aux Praticiens, j'ai commencé à en boire il y a quelque quarante ans et j'en bois encore à l'occasion, sagement et modérément du reste. »

Je crois que mieux que les statistiques des savants, mieux que le raisonnement basé sur l'effet de l'alcool chez les animaux, le ridicule tuera cette monomanie moderne qui, confondant la falsification avec le produit naturel, veut prohiber l'usage du vin et des liqueurs au nom de l'hygiène et de la santé publique. Aussi je ne résiste pas au plaisir de vous faire partager mon admiration pour un article concernant le vin, paru dans les *Annales politiques et littéraires*, et qui sous une forme humoristique orne la vérité sans l'altérer. Il fait la leçon aux savants, aux médecins, et au bon public qui les croit sur parole.

Les vins de table

« Jetez les yeux sur une table, un soir de grand dîner : qu'y voyez-vous? Cinq verres devant chaque convive, et ces cinq verres, presque aussi vides que des sonnets à symboles. A peine, au centre de la table, boit-on quelque peu. Ce sont les vieillards qu'on place là, et les vieillards, paraît-il, ne connaissent pas encore les méfaits du bon vin; il n'y a que les jeunes gens qui les aient éprouvés. Aussi au bout de la table, les cinq verres sont-ils généralement vierges. Les tendres bordeaux y sont repoussés avec ensemble; les virils bourgognes n'arrivent pas à forcer la consigne. Elle est de boire de l'eau filtrée, la consigne; un demi-verre d'eau filtrée, à neuf heures et demie — le verre entier ferait engraisser, et l'on sait que nos couturières s'accordent à prendre le manche à balai pour le prototype de la beauté moderne; — deux doigts de champagne, à la rigueur, peuvent être bus avant de quitter la table, parce que cela mousse et s'évapore entre les lèvres avant d'arriver à l'estomac.

Mais ne plus boire de café, ni surtout de liqueurs; les liqueurs, c'est bon pour le peuple, comme la tragédie. Un estomac vraiment élégant n'en accepte point.

Et voilà tout le moral d'une nation qui est en train de changer à cause de la médecine nouvelle. On lit dans la Bible : « Le vin a été créé dès le commencement, pour être la joie de l'homme ». Il faut croire que l'homme n'a plus besoin de joie, cela aussi a cessé d'être de mode. On lit encore dans la Bible, au livre de la Genèse :

« Ses yeux sont plus beaux que le vin! »

Quelque membre d'un prochain congrès antialcoolique va peut-être nous imposer cette variante :

« Ses yeux sont plus beaux que le coco! »

Ainsi s'expliquera l'expression : « Coco bel-œil » dont il était difficile, jusqu'à présent, de trouver l'origine dans les textes sacrés.

Certes, l'antialcoolisme a du bon. La plupart des

boissons dont la petite bourgeoisie et le peuple se désaltèrent à présent, ces amers, ces absinthes, ces prétendus apéritifs qui couperaient l'appétit d'un tigre à jeun, ces prétendus stimulants dont quelques lampées auraient fait tomber la massue des mains d'Hercule, tout cela, c'est bel et bien du poison que des Procustes, déguisés en distillateurs, servent à l'innocent public, et dont l'Etat est obligé de favoriser la vente pour assurer l'équilibre de son titubant budget. Contre ces alcools-là, contre ces breuvages abominables, ces vins à bouquet de vitriol, ces tord-boyaux à noms hygiéniques, les congrès peuvent guerroyer tant qu'il leur plaira, au besoin nous leur fournirons des lances.

Mais le discrédit qu'on jette sur les mauvais alcools rejaillit, malheureusement, sur les bons; et par crainte de boire des vins sophistiqués, on délaisse les vins naturels. Or, le « jus de la treille » comme disaient nos pères, le bon vin de France qui a fait jusqu'ici notre gaieté, notre esprit, notre force peut-être, celui-là, il faut le crier bien haut, est hygiénique aussi, quoi qu'en pensent les jeunes docteurs. Il n'a jamais fait sérieusement de mal à personne, et le simple bon sens devrait nous dire qu'un estomac français a moins à craindre de ce produit du sol français que de ces boissons exotiques dont une mode ridicule veut nous imposer l'usage.

Ayons donc autant de confiance dans le raisin qui mûrit à côté de nous que dans le houblon ou le thé qui mûrissent chez nos rivaux.

Et que les médecins ne disent pas qu'ils sont

guidés par le souci de la santé publique, en déconseil-
lant le vin à leurs clients! Ce sont eux, les médecins,
qui mirent surtout les alcools à la mode. On sait qu'ils
nous recommandaient, jadis, de nous griser au moins
une fois par mois. Pendant une bonne partie du
moyen âge, l'eau-de-vie fut la panacée universelle;
on n'en vendait que chez les pharmaciens. Arnaud de
Villeneuve, l'un des princes de la médecine du
treizième siècle, assurait que l'eau-de-vin devrait
s'appeler eau-de-vie, — il fut prophète sans le savoir
— parce que cette eau-de-vin «. fait réellement vivre
plus longtemps, dissipe les humeurs superflues, ranime le cœur et conserve la jeunesse ». Elle guérissait
alors la colique, l'hydropisie, la paralysie, la fièvre
quarte, la pierre, et généralement toutes les maladies dont l'humanité se voyait affligée. Comment se
fait-il que, maintenant, elle les donne?

A ceux qui ne pouvaient se payer de l'eau-de-vie,
les médecins ordonnaient du vin à haute dose. L'hygiène de ces temps-là consistait à mettre du vin dans
les sauces, dans les fruits, voire dans les potages.
La soupe au vin a encore ses fanatiques, dans certaines parties du Midi. On peut lire, dans un ouvrage
très curieux, la *Vie privée des Français* par Le Grand
d'Aussy, que messire Du Guesclin, avant d'aller
combattre les Anglais, avala trois soupes au vin
en l'honneur des trois personnes de la Sainte-Trinité.

Nous aimons croire qu'il leur flanqua une autre
tripotée que s'il avait avalé trois cachets d'antipyrine.

Buvons donc du vin, par Bacchus! et narguons les

hygiénistes du jour, jusqu'à ce qu'il soit bien démontré que leur hygiène est préférable à celle d'autrefois. Buvons du bordeaux et du bourgogne, et du champagne! Buvons l'artois cher à Henri IV, et le cante-perdrix, ce cru oublié qui fit chanter tout le quinzième siècle, et les vingt-deux vins différents que Philippe-Auguste aimait voir sur son dressoir. Savourons le suc de nos beaux raisins de France tant que le soleil ami aura la force de les mûrir. Nos chevaliers bardés de fer et de bronze avaient généralement, à l'arçon de leur selle, une outre de vin pendue. S'ils n'y avaient eu que du soda-water, je doute qu'ils .eussent conquis l'Angleterre, Constantinople et les lieux Saints.

Les buveurs d'eau ont mauvaise réputation, dans le peuple, l'histoire prouve qu'elle est quelquefois justifiée.

Ainsi, deux monarques, seulement, voulurent prohiber la culture de la vigne dans notre pays de vignes. Ce furent l'empereur Domitien, un tyran odieux, et le roi Charles IX, qui laissa faire la Saint-Barthélemy.

Ces exemples devraient donner à réfléchir aux docteurs d'outre-Manche et d'outre-Rhin.

Nous sommes sans rancune, heureusement. Et, tandis que les professeurs d'hygiène, saturés de breuvages aussi stérilisés que stérilisants, diront du mal de notre boisson nationale, nous nous vengerons tranquillement, à la française, en buvant une petite bouteille à leur santé. »

Jean RAMEAU.

Mais quels sont les malades auxquels il faut conseiller l'usage du vin, et quel genre de vin faut-il préférer à tel autre?

Le vin est utile à tous les débiles, aux convalescents chez lesquels l'alimentation doit être donnée fréquemment à petites doses, aux personnes chez qui la réaction vitale, déterminée par le mouvement et l'exercice musculaire insuffisants, a besoin d'être provoquée par l'ingestion d'un cordial (presque toutes les femmes rentrent dans cette classe d'individus à réaction vitale lente), aux goutteux, aux rhumatisants affaiblis par de longues souffrances, atteints enfin d'anémie goutteuse.

Quel genre de vin faut-il préférer?

Buvez du bon vin, n'est pas une indication précise. Les grands vins de la Bourgogne, du Bordelais, des côtes du Rhône, consommés purs et dépouillés par l'âge du bitartrate de potasse qu'ils contenaient en leur jeune âge, sont de bons vins; ils doivent être cependant déconseillés surtout aux goutteux, comme déterminant souvent l'apparition de la gravelle, cette sœur de la goutte.

Les vins qui conviennent le mieux sont les vins *jeunes*, riches en *tannin*, le tannin réveillant les fonctions de l'appareil digestif languissant, et riches en *alcool*, non pas d'alcool additionné, mais d'alcool qui se forme naturellement dans le corps du liquide par la fermentation vineuse.

Ce vin jeune, véritable élixir de vie, est un véhicule de premier ordre pour les médicaments qui s'y dissolvent aisément et se font tolérer sous cette forme par les estomacs les plus délicats.

C'est ce vin blanc, doré, qui semble retenir encore les rayons du soleil qui ont mûri les raisins dans les vignes, qui forme la base du *Vin Désiles;* il laisse encore ajouter des parfums nouveaux à son parfum naturel, par les substances végétales pour la plupart qui entrent dans la formule Désiles : coca, kola, quinquina, cacao, tannin; l'iode même, admirablement dosé, ajoute à cette gamme de saveurs une note originale qui charme le goût. Il n'y a dans ce vin ni extraits, ni essences; il est le résultat de la macération des plantes ci-dessus dont les valeurs comme toniques et réparatrices des pertes de l'organisme a été établie par la science et par l'usage qu'en font les peuples chez lesquels elles poussent.

On peut affirmer que le vin Désiles, le plus efficace au point de vue médicamenteux des vins pharmaceutiques, est aussi le plus exquis; il serait le meilleur des vins de liqueur, s'il n'était le plus merveilleux des remèdes; il convient à tous les malades et sait plaire à tous les palais; il est agréable et utile, deux adjectifs qui s'accolent rarement ensemble au même substantif, surtout en médecine et en pharmacopée.

CONCLUSION
THÉRAPEUTIQUE

Faites attention qu'en recommandant l'usage régulier du Vin Désiles, il n'entre pas dans ma pensée d'en faire une médication. C'est au contraire son avantage d'être à tous les moments un adjuvant nécessaire, un auxiliaire auquel on a recours et dont l'action bienfaitrice ne fait jamais défaut.

L'expérience a montré, en effet, que le Vin Désiles est capable de maintenir dans le tempérament spécial de la femme, et aussi chez l'homme, lorsque, par suite de fatigues, de surmenage, d'émotions, de privations, le système nerveux ayant pris le dessus, l'équilibre vital est troublé, de maintenir, dis-je, et même de ramener à son maximum le taux normal d'énergie qui entretient le bon fonctionnement de tous les organes, et, par l'harmonie de la nutrition, assure la santé avec un sang riche en ces globules alliés et amis qui en deviennent les gardiens vigilants en repoussant les attaques des microbes.

Le *Vin Désiles*, c'est un fortifiant qui à chaque instant répare les forces perdues, qui permet d'en faire provision en vue d'une dépense prévue. Et, qui n'a pas dans sa journée à compenser des fatigues, à redouter un surmenage physique ou moral, provenant des émotions du cœur ou des efforts cérébraux de la vie sociale?

Dans tous ces cas, le Vin Désiles pare au plus pressé et rétablit l'équilibre fonctionnel et vital. — N'est-ce pas là un beau rôle digne de mériter la faveur de toutes les femmes, et des hommes aussi, car si leur système nerveux est moins irritable, il conserve plus profondément l'empreinte du surmenage.

La femme, directrice de la maison et de son hygiène, devra donc multiplier les occasions d'employer le Vin Désiles sous différentes formes toujours agréables et toujours bienfaisantes aussi.

Voici quelques indications :

1º Dans la journée, pour rétablir les forces épuisées par des courses, des visites, de longues causeries; pour calmer les défaillances d'estomac, ou encore pour le goûter des enfants, il n'est rien de plus efficace qu'un biscuit trempé dans un verre à Bordeaux de *Vin Désiles;*

2º Pour remplacer les sirops, la limonade, la bière, on l'étend d'eau et mieux d'eau minérale, d'eau gazeuse, et on obtient une boisson agréable au goût qui a l'avantage de tonifier au lieu de débiliter le tube digestif;

3º Versé dans une tasse de thé chaud, il constitue aux *five-o'clock* une préparation savoureuse qui excite la circulation, rétablit la chaleur vitale et peut, en hiver, conjurer les rhumes, les congestions et l'influenza;

4º Additionné de rhum et d'eau chaude, il forme un punch délicieux;

5º Il remplace avantageusement tous les vins pour la préparation des *cocktails*;

6º Pris immédiatement après la glace à la fin des repas, ou après un fruit froid à l'estomac, tel que melon, poire, etc., il conjure les arrêts de digestion qu'occasionne souvent le contact de ces desserts;

7º Enfin, le *Vin Désiles* est l'apéritif des familles, celui qui relève l'appétit et prépare l'estomac à la digestion.

Je ferai la même recommandation au sujet de l'action curative des *granulés* dont la description fait l'objet d'une causerie spéciale page 192.

Il n'y a pas de jour où leur emploi ne soit réclamé dans les familles, soit pour combattre la constipation, source de troubles digestifs et de maux de tête persistants, soit pour conjurer à leur début les éruptions de la peau, ou les congestions des organes importants, tels que : larynx, poumons, foie, reins, etc., congestions qui n'étant pas jugulées à temps par ces moyens anodins, finissent par dégénérer en maladies chroniques de ces divers organes, dont le traitement exige alors des soins de longue durée, et des séjours répétés aux stations thermales.

Cure marine. — L'usage du Vin Désiles et des granulés se combine avec celui de la *cure marine* dont je parlerai longuement dans la seconde partie de cet ouvrage, et dont je décrirai le représentant à la page 257.

Ces trois préparations, qui ont des indications différentes et s'adressent à des états bien distincts du fonctionnement des organes, se complètent pour rétablir la santé, puis pour la maintenir à travers les vicissitudes de l'évolution vitale, enfin pour ralentir l'usure organique et prolonger la vie pleine de santé jusqu'aux dernières limites prescrites par notre origine et la structure de notre organisme. Elles associent leurs vertus pour atteindre un résultat puissant et durable; et tandis que le *Vin Désiles* stimule le fonctionnement trop lent de l'organe, la *cure marine* agit sur la trame même des tissus qu'elle répare; elle accroît la vigueur des cellules et des globules du sang. Quant aux *granulés*, ils modifient la composition du sérum sanguin dans lequel évoluent les globules.

Le but final poursuivi par ces trois modificateurs, d'efficacité graduée, a donc un idéal plus grand, plus élevé et plus complet que celui des traitements spéciaux à chaque organe, employés jusqu'à ces derniers temps; c'est de soutenir, de fortifier, de renforcer le principe même de la vie; c'est, en apportant à chaque système le stimulant nécessaire à son fonctionnement, d'entretenir l'intégrité de composition d'un sang vigoureux capable de combattre les causes d'infection et de paralyser l'action des microbes.

Cette médication, qui est de l'hygiène, qui est la prophylaxie du mal et de l'usure vitale, domine toute la thérapeutique et la résume à elle toute seule, puisqu'elle supprime les causes de maladies.

AVIS

Le *Vin Désiles* se trouve dans toutes les pharmacies; mais comme toutes les bonnes spécialités, il est contrefait. Je vous recommande donc de n'accepter que celui qui porte dans la pâte de l'étiquette la signature *A. C. Désiles*, signature reproduite en rouge au travers de l'étiquette.

EAUX MINÉRALES

Les eaux minérales à elles seules constituent un régime qu'on appelle une cure, régime qui lorsqu'il est suivi à la source même et qu'il répond bien exactement à l'indication de l'état maladif pour lequel on le prend, a une puissance et une efficacité très grandes. L'intensité de son action est même tellement active que l'organisme se refuse à la suivre plus d'un certain temps, qui est de trois semaines environ. Ensuite l'organisme qui est saturé de médicaments, imprégné de son principe, et modifié tant qu'à la composition du sang, des urines, des sueurs, de la bile, etc..., en un mot de la masse de son être, éprouve une saturation qui détermine une révulsion qu'il ne faudrait pas dépasser. Cet état souvent fébrile, en tout cas accompagné de prostration, de symptômes congestifs des organes, est le signe auquel on reconnaît qu'il est temps de s'arrêter. Pendant l'élimination, qui dure plus d'un mois, l'effet actif et bienfaisant se produit; il y a modification curative dans la constitution des organes visés et de leurs sécrétions; le bien-être général en résulte et souvent aussi la guérison.

Les eaux minérales constituent donc un des traitements les plus naturels, les plus actifs et les plus sûrs de beaucoup de maladies, et surtout d'états maladifs dépendant d'une hygiène mauvaise, d'abus, de surmenage, etc. Mais, d'un côté, tout le monde ne peut aller passer un mois aux eaux, abandonner ses affaires, sa maison; d'un autre côté, lorsque après quelques mois d'amélioration on voit les symptômes reparaître et menacer à nouveau la santé, ni le temps, ni la saison ne permettent de s'adresser aux eaux prises sur place. On a alors recours à un moyen terme, on fait une cure chez soi avec les eaux transportées de leurs sources. Si cette cure n'est pas aussi efficace que la première, elle a cependant encore des effets salutaires, elle retarde la marche du mal et permet d'attendre l'époque de la saison prochaine. Mais l'action du traitement dans les deux cas est loin d'avoir la même énergie, la même efficacité. Il est cependant très salutaire, surtout pour compléter un régime curatif concomitant.

Eau granulée. — Les eaux minérales, au moment où elles jaillissent par les fissures du sol, au moment où le malade transporté sur place les boit à la source, semblent douées de vie; elles recèlent un principe vivifiant, éminemment subtil, qui échappe à l'analyse, qui a été incorporé dans le laboratoire ténébreux de l'intérieur de la terre par les actions combinées de la chaleur et de la pression. Grâce aux beaux travaux de M. et Mme Curie il est démontré actuellement que cette force est de la radioactivité due au passage des sources sur des

minerais contenant du radium. La radioactivité
est la propriété que possèdent l'uranium, le chorion,
le radium ou leurs sels d'émettre spontanément certains rayons qui se traduisent par des manifestations
de l'énergie chimique et de l'énergie physique. Mais
ce qui est particulièrement remarquable dans les
phénomènes radioactifs, c'est la quantité énorme
d'énergie engendrée. Et voilà l'explication des propriétés spéciales de certaines eaux dont la minéralisation n'expliquait pas les effets. C'est à elle qu'elles
doivent leurs propriétés essentielles; c'est elle qui
établit leur supériorité sur les produits pharmaceutiques. Mais cet agent ne se met pas en bouteille et ne
se transporte pas, il se dissipe promptement au grand
air, et les eaux que nos malades boivent à table à
des prix exagérés n'en possèdent plus de traces. De
leurs vertus primitives, il ne reste que celles qui sont
dues aux sels qu'elles renferment et que l'analyse
peut reconstituer. On pourrait même avec avantage
leur substituer une préparation plus appropriée à
chaque cas particulier, en faisant un assemblage
raisonné de ce qui, dans différentes sources, réussit
le mieux contre certaines affections.

Guidé par cette idée et par le désir d'être utile à
mes clients, j'ai fait confectionner des granules ef-
fervescents de composition déterminée mais variée,
de manière à répondre aux eaux naturelles qu'on
emploie ordinairement en pareil cas, et j'y ai ajouté
des principes que la nature moins prévoyante n'a
pas pu y adjoindre. J'ai obtenu ainsi les séries suivantes :

Nᵒˢ de l'eau.	Maladies.	Répondant aux eaux de :
1	Goutte, gravelle....	Vichy, Contrexéville Vittel.
2	Voies urinaires.....	Vals, Vichy, Luxeuil, Contrexéville.
3	Estomac et tube digestif..........	Vals, Vichy, Evians, Plombières.
4	Anémie, faiblesse, peau	Bussang, Orezza, La Bourboule.
5	Engorgement des viscères........	Vichy, Royat, Mont-Dore.
6	Purgatives........	Pullna, Sedlitz, Hunyadi-Janos.
7	Scrofule, peau.....	Sulfureuses, Barèges, Eaux-Bonnes, Enghien.

L'usage de ces eaux a été reconnu comme un puissant adjuvant du traitement principal. •

Elles remplacent avantageusement les eaux naturelles souvent avariées, sont d'un transport facile en voyage.

Je recommande d'une manière particulière les eaux purgatives, dont l'action est douce, régulière et facile à graduer. Une cuillère à café prise le matin à jeun dans un verre d'eau sucrée donne l'effet laxatif et le malade continue dans la journée ses occupations habituelles. La cuillère à bouche donne l'effet purgatif.

Pour obtenir une bouteille d'eau minéralisée qui se mêle au vin et se boit en mangeant, il suffit de jeter une cuillère à café de granules dans une bouteille de 750 grammes d'eau ordinaire, qu'on ferme hermétiquement. Immédiatement, le sel fond, le gaz s'échappe et il en résulte une eau médicamenteuse acidulée fort agréable à boire.

En voyage, on se contente d'ajouter, à table, une bonne pincée de granules dans le verre d'eau rougie.

Je recommande même d'une manière générale ce mode d'emploi, qui est celui que j'ai adopté pour mon usage personnel, après avoir reconnu qu'il était le plus simple.

AVIS

Ces *eaux granulées* sont livrées dans des flacons blancs portant une étiquette à fond bleu avec la mention : *formule du D A. Choffé* et la signature en travers. — On les trouve dans toutes les pharmacies. — Mais la pharmacie Sevin, rue Saint-Honoré, 44, Paris, les expédie sur demande.

DEUXIÈME PARTIE

J'ai consacré toute la première partie de ces causeries à la femme et aux maladies qui lui sont spéciales; je l'ai entretenue de sa beauté, de sa santé, et je lui ai donné les conseils les plus utiles pour lui permettre de conserver l'une et l'autre aussi longtemps que l'essence même de sa nature le permet. Mais je manquerais à tous mes devoirs de conseiller amical, si j'omettais de la mettre en garde contre les deux dangers les plus sérieux qui la guettent dès son berceau, pour la suivre ensuite dans toutes les phases de sa vie, dangers qu'elle ne peut éviter puisqu'ils sont inhérents à la nature humaine, qu'ils intéressent l'homme et la femme au même titre que toute manifestation de la vie; je veux dire la vieillesse et les affections d'origine microbienne.

C'est la science moderne qui a expliqué la première et qui a découvert les secondes.

Ce qui était une fatalité autrefois, ce qui était une énigme n'est plus qu'un problème que les savants ont posé et qu'ils arriveront à élucider. Il est donc bon que tout le monde connaisse l'état de la science sur ces deux questions, avec les solutions provisoires acceptées à cette heure en attendant une lumière plus complète que le temps seul nous apportera. Il est bon aussi que le public sache que le médecin n'est pas complètement désarmé contre ces deux manifestations hostiles, et qu'il existe un moyen de les conjurer.

Cette seconde partie, qui est consacrée aux misères pathologiques, s'adresse donc aussi bien *à l'homme* qu'à la femme, car plus qu'elle encore il a besoin de s'armer pour les luttes de la vie.

Ce travail, qui occupera toute la seconde partie de ces causeries, nécessitera quatre chapitres qui sont :

1º L'explication du phénomène vital qui par l'usure conduit à la vieillesse;

2º L'étude des microbes, leur action infectieuse, leur partage en bons et en mauvais microbes;

3º La description du régime compensateur destiné à remédier à l'usure vitale et à prolonger la vieillesse verte et belle jusqu'aux dernières limites naturelles;

4º L'exposition du *traitement marin* qui découle des théories scientifiques développées dans le beau travail de M. Quinton : *L'eau de mer, milieu organique* (1). Traitement dont l'établissement sera la conséquence pratique du *régime compensateur*, puisqu'il possède la propriété de renouveler constamment l'énergie vitale perdue dans l'organisme par le jeu régulier de la vie;

5º L'énumération des pratiques journalières de l'hygiène qui doivent être le complément nécessaire du régime compensateur.

(1) L'*Eau de mer, milieu organique*, par René Quinton. — Masson, éditeur, boulevard Saint-Germain, 120.

MES ESPÉRANCES

J'aurai atteint le but que je me proposais en écrivant ces causeries, si, dans cette seconde partie, je parviens à vous convaincre intimement de ces vérités essentielles qui font la base de la pathologie nouvelle, et qui assureront à l'humanité un avenir de santé et de longévité :

1º Que le microbe est partout, et que vous ne pouvez pas l'éviter;

2º Que vous ne pouvez pas espérer le détruire par des médications spécifiques (sérums ou antidotes);

3º Qu'il n'est qu'un seul moyen d'échapper à ses attaques et de narguer ses menaces, c'est d'entretenir un sang riche et vigoureux, contenant à l'état permanent les éléments de sa destruction.

Le jour où cette compréhension de la pathologie sera acceptée par vous et bien ancrée dans vos esprits, il en résultera une modification profonde dans votre genre de vie, mais toute en faveur de la bonne harmonie des choses, et à la satisfaction de votre être, puisque vous serez débarrassés des appréhensions, des cauchemars, non seulement de ces malaises qui empoisonnent la vie, mais de ces malaises infectieuses dont l'annonce fait trembler de crainte.

Avec la confiance dans la santé ferme et durable, se manifestera le bonheur de vivre, de formuler de longs espoirs et des projets d'avenir. Votre esprit plus libre pourra voguer vers des horizons plus élevés et plus agréables.

En effet, la théorie microbienne et le traitement par les fortifiants ne seraient qu'un leurre, s'ils ne permettaient pas le rêve d'une santé permanente et d'une longévité très longue; la réalisation s'en fera dans un avenir que la nécessité seule de modifier les habitudes sociales pourra rendre lointain mais non irréalisable.

Il sera proche cependant, le jour où la société pourra assurer à chaque organisme entrant dans la vie :

1º D'être issu de parents jeunes et vigoureux exempts de tares transmissibles;

2º De pouvoir réaliser les préceptes raisonnés d'une hygiène à la fois sociale et particulière.

Alors les microbes, ne rencontrant plus que des terrains forts et résistants, gardés par des sentinelles vaillantes, s'étioleront et disparaîtront.

L'exemple du passé, bien qu'insuffisant, n'est-il pas là pour nous encourager, puisque rien que par des mesures d'hygiène privée ou internationale on a pu atténuer ou subjuguer les épidémies qui faisaient la terreur du moyen âge, tels que peste, choléra, lèpre, variole, etc.

MALADIES

PAR

RALENTISSEMENT DE NUTRITION

Il est bien une troisième source de maladies qui ne diffère des précédentes que par l'origine; mais comme elle conduit au même résultat, c'est-à-dire à l'usure organique, elle est tributaire de la même médication, je veux dire les maladies *par ralentissement de la nutrition;* ce ralentissement est provoqué par l'encombrement que déterminent dans l'organisme tous les détritus de la nutrition non utilisés. La cause en est un vice persistant de l'hygiène en général, de celle de la table plus spécialement.

Deux mots vous le feront comprendre.

La nourriture devrait avoir pour but unique de rendre à l'organisme ce qu'il a perdu de force et d'énergie par le travail vital de ses organes. Si vous donnez plus ou si vous dépensez moins, il reste un excédent qui, n'étant pas employé, ne se transformera pas en principes assimilables et restera dans la masse du sang, dans les glandes, dans tous les organes à l'état de principes insolubles, de corps étrangers qui gêneront le fonctionnement organique.

En l'espèce, ces déchets sont surtout des urates, dont on constate la présence dans les urines sous forme de sédiments couleur brique, dans les reins et le foie sous forme de calculs, autour des articulations et dans la masse des muscles à l'état de cristallisations qui irritent les tissus et provoquent les douleurs du rhumatisme et de la goutte, altérant parfois le cœur et les artères.

C'est une intoxication chronique qui se fait journellement grâce aux conditions factices de la vie sociale, qui réclame le travail du cerveau au détriment des efforts musculaires, qui nous astreint à la vie de bureau lorsque le grand air et la lumière seraient nécessaires pour activer la digestion et l'assimilation.

On pourrait certainement établir une compensation en modifiant le second côté du problème, c'est-à-dire en mangeant moins; mais l'habitude est prise, les repas sont réglés aussi bien que les autres actes de la vie, et un préjugé encore bien vivant veut qu'on mange beaucoup pour se porter bien, et que la capacité de l'appétit soit le critérium de la santé de l'individu.

Jugeons par comparaison. Qu'arrive-t-il quand on bourre de combustible un poêle dont on néglige de vider les cendres et les scories? C'est que le foyer s'obstrue, que le tirage diminue, que le feu est moins ardent et que la chaleur n'est pas proportionnée au combustible dépensé mais non utilisé.

Le même phénomène se produit dans l'organisme, dont les scories ou urates engorgent bientôt tous les organes, gênant leur fonctionnement, amenant un ralentissement des énergies vitales, pour donner naissance à la *goutte*, aux *rhumatismes*, au *diabète*, à l'*albuminurie*, au *cancer*, toutes affections de dépérissement qui minent lentement la santé et mènent à une mort précoce en passant par une vieillesse misérable. Cette classe d'affections est tributaire du même traitement que les deux premières, puisqu'elle réclame comme elles l'activité fonctionnelle vitale; voilà pourquoi j'ai voulu la faire figurer sur la même ligne.

LA VIE

Qu'est-ce que la vie? Savants, philosophes, poètes en ont donné, chacun selon leur tempérament, des définitions intéressantes et dont la réunion permettra de se faire une idée générale d'une question aussi complexe et aussi mystérieuse. C'est la lutte de tous les instants contre la mort, a dit un penseur. Stahl affirme avec raison que ce sont les phénomènes chimiques qui détruisent le corps vivant et le conduisent à la mort.

Dès l'antiquité les poètes ont comparé la vie à un flambeau; cette métaphore est devenue de nos jours, grâce à Lavoisier, un axiome, car l'être qui vit est comme le flambeau qui brûle; le corps s'use, la matière du flambeau se détruit; l'un brûle de la flamme physique, l'autre de la flamme vitale; toutefois, pour que la comparaison fût rigoureuse, il faudrait concevoir un flambeau physique capable de durer, de se renouveler, de se régénérer comme le flambeau vital; il faudrait imaginer une combustion vitale parfaite comme celle du flambeau physique, laissant s'éloigner de l'économie la fumée de ses détritus; par malheur, dans nos organes, ces détritus s'accumulent, donnant naissance à grand nombre d'infirmités.

Claude Bernard écrivait ceci sur la définition de la vie :

« L'être vivant est essentiellement caractérisé par la nutrition. Ce phénomène comprend deux opérations distinctes, mais connexes et inséparables : l'une, par laquelle la matière inorganique est fixée ou incorporée aux tissus vivants comme partie intégrante; l'autre, par laquelle elle s'en sépare et les abandonne. Ce double mouvement incessant n'est en définitif qu'une alternative perpétuelle de vie et de mort, et c'est précisément la destruction organique opérée sous l'influence des forces physiques et chimiques générales qui provoque le mouvement incessant d'échange et devient ainsi la cause de la réorganisation. Les deux facteurs de la nutrition sont donc l'assimilation et la désassimilation, autrement dit : l'organisation et la désorganisation. »

Ainsi quand chez l'homme et chez l'animal un mouvement survient, une partie de la substance active du muscle se détruit et se brûle; quand la sensibilité et la volonté se manifestent, les nerfs s'usent; quand la pensée s'exerce, le cerveau se consume. Jamais la même matière ne sert deux fois à la vie; si le phénomène reparaît, c'est une matière nouvelle qui lui prête son concours, et toute manifestation d'un phénomène est nécessairement liée à la destruction organique.

La maladie, l'usure, la vieillesse sont les signes de l'affaiblissement des échanges nutritifs, et celui-ci est dû à une diminution de l'énergie cellulaire, dont le système nerveux est surtout responsable : tonifier ce maître omnipotent, c'est rehausser du même coup la vitalité, c'est perfectionner les oxydations, c'est restaurer la force trophique à son taux normal et physiologique. La médication tonique a précisément pour résultat la suractivation de la cellule animale, c'est-à-dire la régularisation et le redressement des échanges moléculaires de l'organisme.

Elle effectue une vraie gymnastique cellulaire, dont le résultat est d'activer les actions osmotiques.

Pourquoi y a-t-il tant d'usure précoce, de surmenage et de neurasthénie dans notre siècle, c'est que nous épuisons notre système nerveux par un déchaînement d'activité dont ce n'est rien dire que de le qualifier de frénétique. Je n'ai pas à vous apprendre que dans la lutte terrible des intérêts qui bornent désormais le combat de la vie, l'homme moderne fournit l'effort de dix hommes du siècle dernier, c'est la moyenne.

Encore faut-il compter l'appoint de cette *veine* dont le sage Alfred Capus nous préconise l'optimisme.

Les guerriers du Struggle for life ont des cheveux blancs à 30 ans, à moins qu'ils ne soient déjà chauves! Si en province le surmenage exige des athlètes, il veut hercule lui-même dans les capitales, car là, il opère dans les effroyables forges vulcaniques de la centralisation.

Théodore de Banville aimait à formuler l'axiome suivant : « A Paris, il faut du génie pour gagner dix sous! » et jamais vérité ne fut plus vraie que ce paradoxe à notre époque.

La lutte pour la vie, la nécessité de combattre sans trêve, sans interruption possible de cette lutte, a créé dans les climats les plus tempérés une sorte de fournaise morale, plus dangereuse que la fournaise chauffée par les rayons solaires; et dans cette fournaise pas de printemps, pas de nuits fraîches; toujours la nécessité de vivre : repas hâtifs, sommeil incomplet; aussi nous avons toutes les imperfections physiques des gens nés sous les tropiques : maigreur, teint pâle un peu olivâtre, exubérance, nervosité, excitabilité maladive, irritabilité, rires sans joies, larmes sans douleur.

La nature ainsi violentée devait reprendre ses droits toujours vainqueurs dans le désordre physiologique dans lequel nous vivons, car rien ne dure que par équilibre, et elle a protesté par l'usure des tissus, le surmenage, la neurasthénie et la vieillesse précoce.

LA VIEILLESSE

La vieillesse est le terme normal de l'usure des tissus par suite de la rupture d'équilibre entre la réparation et la dépense. Aussi la vieillesse n'est-elle pas toujours une affaire d'années, et, comme dit le proverbe : « On n'a que l'âge que l'on paraît »; car le tempérament et le genre d'existence influent beaucoup sur l'usure des tissus.

Parmi les phénomènes qui caractérisent la vieillesse, la grande vieillesse, signalons d'abord la modification du sang. Le Dr Solovieff a démontré que si nous vieillissons, c'est à cause de l'usure du sang; voici le résultat de ses observations : Le sang des vieillards de 60 à 75 ans est plus pauvre de globules rouges et de matière colorante; de 75 à 90 ans le sang s'appauvrit considérablement en globules blancs; le nombre des globules rouges diminue peu. Au-dessus de 90 ans, le nombre de globules baisse encore, surtout celui des globules blancs. Il paraît nettement démontré, après ces expériences, que la vieillesse n'est en réalité qu'une maladie du sang et qu'il suffit, pour la retarder dans une large mesure, d'assurer une circulation régulière, un renouvellement rapide des globules sanguins.

A la rigueur, on comprend et on s'explique pourquoi chez le vieillard les cheveux blanchissent, les dents tombent, la vue et l'ouïe s'affaiblissent comme la plupart des autres fonctions. Mais d'où vient l'abaissement de la taille parfois poussé à tel point que le vieillard marche courbé en deux?

Il y a à cela plusieurs raisons. Les disques cartilagineux, ceux qui se trouvent entre les vertèbres, s'amincissent avec l'âge, s'atrophient, et forcément la colonne vertébrale se tasse et diminue de hauteur; les fémurs, qui perdent de leur solidité comme tous les os, se courbent sous l'influence du poids du corps qu'ils ont à supporter. Chez l'enfant et chez l'adulte, le pied forme une voûte qui s'appuie sur le sol par le talon et la racine des orteils; chez le vieillard, cette voûte s'affaisse et en même temps la couche de graisse qui se trouve en grande abondance sous la peau de la plante des pieds s'amincit, s'atrophie et disparaît presque complètement. Si l'on ajoute à cela l'affaiblissement des muscles, qui sont chargés de maintenir la tête tendue sur le cou, le cou sur le tronc, le tronc sur les hanches, on comprend que l'affaiblissement musculaire doit contribuer pour sa part au tassement des segments de notre corps et par conséquent à la diminution de la taille.

La diminution du poids du corps est un autre phénomène très caractéristique de la vieillesse. Et cela se comprend quand on sait que l'atrophie dont nous avons parlé frappe non seulement les os et les muscles, mais encore tous les autres organes. Le foie, dont le poids est de 1,500 grammes environ chez l'adulte, ne pèse que 8 à 900 grammes chez le vieillard. Le cerveau perd 150 grammes en moyenne : 1,165 gr. chez l'adulte, 990 chez le vieillard. Le poids du rein descend à 100, de 170 qu'il est chez l'adulte, et il en est de même de la rate, qui pèse près de 200 grammes à l'âge adulte, et à peine une centaine de grammes dans la vieillesse avancée. Le cœur est le seul organe qui fasse exception à la règle; en s'hypertrophiant avec l'âge, il arrive à gagner près de 100 grammes chez les vieillards.

Metchnikoff, l'homme modeste et consciencieux, le savant qui fut jugé digne de continuer les travaux de Pasteur, confiait il y a quelques jours à Raoul

Aubry, qui l'a rapporté dans le *Temps*, l'état de ses travaux sur la vieillesse.

« Dans l'atrophie des organes séniles, le phénomène essentiel consiste en ceci que les parties utiles à l'organisme sont détruites par des cellules morbides qui présentent entre elles des traits communs. Ce sont des cellules voraces qui sont désignées sous le nom générique de macrophages. Certains macrophages s'emparent du pigment des cheveux et des poils, certains autres détruisent les lamelles osseuses ou absorbent dans le cerveau les éléments les plus nobles de notre organisme. Empêcher le macrophage de l'emporter sur les cellules précieuses et vivifiantes, tout est là. Telle est l'hypothèse à laquelle m'ont conduit mes travaux et qui me semble confirmée chaque jour davantage. Il faut craindre assurément le macrophage plus que tout... »

Cette thèse vient à l'appui de celle du Dr Solowieff, que les macrophages sont d'autant plus puissants et plus redoutables que les phagocytes ou globules blancs sont affaiblis par l'usure du sang et rendus incapables de leur résister.

L'explication la plus scientifique de la vieillesse peut donc se résumer ainsi : Les troubles de la circulation, si fréquents chez le vieillard à système artériel lésé, sont de nature à provoquer une anémie relative, et la cellule nerveuse est très sensible à l'anémie. D'autre part, les nombreuses toxines qui circulent dans le sang doivent agir aussi sur ces cellules; alors les cellules nerveuses diminuent de volume et s'atrophient. Ce qui importe dans la vieillesse, ce sont donc les modifications intimes, morphologiques et chimiques qui se font dans la cellule nerveuse. Toute la question se réduit dès lors à savoir si ces modifications sont inévitables. Or la cellule nerveuse ne peut se multiplier, car elle ne peut se dédoubler; elle doit donc mourir; et il n'y a rien d'étonnant à ce que les cellules d'un organisme comme le nôtre soient vouées à la mort. La vie sème la mort autour d'elle; chaque cellule sécrète par l'effet de sa vie des substances, des déchets qui lui sont toxiques; la vie est un suicide continu, doublé de l'assassinat permanent. Et ce sont les toxines du dedans et les poisons du dehors qui attaquent peu à peu les cellules et en amoindrissent la vitalité.

Puisque la cellule nerveuse directrice de tout phénomène vital ne peut se multiplier, peut-elle au moins se régénérer par une amélioration du régime alimentaire aidé d'un régime spécial. Vous verrez plus loin que le régime compensateur représenté par la *cure marine* permet toutes les espérances.

Ce régime, en effet, contient les phosphates indispensables à l'entretien de la cellule nerveuse, il contient en outre dans les principes marins tous les éléments nécessaires au rétablissement de l'énergie vitale.

Les iodures y sont présentés sous une forme spécialement efficace. Ces iodures ont été de tout temps considérés comme le remède spécifique du goitre et du crétinisme; or, les symptômes du crétinisme ont une analogie très marquée avec la sénilité; et en effet on trouve également chez le crétin, par suite de la dégénérescence de la glande thyroïde, et chez le vieillard certains caractères analogues, tels que le grisonnement prématuré, l'embonpoint, l'artério-sclérose, la faiblesse de l'innervation des parois intestinales, la perte de la mémoire pour les faits récents, etc.

Le crétinisme pourrait donc être considéré comme la manifestation d'une structure imparfaite et naturelle des tissus dont la formation a été entravée par le manque d'iode. Tandis que la vieillesse serait l'expression d'un état défectueux des tissus primitivement normaux, mais usés par la vie. L'expérience a démontré que l'iode améliore le premier cas; pourquoi ne pourrait-il retarder l'usure dans le second, les conséquences finales ayant une grande analogie? On pourrait ensuite appliquer le même raisonnement et ses conséquences, à la décrépitude causée par le surmenage, état qui n'est qu'une vieillesse prématurée.

MICROBES

Depuis les beaux travaux de l'école de Pasteur sur les microbes et sur les maladies infectieuses, le public, que la presse quotidienne a mis au courant des mœurs de ses ennemis, a été pris d'une panique excessive que le médecin n'a pas cherché à calmer, afin de stimuler par la peur la résistance au fléau. Il en est résulté une microbophobie qui dépasse le but.

En effet, c'est une chose un peu comique que ce souci de l'antisepsie et cette préoccupation aiguë de l'hygiène dont nous sommes tous atteints. Il ne s'agit pas, bien entendu, de l'hygiène publique, — celle-là mérite toute notre sollicitude, — mais des fantaisies individuelles dont chacun complique sa vie selon ses manies particulières.

On se méfie de confiance des choses qu'on boit, qu'on mange, qu'on touche, et de l'air qu'on respire. L'alcool est banni, car il développe dans l'organisme des toxines d'une activité excessive; le lait fourmille de leptothrix, la viande est chargée de ptomaïnes; les étoffes, enduites de vibrions; il y a du tétanos en poudre à la tige des fleurs; le cancer s'embusque sous les feuilles de l'innocent cresson et des salades naïves; le bacille d'Eberth (typhoïde) guette dans la pureté décevante de l'eau; et d'une façon générale tous les comestibles sont vénéneux.

Manger est un exercice qui tend à passer de mode; on se le déconseille mutuellement au cours des repas. Que mangerait-on d'ailleurs? Les poissons, les viandes, les œufs intoxiquent les arthritiques, et qui oserait se vanter de n'être pas arthritique? Les légumes verts dilatent l'estomac; les fromages et les salaisons font tomber les cheveux; et que dire des gibiers et des crustacés? A leur être comparé, « l'aqua toffana » semblerait un brillant régénérateur des cellules. On s'imaginait au moins qu'un microbe, si malin qu'il soit, ne saurait à aucun prix traverser la coque calcaire de l'œuf et venir s'installer dans le jaune.

Eh bien, pas plus que les autres produits, les œufs

frais ne sont à l'abri des microbes. Le docteur Carle a, en effet, montré tout dernièrement, que dans le blanc aussi bien que dans le jaune des œufs qui viennent d'être pondus et même de ceux qu'on retire du ventre de la poule, il se trouve des microbes, et des microbes qui ne sont pas toujours bons enfants. Il est évident qu'ils n'ont pas pu traverser la coque, et pourtant ils sont bien installés dans l'intérieur de l'œuf. Comment ont-ils donc fait pour exécuter ce tour de force qui consiste à passer sous la coque intacte? *Mystères* de la génération, c'est tout ce que je puis vous donner en manière d'explication, car la chose est un peu délicate dans ses détails, et puis il y a des chances pour que ces microbes appartiennent à l'espèce des microbes nécessaires dont je parlerai plus loin.

Puis on redoute encore les poussières soulevées par les jupes traînantes, et qui mettent la tuberculose en circulation; les livres qui abritent entre leurs feuillets le microbe du rhume de cerveau; le linge et ses staphylocoques, les verreries et les argenteries mal rincées sur le danger desquelles point n'est besoin d'insister... C'est de quoi perdre la tête — et on la perd.

Même en dehors des épidémies de fièvre typhoïde, nous nous astreignons à boire de l'eau bouillie. Pour ne pas infecter l'intestin de nos enfants, nous ne leur donnons que du lait bouilli ou stérilisé. Dans beaucoup de maisons on a renoncé aux salades vertes de peur d'avaler les microbes qui se trouvent sur les feuilles savoureuses. Il y a des gens qui ne mordraient pas à un fruit avant de l'avoir pelé quand même il viendrait d'être cueilli sur l'arbre. Les hygiénistes ont déclaré la guerre aux étalages des bouchers, des épiciers et des fruitiers en raison de ce fait que la poussière qui se dépose dans ces conditions sur les objets de consommation charrie des légions de microbes.

Voici, sous une forme humoristique, l'opinion du D' Treille, sénateur de l'Algérie. « Si nous avions voulu fêter consciencieusement, religieusement, bactériologiquement la décoration de notre confrère Archambaud, nous aurions dû nous asseoir à un festin où il n'y aurait eu que des boissons et des mets stérilisés. Nous n'avons pas encore le goût à ce point dépravé, je ne sais s'il viendra, mais franchement, lorsque je me frappe l'estomac, je trouve que le banquet auquel nous avons participé ce soir n'était pas trop mauvais et je ne puis penser qu'il nous fasse du mal, quoique n'ayant pas été ordonné suivant la formule bactériologique. » (*Rires.*)

Je crois donc qu'un mot sur ce sujet est ici à sa place pour remettre la question au point et démontrer : 1° que s'il y a de mauvais microbes, il y en a d'utiles qui favorisent l'élaboration de nos fonctions les plus importantes, telles que la digestion; 2° qu'il y a des microbes bienfaisants qui ont pour mission de détruire les microbes nuisibles et d'en débarrasser l'organisme; 3° que les microbes nuisibles ne se développent que sur un terrain préparé par un affaiblissement organique.

Les bons microbes. — On pourrait penser que l'idéal d'une existence saine et robuste serait une vie à l'abri des microbes. Il semblerait qu'un homme qui ne

respirerait qu'un air privé de bactéries et ne se nour-
rirait que d'aliments ne contenant pas un seul bacille,
dût se porter comme un charme et vivre de longues
années sans connaître un jour de maladie; or il n'en
est rien. Les microbes, ou du moins certains d'entre
eux, sont indispensables au bon fonctionnement
de l'organisme animal à tel point que, s'ils viennent
à manquer, la nutrition languit, les forces décli-
nent et bientôt on voit apparaître un état de faiblesse qui frise la maladie.

M. Charrin, le savant professeur du Collège de France,
a essayé de nourrir des cochons d'Inde avec des
carottes stérilisées, c'est-à-dire débarrassées de tous
leurs microbes. Or, il a vu que ces animaux mouraient rapidement, beaucoup plus vite que ceux
soumis à l'alimentation par des carottes ordinaires.
Le cochon d'Inde ne peut pas digérer tout seul la
carotte, qui, d'ailleurs, est un aliment assez difficile
à assimiler, pour l'homme au moins; il faut qu'il
soit aidé par des microbes.

On sait depuis longtemps que les bactéries produisent des sucs analogues aux sucs *digestifs*, qui
sont capables de digérer la viande, la gélatine, le
sucre, la graisse. Et ceux-là qui possèdent au plus
haut point cette propriété sont justement ceux
que l'on trouve comme hôtes habituels de l'intestin. On peut donc supposer que dans l'intestin, ils
contribuent à rendre assimilables les substances
que nous n'avons pas pu digérer avec nos seuls
organes.

Ils aident et complètent en quelque sorte l'action

des sucs digestifs. C'est encore le docteur Charrin qui le démontre d'une façon très nette. Si l'on met des parcelles d'albumine cuite dans une culture de microbes pris dans l'intestin des cobayes alimentés avec une nourriture stérilisée, l'albumine n'est presque pas attaquée. Elle est au contraire décomposée et transformée en peptone, c'est-à-dire digérée en quelque sorte par les microbes des cobayes nourris de carottes non stérilisées. Les choses se passent encore de la même façon quand dans ces expériences on remplace l'albumine par de l'amidon ou de la cellulose.

On voit donc qu'à côté des microbes nuisibles dont nous avons raison de nous méfier, il en est d'autres qui sont utiles, pour ne pas dire indispensables à la digestion des aliments. Comme nous l'avons dit, leur travail consiste très probablement à transformer plus complètement les substances alimentaires attaquées par le suc gastrique, à détruire certains produits qui se forment pendant la digestion et qui constituent de véritables poisons. Ces microbes bienfaisants, qu'on commence seulement à connaître, sont répandus à profusion dans la nature.

Cette omniprésence des microbes, si je puis m'exprimer ainsi, confirme donc l'opinion de Pasteur, qui pensait que sans microbes la vie n'était presque pas possible.

C'est dire que nous avons tort de considérer tous les microbes, sans exception, comme des ennemis dont on doit se garer, et contre lesquels il faut lutter sans cesse. Bon nombre d'entre eux sont pour nous des auxiliaires précieux, surtout en ce qui concerne la

digestion et l'assimilation des aliments. Nos sucs digestifs transforment bien l'albumine en peptone, l'amidon en sucre, les graines en matières grasses digestibles, mais cette transformation n'est jamais complète
sans l'intervention des microbes qui se trouvent à la
surface des aliments et qui passent avec eux dans
l'intestin. Puis, il y a encore ceci, qu'après la digestion
des aliments, il reste des déchets, de la cellulose qui
vient du pain, des légumes et des fruits, des fibres
tendineuses et cartilagineuses qui se trouvent dans
la viande, des sels et des liquides complexes sur lesquels nos sucs digestifs sont sans action, tandis qu'ils
sont parfaitement décomposés et transformés en
substances utiles par les microbes.

L'utilité de certains microbes est donc incontestable,
et c'est justement leur absence qui explique la raison
pour laquelle les jeunes animaux dépérissent et
meurent dans le marasme quand on essaie de les
élever « aseptiquement », c'est-à-dire de façon que
jamais un microbe n'arrive dans leur intestin ou dans
leurs poumons. Cela étant, on peut se demander si
l'habitude qu'ont prise certains médecins de recommander la stérilisation du lait pour l'élevage des
enfants est un bon procédé, puisque le lait perd dans
cette opération la plus grande partie de ses propriétés
nutritives, et que peut-être en détruisant des ferments
la digestion en est plus difficile; il est bien certain
que nombre d'estomacs bien portants ne peuvent
supporter le lait bouilli.

LES PHAGOCYTES

Il est cependant certain que nous vivons dans une ambiance bacillaire de tous les instants et que si la contagion suffisait pour être atteint, nous serions tous morts depuis longtemps.

Nous trouvons des microbes partout, dans l'air que nous respirons, dans la salive, dans les mucosités du nez, etc. Comment l'organisme peut-il donc échapper à leurs atteintes et repousser les hordes envahissantes? Par la seule vigueur d'un sang bien nourri. En effet, notre sang charrie des globules rouges et des globules blancs, ceux-ci dits leucocytes. Ces leucocytes, ce sont les fameux phagocytes du Dr Metchnikoff, qui dévorent les microbes et les attaquent quand ils pénètrent dans notre organisme. Ce sont donc de petits êtres fort intelligents, qui constituent notre meilleure sauvegarde contre les maladies infectieuses. C'est à Pasteur que revient la gloire de leur découverte; après des années d'expérimentations, il s'aperçut qu'autour d'un corps étranger entré par surprise dans l'organisme, accouraient — comme requins à la proie — les globules blancs du sang, ces leucocytes, dont le rôle, au temps de Claude Bernard, semblait borné à la génération des globules rouges. Rien ne pénètre l'organisme que par l'intermédiaire de ces cellules libres et qui sont très probablement la cellule initiale dont nous sommes issus. Vous savez très bien comment les choses se passent quand on injecte dans le ventre, c'est-à-dire dans le péritoine d'un cobaye, des bacilles tuberculeux ou des microbes du choléra ou ceux de la fièvre typhoïde. Presque aussitôt d'innombrables globules blancs et phagocytes apparaissent dans le péritoine, engagent une lutte avec les microbes, les saisissent et les dévorent. Si les microbes ne sont pas trop nombreux, l'animal n'a rien, grâce à la victoire de ses vaillants phagocytes.

C'est sur eux que le tonique agit, en leur donnant la faculté de s'assimiler les microbes qui les détruiraient s'ils étaient faibles. Sustentés au contraire, quand ils se trouvent en contact avec le microbe, ils l'attirent, l'enferment en eux, le digèrent. Il faut donc envoyer à ces globules dévorateurs de microbes, à ces globules qui détruisent nos adversaires intimes pour notre plus grande tranquillité, le moyen d'y parvenir. On a préconisé les sérums, mais alors il faudrait employer autant de sérums qu'il y a de maladies microbiennes, ce qui ne paraît pas fort logique; et pour certaines maladies comme la tuberculose, il n'est pas de sérum encore.

Ce pouvoir stimulant qu'on a demandé à des agents différents, je crois pouvoir le remplacer par le régime compensateur dont j'exposerai la théorie dans un chapitre spécial.

La force de résistance

« En mauvaise terre croît la mauvaise herbe », dicton fort sensé que médicalement nous pouvons traduire ainsi : « Tout organisme en état d'infériorité vitale est un terrain favorable à la propagation des micro-organismes pathogènes. »

A l'état normal, le microbe ne peut nuire tant que la tension nerveuse actionne suffisamment nos tissus, car, dans ce cas, nous avons à lui opposer le phagocyte, c'est-à-dire l'élément qui constitue nos cellules vivantes elles-mêmes et qui, pourvu d'un principe actif et d'un mouvement moléculaire vibratoire, tend à la destruction du microbe, notre principe toxique; c'est donc grâce aux phagocytes que les microbes ne peuvent ni se développer, ni envahir, ni coloniser.

Mais, il suffit d'une déchéance organique générale, due soit à une altération du jeu des viscères qui ne fournissent plus au sang le même coefficient d'éléments nutritifs, soit à un affaiblissement de la tension nerveuse qui ralentit et diminue l'expansion vitale, pour que, immédiatement, au point le plus faible s'installe et se développe un micro-organisme, qui, avec une rapidité foudroyante, se multiplie et envahit l'organisme tout entier.

Comment se soustraire à cet envahissement et se mettre à l'abri de pareilles surprises? C'est évidemment en multipliant le nombre de nos défenseurs, les phagocytes, et en fortifiant le milieu dans lequel ils vivent, le sang; je suis donc convaincu : 1° que le bacille seul ne produit pas la maladie, quand le sujet est sain, a une bonne hygiène, et se trouve en état de résistance normale. Dans ce cas, qui est le nôtre tous les jours, le bacille est repoussé et ne pénètre pas dans le sang ni dans les tissus; 2° que l'organisme qui s'est laissé envahir momentanément par suite d'affaiblissement passager et qui, plus tard, retrouve sa résistance, se débarrasse du bacille sans l'intervention d'un agent spécial. C'est le cas des milliers de gens morts d'une affection quelconque et à l'autopsie desquels on trouve d'anciens noyaux tuberculeux guéris. Ces gens-là ont été bacillaires : ce sont eux qui ont vaincu le bacille et l'ont chassé par leurs seules forces organiques; 3° que, seul, devient réellement contaminé celui dont l'affaiblissement organique a permis au bacille de s'installer. Celui-là est vaincu, il est perdu, non pas parce qu'il a des bacilles, mais à cause de sa propre déchéance organique. Si on arrivait à les détruire, ce malade ne guérirait pas pour cela; il mourrait sans bacilles, ce qui serait sans doute une satisfaction, mais n'en succomberait pas moins à la consomption.

Le problème a été admirablement posé par M. le professeur Robin à propos de la phtisie, dans sa communication à l'Académie de médecine du 19 mars 1901; il est également vrai pour tous les autres cas de contagion bacillaire. Toute invasion bacillaire est précédée d'une période de déminéralisation pendant laquelle le futur tuberculeux perd, avec les phosphates et les chlorures, des éléments de résistance indispensables à la lutte. Quand il a perdu ces armes défensives, le bacille, qui avait été repoussé jusqu'alors, s'installe. Si, à ce moment, le malade peut reconstituer ses principes minéraux et retrouver sa résistance, il refoule le bacille et guérit. Au cas contraire la phtisie se constitue, le sujet est vaincu et meurt.

C'est à fortifier le malade que doit tendre le traitement, sans s'inquiéter du bacille, dont la destruction importe peu, puisqu'il n'est que l'occasion de la maladie.

Car aucune maladie n'est mortelle que si le terrain dans lequel elle tombe ne lui oppose pas une suffisante résistance.

Ce n'est donc pas à éviter le microbe que doivent tendre nos efforts, ce qui serait du reste impossible, étant donnée la diffusion de ces ennemis qui nous environnent de toute part.

Le problème est plus simple, il consiste à les empêcher de nous nuire, et pour cela, il faut donner à notre sang, aux globules blancs qu'il nourrit, la vigueur nécessaire pour faire une bonne garde et détruire l'ennemi à mesure qu'il pénètre dans notre organisme.

C'est le moyen d'assurer *cette bonne garde* que je vais développer en ces quelques chapîtres concluant au *régime compensateur* et à la *cure marine*.

MÉDICATION NOUVELLE

Instruite par ces belles découvertes qui sont la gloire de la fin du siècle dernier, la génération actuelle de médecins a dû s'en inspirer pour modifier la conception ancienne de l'origine et de la nature des maladies, ce qui l'a conduite naturellement à changer la thérapeutique qu'on doit leur opposer.

Il fut un temps où le médecin, qui avait une foi aveugle dans les médicaments, rédigeait à chaque visite des ordonnances interminables. Il était de ces gens qui ne seraient plus retournés consulter un médecin, si celui-ci s'était contenté de leur donner d'excellents et salutaires conseils d'hygiène au lieu de griffonner une ordonnance cabalistique; à ces pauvres d'esprit, il fallait l'ordonnance, n'importe laquelle : eau claire, *mica panis* ou poison.

Aujourd'hui, médecins et malades croient moins aux médicaments, et c'est surtout par l'hygiène qu'on entend soigner les malades. Or, en l'espèce, l'hygiène veut dire alimentation particulière, soins méticuleux de propreté, hydrothérapie savante, massage, électricité, gymnastique et toniques.

Mais ces idées nouvelles n'ont pas convaincu certains esprits attardés, tout imprégnés encore des théories de leur jeunesse, en sorte qu'en

ce moment il y a deux tendances thérapeutiques :
l'une tâtillonne, mesquine, incertaine, changeante,
poursuivant le mal comme un ennemi embusqué dans
l'organisme avec des médicaments d'action mal
définie; l'autre, large et scientifique, s'adressant à
l'organisme entier qu'elle a pour but de soutenir et
d'aider dans sa lutte contre le principe du mal.
Celle-ci ne peut s'égarer ni être nuisible, puisqu'elle
se sert exclusivement de fortifiants du principe vital
et de toutes les fonctions organiques. Elle a banni de
l'ancienne pharmacologie tout ce qui était débilitant :
saignées, diète, tisanes, purgation préventive et régulière, vésicatoires, cautères. Elle nourrit le malade
dans les affections de longue durée, surtout lorsque
la fièvre abat les forces du patient.

« La science, a dit le professeur Huchard dans le
Journal des praticiens, évolue de plus en plus vers
l'étude des agents physiques, c'est-à-dire vers l'hygiène, et tout ce qui pourra être fait dans ce sens trouvera en nous un ardent défenseur. Les drogues, qui
« servent souvent à rendre la santé malade », comme
disait Montaigne, ne sont que des adjuvances thérapeutiques. »

Tout est à l'hygiène et aux toniques, et c'est pour
faire partager ma conviction à tous mes lecteurs que
j'ai insisté sur les chapitres qui traitent de l'usure
organique et des microbes. Ce sont en effet les deux
fléaux auxquels nul être humain ne peut échapper
et contre lesquels il doit lutter par l'emploi des
toniques, pour entretenir sa santé et reculer les
limites de sa vie.

Le microbe de l'arthritisme.

Ne voilà-t-il pas que les professeurs les plus autorisés sur la question viennent donner à nos conceptions du traitement antimicrobien par l'invigoration du sang, un regain d'actualité et d'urgence!

En effet, au congrès de l'*Association française* pour l'avancement des sciences, tenu à Cherbourg le 5 août dernier, toute la classe des affections arthritiques a été déclarée *microbienne*.

M. Th. Guyot défend avec talent la thèse qui fait du rhumatisme en général, aigu ou chronique, et de la goutte, une affection infectieuse due à un microbe spécifique introduit par une angine, une pharyngite ou une arthrite alvéolo-dentaire. Le diabète encore, qui semble souvent contagieux, serait infectieux, lui aussi. La doctrine a été élargie par M. Gilbert, qui a introduit la notion de l'infection microbienne par le tube digestif et les voies biliaires, l'arthritisme apparaissant comme une auto-infection d'origine intestinale en partie, produisant des arthropathies aiguës ou chroniques, des infections viscérales et d'autres troubles généraux. Bref, la doctrine de l'infection remplace la doctrine des troubles de nutrition, et du même coup, le rhumatisme articulaire aigu, qui était écarté de l'arthritisme, y rentre triomphalement.

Enfin, sur les aboutissants de l'arthritisme, sur ses conséquences et les désordres qu'il occasionne, les idées récentes ne sont pas moins nouvelles qu'en ce qui concerne le cadre et la cause de cette diathèse. On peut les résumer en deux lignes, en disant que l'arthritisme, d'après les théories actuelles, aurait comme aboutissant toutes les scléroses viscérales au sens le plus large du mot, les scléroses portant sur tous les tissus de l'organisme, de la peau, du muscle, des tendons, des viscères, du système nerveux aussi. On discute beaucoup, depuis quelque temps, la question de savoir si les différentes scléroses se font directement, ou si elles ont un antécédent nécessaire, qui serait l'artério-sclérose. La question a son intérêt, à coup sûr, et ceci explique l'ardeur des défenseurs des différentes manières de voir.

Mais un fait la domine : c'est celui qu'Henry Cazalis mettait en lumière, il y a plus de dix ans, avec son expérience d'homme qui a beaucoup pratiqué les rhumatisants, et que, peu après, Hanot reconnaissait à son tour : le fait que l'arthritisme se caractérise principalement par la vulnérabilité spéciale du tissu conjonctif, qui devient un lieu de moindre résistance, d'où la fréquence des inflammations, scléroses, prolifications et relâchements de ce tissu. A la base de l'arthritisme il y aurait une question de morphologie, d'histologie, ce qui, soit dit en passant, expliquerait l'hérédité de ce mal, jusqu'ici inexplicable; il y aurait une sorte de malformation, qui peut d'ailleurs être unilatérale (voir les cas d'hémirhumatisme), du tissu conjonctif lequel, on le sait, est en cause dans toute sclérose. En faisant de l'arthritisme, avant tout, une question de morphologie, on comprend tant de faits curieux qui, grâce à cette théorie, restent rattachés au cadre de l'arthritisme : l'asthme, qui s'explique par une infirmité du tissu conjonctif pulmonaire, la dilatation de l'estomac, les varices, l'interoptose, les hernies arthritiques, l'artério-sclérose, différents troubles de la vue et de l'ouïe, de la peau ou des muscles, à la base desquels on trouve toujours une lésion du tissu conjonctif.

Par la doctrine morphologique, l'ancienne conception de l'arthritisme, rajeunie et renouvelée, et assise, cette fois, sur une base solide, reprendra sans doute la consistance de la vie.

Voici donc l'arthritisme déclaré d'origine microbienne; son moyen de propagation est le tissu conjonctif qui constitue la trame de toute la charpente humaine, ce qui explique la rapidité et la multiplicité de ses transformations.

Du coup la plus grande partie de la pathologie, surtout celle des maladies chroniques (ou à évolution lente), devient tributaire du microbe, et par conséquent assujettie à la médication antimicrobienne, dont la base est le *régime compensateur* procédant de l'hygiène et la *cure marine,* qui, en fortifiant les énergies vitales, et en assurant la vigueur des globules blancs du sang, provoquent la destruction des microbes, et le retour à la santé, d'après cet adage : *Tuée la bête, tué le venin.*

Plus de médecins, des hygiénistes

Au lit du malade, il ne restera bientôt plus que l'hygiéniste et le chirurgien. Quant au médecin, il disparaît comme a déjà disparu la maladie. Non pas que le mal ait déserté la terre, mais la maladie n'est plus pour le praticien cette entité morbide qu'avaient conçue nos maîtres, à laquelle ils attribuaient une personnalité définie, lui assignant une évolution fixe, une marche réglée par septenaire.

Pour nous, il n'y a plus à considérer que des symptômes qui sont la réaction du principe vital et de tout l'organisme contre l'invasion d'un ennemi venu du dehors, je veux dire le vice infectieux. Notre rôle se borne à surveiller le combat, mais non en amateur et d'un œil indifférent, car il faut à tout moment, quand un point est menacé, venir à son secours; il faut fortifier le cœur, remonter l'énergie du système nerveux, etc., enfin tenir constamment en haleine la résistance organique, afin que, sorti vainqueur de la lutte, le malade soit capable de se relever et de réparer les brèches faites par l'ennemi repoussé. C'est en somme un siège en règle; la vie de l'individu est la forteresse que se disputent les deux adversaires; l'ennemi est le microbe infectieux, et la garnison de défense est la phalange des phagocytes ou globules blancs, microbes amis et alliés, qui, à condition d'avoir été entretenus dans un état de force normale, sont capables de terrasser l'assaillant. Mais, si alliés et ennemis sortent de la lutte tellement affaiblis qu'ils ne puissent plus se refaire, si d'un autre côté la citadelle, c'est-à-dire l'organisme, est demantelée, il ne reste plus en somme après le combat que des cadavres et des ruines. Voilà pourquoi, dans l'évolution de toutes les affections, contrairement à ce que faisaient nos maîtres, qui prescrivaient la diète, les saignées, les tisanes, c'est-à-dire les débilitants, et qui affaiblissaient ainsi la force de résistance, nous nourrissons, nous fortifions par des toniques et des bains froids, nous suivons attentivement toutes les phases de la bataille, pourvoyant, comme une intendance zélée et bien approvisionnée, tous les points faibles, de munitions, de vivres; et nos renforts sont les toniques; et ces toniques nous les empruntons aussi bien aux agents externes tels que bain froid, électricité, qu'aux remèdes internes tels que quinine, cordiaux, piqûre d'éther et de caféine, sérumthérapie, inhalation d'oxygène, etc.

Quant au *chirurgien*, depuis que l'antisepsie lui a permis de porter impunément son bistouri sur tous les organes, il a enlevé à la médecine une grande partie de son champ d'action. Les maladies organiques disparaissent de la pathologie; car, au lieu de les soigner, on trouve plus simple de supprimer l'organe. N'a-t-on pas vu de nos jours réséquer l'estomac, le rein, la rate, le pancréas, un lobe du foie? Quant à la matrice et à ses annexes, il n'est pas nécessaire qu'ils soient malades; une lubie de son propriétaire est pour eux un arrêt de mort.

L'hygiéniste, je ne dis plus le médecin, qui souvent n'est pas consulté, n'a plus qu'à enregistrer le fait

accompli, et à rétablir l'équilibre organique en sus-
citant une compensation fonctionnelle; et c'est encore
aux toniques, aux antidéperditeurs qu'on a recours.
Eux et toujours eux, avant le mal pour le prévenir,
pendant pour ralentir son évolution et la diriger vers
la guérison, après pour rétablir l'énergie vitale compromise.

Nous sommes en ce moment sous le charme; les
résultats obtenus par la chirurgie éblouissent; la
maîtrise des praticiens captive et rassure, mais atten-
dons que le temps ait apporté sa consécration, et je
crains qu'alors il y ait des déboires, et que le résultat
ne réponde pas aux espérances promises. En effet,
le corps, privé d'un organe, d'une fonction importante,
ne peut reprendre son équilibre; il languit, s'étiole,
et le malade guéri est devenu une ombre de lui-
même, ayant un organisme amoindri, privé de ressort; il vieillit et s'affaisse rapidement; le physique et
le moral sont épuisés par la secousse. Qui vivra
verra! En attendant tonifions et saturons l'organisme
de moyens de résistance.

Quant à la *thérapeutique*, encombrée par des produits de plus en plus quintessenciés et variés, qu'une
chimie, enorgueillie par sa marche triomphante vers
le progrès, livre à ses expérimentations; lassée de
brûler chaque jour ce qu'elle a adoré la veille, elle
finira par adopter un certain nombre de substances,
tirées du règne végétal de préférence, que l'expérimentation a sanctionnées et dont les effets sur les
diverses fonctions sont bien établies. Et, satisfaite

comme la médecine de traiter les symptômes, elle cessera de courir à la recherche de la pierre philosophale; elle abandonnera le rêve de médicaments spécifiques à chaque affection, celui plus problématique encore de l'aliment synthétique réduit à un bol contenant physiologiquement les éléments de la nutrition complète. C'est le propre des sciences jeunes de se bercer d'illusions que la pratique fait évanouir; mais comme en ce cas c'est notre santé qui est en jeu et fait les frais de l'expérience, soyons prudents, et contentons-nous des préparations sûres et éprouvées, non sur les animaux et dans des expériences de laboratoires, mais sur l'organisme humain.

En attendant, et même après que les savants auront proclamé la victoire de la science sur la maladie, il faudra toujours user des moyens dont je vais m'efforcer, dans un chapitre suivant, de vous démontrer l'efficacité. Ce sont :

1º L'hygiène;

2º Un régime compensateur capable d'entretenir l'intégrité des organes et la parfaite régularité des fonctions, de soutenir les énergies vitales pour lutter contre l'usure et la vieillesse et contre les ennemis intérieurs. Pas n'est besoin pour cela de recourir à des médicaments nouveaux; la thérapeutique ancienne et l'expérience nous ont transmis un certain groupe de substances inoffensives, mais dont l'action curative sur l'organisme entier a été reconnu efficace.

Le médecin moderne

Sur les ruines de l'ancienne médecine, surgit le médecin moderne, plus hygiéniste que médecin, mais dont le rôle, dans la société et dans la famille, va s'élargissant, s'ennoblissant, jusqu'à atteindre la proportion d'un sacerdoce. La science lui a donné le pouvoir de prévenir les maladies; il ne doit donc plus attendre que le client se décide à l'appeler quand tout espoir de guérison spontanée est perdu.

Il faut que par des visites régulières il suive continuellement l'état sanitaire de toute la maison, afin de diagnostiquer longtemps à l'avance les premiers germes de la maladie naissante. Il viendra donc causer régulièrement en ami de la famille, il en pénétrera les secrets intimes; il verra le mari, la femme, les enfants qu'il a mis au monde; il suivra l'évolution des tares héréditaires ou acquises; il provoquera des confidences qui élargiront l'horizon de son diagnostic; il s'enquerra des moindres incidents qui se sont produits dans l'état sanitaire depuis sa dernière visite, il recourra au besoin à l'auscultation pour éclairer ses doutes, et au moindre signe il prescrira l'hygiène préventive. Il deviendra l'arbitre des événements les plus intimes; il donnera des conseils pour les mariages, pour le choix de la carrière que doivent embrasser les enfants, en s'inspirant des prédispositions physiques et intellectuelles. Il étouffera dans leurs germes les maladies infectieuses; il en arrêtera la propagation au point de vue social par des mesures

de désinfection intelligente et rigoureuse des effets
et du mobilier. Il sera donc aussi le représentant des
intérêts généraux de la société. Que de femmes,
bonnes ménagères, mères de famille dévouées, pèchent
par ignorance des lois élémentaires de l'hygiène et
causent ainsi, à leurs familles d'abord, à la société
ensuite, de graves préjudices. Un conseil donné à
propos remédiera à tous ces inconvénients. C'est le
seul moyen de venir à bout des fléaux qui déciment
l'humanité, et qui se transmettent, eux ou leurs
conséquences, par l'hérédité — phtisie, alcoolisme,
syphilis.

Si un ami dont on connaît la compétence, dont on
apprécie les bonnes intentions, pouvait à chaque instant montrer les conséquences que peut entraîner
un des grands actes de la vie familiale, l'individu et
la société marcheraient d'un pas plus assuré vers le
progrès et le bonheur.

Je crois que c'est en Chine que le médecin est payé
par abonnement annuel et en raison de l'état sanitaire satisfaisant qui a régné dans la famille. Cette
mesure, malgré son exagération, présente cependant
un fond de vérité que l'Europe civilisée ferait bien
de creuser. Il serait désirable, je crois, pour le médecin
et pour le client et surtout pour la société, de donner
un corps à cette idée et de la transformer en un abonnement consenti de gré à gré dans lequel il serait
tenu compte de l'état de fortune du client et surtout
de l'importance de sa famille pour des visites régulières de causeries d'hygiène, de surveillance générale
de la santé de toute la famille, en laissant en dehors

les maladies de longue durée, les accouchements, les cas chirurgicaux. Tout le monde y trouverait son compte, mais la société principalement, qui en échange des services rendus par le médecin devrait l'indemniser pour tous les renseignements qu'il lui fournirait au sujet de l'hygiène et de la prophylaxie des épidémies. Cette méthode permettrait peut-être dans la suite d'améliorer le système actuel de secours médicaux aux ouvriers et aux déshérités de la fortune, sans recourir aussi souvent aux hopitaux toujours dispendieux.

CONCLUSION

Comme la plus belle des sciences ne serait qu'une satisfaction stérile de l'esprit, si elle ne conduisait à un but pratique, je vais terminer cet exposé un peu long, mais bien utile, par la description des moyens à employer pour entretenir dans l'organisme l'énergie qui lui donnera la force de lutter victorieusement contre l'usure et contre l'invasion microbienne.

LA MÉDICATION TONIQUE

La médication tonique a pour effet de déterminer dans l'organisme une suractivité fonctionnelle; sous son influence, la nutrition s'accélère, la tension artérielle monte, les échanges respiratoires et les échanges nutritifs prennent une allure plus vive, les éléments de défense de l'organisme contre les agents pathogènes se multiplient.

Jusqu'à ces dernières années, les aspirations de la médication tonique se bornaient à ce but, et le praticien, satisfait de relever les forces quand une cause quelconque les avait déprimées, mettait tous ses soins à préciser les indications de son emploi, son mode d'administration, sa composition, son dosage selon les cas et les individualités, puis à appliquer les ressources de son art aux convalescences de maladies longues, à l'affaiblissement provenant de la croissance, du surmenage, d'un tempérament vicié héréditairement (scrofule, rachitisme, disposition à la phtisie).

Même réduit à ces indications, le rôle de la médication tonique serait déjà beau et digne d'intéresser les médecins modernes, en pensant au nombre de surmenés et de neurasthéniques que la vie active a créés dans notre siècle où la lutte est nécessaire pour vivre et se faire sa place au soleil, où les faibles, les maladifs succombent à la tâche. Pour tous ces blessés de la vie, la médication tonique est le pain quotidien qui relève leur énergie et soutient leur cerveau épuisé. Ils sont nombreux, les toniques proposés pour remplir ce but, mais on peut dire, sans crainte d'être démenti par les médecins et les malades, que le meilleur, le plus efficace, le plus soigné au point de vue du choix et de la qualité des substances qui entrent dans sa composition est le *Vin Désiles;* il résume par sa complexité même toutes les indications de la médication tonique.

C'est un tonique par le cacao et le tannin; c'est un régulateur énergique de la circulation par la kola; c'est un digestif par le cacao qui refait à l'estomac une sorte de virginité et rend la digestion indolore et rapide; c'est un apéritif par le quinquina, la substance amère la plus active; c'est un dépuratif par l'iode qui redonne aux vaisseaux usés l'élasticité perdue et qui assure l'activité artérielle. C'est enfin, et surtout, un reconstituant de premier ordre par le phosphate de chaux, cette base de nos tissus, ce réparateur des os, des muscles et des nerfs. Cette composition ingénieuse du *Vin Désiles* rend ce médicament tout-puissant dans tous les amoindrissements de la vitalité, quelle que soit la cause de cet affaiblissement : âge, excès, surmenage, maladies aiguës ou maladies chroniques.

Mais depuis vingt-cinq ans, grâce à la physiologie et à l'anatomie pathologique, grâce à la méthode d'expérimentation, grâce surtout aux admirables découvertes de l'école de Pasteur sur l'origine microbienne des maladies, et sur l'action des globules blancs du sang dans les phénomènes de la vie et dans la pathologie des maladies, les aspirations de la médecine reconstituante se sont développées au point de prétendre à conjurer les maladies au lieu de les soigner et à modérer l'usure vitale pour prolonger la vie. Il est donc nécessaire de comprendre la médecine avec des idées plus larges, de ne pas rapetisser les méthodes à des faits isolés; il faut, comme Metchnikoff, considérer le grand problème de la vie, en étudier les rouages, les conditions de durée et d'entretien, pour chercher le moyen de fortifier, d'activer, de perfectionner le fonctionnement de tous les organes essentiels, persuadé que c'est la seule façon de garantir cet état de santé qui seul fait le bonheur de vivre, puis de prévenir les maladies en mettant le sang dans des conditions de résistance suffisante pour lutter victorieusement contre les assauts livrés à l'organisme par les microbes.

Pour arriver à ce but il faut connaître les lois de l'évolution de notre vie, la part attribuée au sang dans l'équilibre vital, la nature des organes préposés aux fonctions importantes, tels que : cœur, poumons, cerveau et système nerveux, estomac, foie, rate, etc.; il faut connaître ces organes dans leur structure et dans leur fonctionnement pour pouvoir réparer l'usure vitale ou maladive de la première et régler, modérer ou exciter l'activité de la seconde.

Il faut en outre connaître l'action physiologique des substances qui doivent agir sur ces organes, savoir les doser, les présenter sous une forme commode et sûre, afin que l'action soit précise, appropriée au but qu'on veut obtenir, et modérée afin que la médication soit tolérée indéfiniment. Il faut aussi, car l'usure ne frappe pas seulement un organe isolé, mais tous insensiblement par l'usage régulier que la vie en fait journellement, avec cette complication que l'altération d'un seul a de suite une répercussion sur l'organisme entier, il faut, dis-je, que la médication, si elle veut être complète et efficace, s'adresse non seulement à un organe, à une fonction, mais à la fois à tous 'et à toutes pour maintenir l'équilibre vital en harmonie.

Il faut que l'action reconstituante agisse en même temps sur le cœur, sur les nerfs, sur les muscles, sur les os, sur les muqueuses, sur le tissu des artères et des veines. Et, il faut bien le dire, il n'est pas un thérapeutique, un médicament possédant toutes ces propriétés à la fois. Voilà pourquoi la médication tonique, pour être complète, doit se composer d'un certain nombre de substances bien dosées, bien combinées pour faire un ensemble homogène dont l'action répondra aux conditions que j'ai spécifiées plus haut. Ce n'est qu'à ce prix qu'elle conduira l'homme de la naissance à la mort, en passant par toutes les alternatives plus ou moins heureuses que les hasards de la vie jettent dans le fonctionnement de nos organismes, jusqu'à la plus extrême vieillesse, dans des conditions de force, de résistance, de santé, qui lui laisseront le libre exercice de ses facultés physiques et intellectuelles.

Régime compensateur

Le mot *médication* que j'ai employé dans le chapitre précédent est impropre dans l'état actuel de la science nouvelle et c'est pour me conformer à l'usage admis jusqu'à ce jour que je m'en suis servi, mais, pour parler juste, c'est plutôt un régime diététique :

1º Parce que les substances qui le composent se trouvent déjà en proportion variée dans les aliments dont l'usage est quotidien au même titre que le pain et le vin;

2º Parce qu'elles agissent à la façon des aliments sans lesquels l'usure organique serait rapide; leur action est donc la même et elles peuvent également être prises journellement et indéfiniment, complétant l'action des aliments;

3º Parce que leur action continue a comme celle des aliments la prétention et le pouvoir d'entretenir en leur absence la vie dans l'organisme, de soutenir le jeu des organes essentiels, de favoriser l'assimilation et les échanges vitaux, de rendre à chaque instant aux organes l'énergie vitale et fonctionnelle qu'ils ont perdue dans leur travail, de compenser leur perte. Pour cette raison je l'appellerai *régime compensateur.*

Et si cette compensation n'existait pas, de suite l'assimilation des aliments, par conséquent la nutrition, serait entravée; sans elle les oxydations et les éliminations deviendraient insuffisantes; on verrait s'accumuler dans le sang les déchets et les résidus toxiques de la nutrition, et apparaître dans tout l'organisme l'acide urique qui est considéré comme la signature du vice nutritif et de l'oxydation incomplète, et vous comprenez la nuance qui existe entre le mode nouveau de traitement et la médication tonique; le but et les moyens diffèrent, le premier est plus complet, plus vital, et les seconds plus rationnels.

Le régime compensateur ne s'adresse pas à une maladie en particulier, mais à un état constant, permanent, au phénomène vital. La vie, a dit Bichat, est l'ensemble des fonctions qui résistent à la mort. C'est cette résistance que nous cherchons à entretenir et à fortifier par le régime compensateur. C'est pourquoi il s'adresse à tout le monde, à tout organisme humain, à celui qui est en bonne santé pour atténuer l'usure fonctionnelle, à celui qui sent fléchir la force de résistance de ses organes, à celui qui comprend le besoin de leur demander un surcroît de travail, à celui qui a été affaibli par une maladie, à celui qui a apporté en naissant le germe d'une maladie constitutionnelle ne demandant pour se développer qu'à trouver un terrain propice, un sang affaibli et peu résistant, enfin à l'homme qui sent que l'âge avance, qu'il n'offre plus la même résistance qu'autrefois aux fatigues, aux surmenages, et qui a le souci de se préparer une vieillesse aussi prolongée que possible et agrémentée par une santé vigoureuse exempte des infirmités physiques ou morales. C'est alors, quand on sent que la vie s'en va qu'il faut augmenter les doses, l'usure étant plus grande pour un travail moindre, et donner le coup de fouet qui relève l'activité fonctionnelle et ramène le sentiment de la vie.

Or, un médicament, dans le sens ordinaire de ce mot, ne pourrait pas se prendre continuellement, ni impunément; il fallait des substances exemptes de nocivité comme le sont les aliments. L'énumération de ces diverses substances qui composent le régime compensateur suffira à prouver aux malades et au médecin que leur action est aussi inoffensive que sûre et efficace. L'expérience l'a du reste démontré suffisamment.

Comprenez bien, en somme, que la nourriture est l'élément réparateur, et que le régime compensateur est la fée directrice qui assure la transformation de cette nourriture en un principe assimilable qui deviendra de la chair. La nourriture non assimilée n'est pas productive de forces, elle ne donne que des déchets encombrants et nuisibles; celle-là seule est efficace qui est digérée et transformée en chair.

La nourriture peut donc être bonne et hygiénique, qu'elle ne remplira pas son but si l'estomac et l'intestin qui doivent la digérer ne fonctionnent pas bien; elle ne le remplira pas davantage si, le tube digestif fonctionnant bien et introduisant dans le sang un chyle de bonne. qualité, le système circulatoire est empêché de le porter dans toutes les parties du corps par insuffisance d'influx nerveux.

Je vais essayer de vous faire saisir cette vérité par

un exemple. Supposez deux machines identiques, construites par le même ingénieur pour un même rendement de force, et recevant par conséquent la même quantité de force motrice (électricité ou vapeur). Seulement l'une est bien entretenue, ses rouages sont nettoyés, huilés, surveillés; l'autre est négligée.

Qu'arrivera-t-il?

C'est que la première donnera un travail plus rémunérateur, et de meilleure qualité que la seconde dans un même temps; en outre, elle s'usera moins vite. Or, la machine peut être assimilée à un organisme vivant; les rouages sont les organes; leur fonctionnement pour l'utilisation de la vapeur et l'électricité, leur transformation en mouvement correspondent à la circulation, à la digestion, à l'influx nerveux, à la respiration. La vapeur, l'électricité sont la nourriture; le bon entretien, le nettoyage, le graissage correspondent au régime compensateur; c'est lui qui entretient l'organisme en bon état, qui répare l'usure des organes, qui assure leur fonctionnement, qui en retarde la mise à la réforme; et chez l'homme cette réforme c'est la *vieillesse*.

Si donc le régime compensateur peut se comparer au régime diététique, on en conclut que de même qu'un aliment pour être complet et nourrissant doit contenir de l'azote, de l'albumine, des graisses, des féculents, des sucres, des hydrates, du carbone, c'est-à-dire tous les éléments nécessaires à la réparation des pertes que fait constamment l'organisme dans la lutte pour la vie, de même le régime compensateur doit contenir tous les toniques, tous les antidéperditeurs, tous les rénovateurs de l'énergie vitale, afin de pouvoir ·restituer aux organes les énergies perdues dans leur fonctionnement. Voilà pourquoi il doit, comme un repas, être complet.

Accumulateur vital

Si la première des conditions, en médecine comme en toutes choses, est, pour réussir, de discerner bien nettement le but qu'on se propose d'atteindre et les moyens qui doivent y conduire, nous avons, j'espère, satisfait à ce principe, car nous avons bien spécifié les indications, la nature, l'action du régime compensateur et son influence sur le maintien de la santé, la prolongation de la vie ; mais il reste à élucider un autre problème, c'est de déterminer la composition du facteur qui doit être le collaborateur de la nature dans ce travail, qui doit compenser régulièrement l'usure organique et les déperditions d'énergie vïtale qui sont la conséquence normale de la vie.

Je sais bien que dans le résultat l'hygiène aura un rôle important. Mais ce rôle est plutôt passif, en ce sens que par son observance elle atténue, empêche la déperdition des forces ; mais ce qu'il nous faudrait, c'est un agent composé, je l'ai dit plus haut, doué d'une activité propre qu'il puisse communiquer continuellement à l'organisme, pour lui donner le coup de fouet nécessaire, qui puisse venir au secours d'une fonction déclinante, qui puisse maintenir à son taux normal l'ensemble des énergies qui composent la vie, qui vivifie le sang pour lui permettre par les globules blancs d'être toujours dans l'état de combattre les invasions microbiennes.

Or, pour distribuer toutes ces énergies, il faudrait que cet agent les contînt toutes en germe, et dans des conditions d'assimilation prompte et parfaite, exempts de nocivité; qu'il fût, en un mot, un accumulateur de toutes les *énergies vitales*.

Ce talisman est-il dans la nature? Peut-on le trouver, le condenser, le mettre à la portée de tous les organismes? Je vois bien d'ici quelles sont les substances qui devraient entrer dans sa composition pour que leur ensemble répondît à ces espérances; mais l'état sous lequel la chimie les a présentées jusqu'à ce jour ne répond pas aux nécessités d'une assimilation prompte et complète, leur permettant de se combiner instantanément avec le sang, de faire corps avec l'organismé et de distribuer leur puissance dans tous les recoins du réseau vital.

Pour remplir cette mission, il faudrait que ces substances soient déjà à l'état vital permanent avant d'être introduites dans l'organisme, à la vie duquel elles s'identifieraient de suite.

Eh bien, cet *accumulateur* naturel de toutes les *énergies vitales* que nous n'avons pas eu besoin de créer, car il existe de toute éternité, mais qu'on n'employait pas parce que sa simplicité même l'avait garanti des recherches des savants, nous le possédons et nous vous l'offrons avec toutes les garanties voulues d'activité, de précision, d'efficacité, d'innocuité.

Mais pour vous le présenter et vous faire comprendre sa haute valeur, je dois vous initier à la genèse de sa découverte.

Elle découle des travaux de M. René Quinton, du Collège de France, qui, en enrichissant la science pure, a fait à l'humanité le cadeau le plus précieux, celui de la santé. Ses belles recherches soulèvent un coin du rideau qui nous cache les secrets de la nature et nous laissent entrevoir des horizons dont l'idée même n'était pas soupçonnée il y a quelques années.

M. Quinton était déjà connu par ses travaux au laboratoire de M. Marey. Mais son livre : *L'eau de mer, milieu organique*, le met au premier rang des savants et des bienfaiteurs de l'humanité.

Cet ouvrage des plus consciencieux témoigne d'une science profonde et d'une logique puissante.

Je me bornerai à vous le résumer aussi clairement, aussi fidèlement, aussi littéralement que je le pourrai. C'est la meilleure preuve que je puisse donner à l'auteur de l'admiration profonde que m'a causée son travail.

L'eau de mer, Milieu organique

Avec M. Quinton, voici donc l'occasion de remonter au déluge, et même beaucoup au delà pour y saisir et y étudier la manifestation première de la vie. Nous voyons que l'élément ancestral de tout l'organisme animal est une cellule.

L'embryogénie en effet montre d'une façon précise

que, actuellement encore, tout organisme animal tire son origine d'une cellule primordiale et que, parti primitivement de cette cellule, tout ovule fécondé se segmente, devient deux cellules, puis quatre, puis huit, etc., et en proliférant parvient à constituer un organisme adulte dans toute sa complexité. Donc, en dehors de toute théorie, un organisme est un dérivé peu à peu accru et différencié d'une simple cellule primitive.

Or, la première cellule fut un élément nécessairement aquatique, puisque le protoplasma ou liquide intérieur, exigeant pour jouir de ses propriétés vitales une proportion considérable d'eau, la condition aquatique est essentielle à la cellule; et, par ce fait, l'origine de la vie animale est nécessairement aquatique.

Deux sortes d'eau se partagent sur le globe le domaine aquatique : les eaux douces et les eaux marines. Mais une courte réflexion fait comprendre que la seule eau réelle du globe est l'eau marine, l'eau douce n'étant que le résultat de l'évaporation de l'eau de mer qui retombe en pluie sur le continent.

Aux époques primitives, la surface continentale était excessivement réduite; les pluies abondantes qui caractérisaient ces époques tropicales retombaient simplement sur les mers, dont l'évaporation les avait élevées, et ne déterminaient par conséquent, sur les quelques îles représentant alors les continents immergés, que des dépôts d'eau douce tout à fait négligeables. Du reste, le volume de l'eau douce est dérisoire en comparaison de celui de l'eau de mer qui cube actuellement encore quinze fois celui des continents; et

à l'époque de l'apparition de la première cellule, c'est-
à-dire à l'époque où la croûte terrestre ne présentait
déjà plus qu'une température de 45°, puisque toute
vie est impossible à une température supérieure, le
volume de l'eau de mer était trois fois ce qu'il est
actuellement.

Faut-il ajouter que la diffusion sur tout le globe
des types vivants, à tous les degrés de l'échelle animale, ne peut s'expliquer qu'autant qu'on suppose le
milieu d'origine ouvert aux plus vastes migrations, ce
qui est incompatible avec la rareté des eaux douces.

La faune marine a donc précédé la faune douce, ce
que démontrent également les recherches paléonto-
logiques. Et non seulement l'origine marine de tous
les groupes animaux en résulte, mais encore le fait
que leur évolution àquatique s'est effectuée presque
tout entière dans les océans et dans les océans seuls.

Milieu vital.

Vous avez vu que le raisonnement seul nous avait
suffi à établir que la première cellule devait avoir eu
une origine aquatique et, qui plus est, marine.
Mais ce que M. Quinton a démontré dans son livre
basé sur l'expérimentation et sur des déductions d'une
rectitude scientifique, c'est que depuis la formation
de la première cellule, les espèces de l'ordre le plus
élevé avaient conservé à travers les âges le milieu
marin qui avait présidé à leur formation. Cette démonstration est de la plus haute importance tant au

point de vue scientifique qu'à celui des déductions physiologiques, pathologiques et thérapeutiques qu'on en peut tirer.

Après avoir lu le livre de M. Quinton, la certitude est complète, tellement les faits sur lesquels il l'établit sont scientifiques et probants. Je vais m'efforcer, dans ce résumé, de presser le texte original autant que possible et de vous faire partager ma conviction.

Pour la clarté de la démonstration, M. Quinton divise l'organisme, au point de vue histologique, en quatre parties, savoir :

1° Un *milieu vital* baignant toute cellule douée de vie.

2° Une *matière vivante* composée de toutes les cellules vivantes, dont le jeu constitue la vie générale de l'organisme.

3° Une *matière morte* jouant un rôle purement physique et mécanique d'union, d'isolement, d'architecture ou de soutien.

4° Une *matière sécrétée* diverse, résultant de l'activité cellulaire en vue des besoins organiques.

Le milieu vital se compose dans chaque organisme de deux sortes de plasmas (ceux du sang, de la lymphe, de la cavité générale, etc.); les autres qui sont des plasmas d'imbibition. Ce milieu vital est la partie la plus importante de l'organisme, puisqu'il baigne toutes les cellules, celles de tous les systèmes organiques qui y puisent leur vie, leur activité, les forces nécessaires à leur fonctionnement. De la composition donc de ce milieu, de sa constance, de sa pureté, dépend la régularité, l'ampleur, la force des fonctions de la vie, par conséquent, la santé et la longévité.

M. Quinton a démontré l'importance capitale de ce milieu vital par une comparaison saisissante de vérité. Un organisme, dit-il, est un tube dans lequel on a mis un bouillon de culture qui est le milieu vital, et dans ce bouillon de culture évoluent, vivent les cellules organiques.

Vous voyez d'ici les conséquences que peut amener la connaissance exacte de ce milieu, de sa composition intime, connaissance d'où résultera le moyen de le modifier, de le restaurer, de lui rendre les substances qui lui manquent. Résultat d'autant plus facile à obtenir, que le milieu qui a vu naître la première cellule est resté de même à travers les âges et les transformations de l'espèce, qu'il est l'eau de mer en un mot.

Deux preuves suffiront à vous convaincre de cette proposition : 1° l'eau de mer peut remplacer le milieu vital dans l'organisme sans altérer son fonctionnement; 2° la composition de l'eau de mer est identique à celle du milieu vital.

Première preuve. — Si le milieu vital d'un vertébré, c'est-à-dire d'un être appartenant au régime animal supérieur est un milieu marin.

1° L'eau de mer portée dans un organisme au contact de toutes les cellules (par la voie intraveineuse, par exemple, la plus rapide) devra s'y comporter comme son milieu, c'est-à-dire n'y déterminer aucun accident d'ordre toxique; la quantité d'eau de mer dont un organisme pourra supporter l'introduction dans ses tissus, devra donc *à priori* être considérable.

2° On pourra soustraire à un organisme une partie importante de son milieu vital et le remplacer par une quantité égale d'eau de mer, sans que l'organisme expérimenté subisse aucun dommage.

3° Des cellules organiques extraites de leur milieu vital et portées subitement dans l'eau de mer devront y continuer leur vie normale.

Trois groupes d'expériences démontrent ces propositions.

Premier groupe : Trois chiens sont injectés en eau de mer, le premier des 66 centièmes, le second des 81 centièmes, le troisième des 104 centièmes de son poids. Pendant toute l'expérience les animaux cessent à peine d'être normaux; aucune agitation; pas de trouble digestif ou négligeable; aucune hématurie, aucune albuminurie; après vingt-quatre heures, le rétablissement est complet, les animaux présentent un aspect plus vif qu'avant l'expérience.

Deuxième groupe : Deux chiens sont saignés à blanc par l'artère fémorale, puis aussitôt injectés d'eau de mer d'une quantité égale à celle du sang perdu; le lendemain ils trottent; au bout de quelques jours, le rétablissement est complet, leur aspect plus vif qu'avant l'expérience.

Troisième groupe : La vie du globule blanc est tentée dans l'eau de mer; or, le globule blanc est par excellence le témoin du milieu vital; il est en effet le seul élément qui vive de la vie générale de chaque organisme au contact de chacun des tissus, dans toutes les régions de l'économie. D'autre part, sa délicatesse est telle qu'il est réputé ne vivre dans aucun milieu artificiel. Sa vie dans l'eau de mer, au cas où on l'y obtiendrait, serait donc particulièrement démonstrative.

L'expérience porte sur huit espèces de vertébrés; une unité de sang de chacun est noyée dans 25, 50, 100 unités d'eau de mer. Dans tous les cas le résultat est positif; le globule blanc de toutes les espèces expérimentées vit dans l'eau de mer avec tous les signes de l'existence normale. Ainsi l'eau de mer substituée d'une manière ou d'une autre, partiellement ou totalement, au milieu vital d'un vertébré, se comporte auprès de ses cellules, comme le milieu vital lui-même. Entre l'eau de mer et le milieu vital des vertébrés, il y a physiologiquement identité. L'identité physiologique de l'eau de mer et du milieu vital est donc établie.

Deuxième preuve. — Il faut démontrer l'identité de composition chimique entre l'eau de mer et le milieu vital. De toutes les analyses des eaux de mer, des divers océans, il résulte que les radicaux formant les sels dont la dissolution constitue l'eau de mer, sont répartis en trois groupes décroissant d'importance.

1° Le chlore et le sodium qui forment à eux seuls les 84 centièmes environ de tous les corps dissous (chlore, 54 centièmes, sodium, 30 centièmes);

2° Le soufre, le magnésium, le potassium, le calcium, dont le bloc forme à son tour 14 autres centièmes.

3° Le brome, le silicium, le carbone, l'azote, l'iode, le fer, le manganèse, le phosphore, le lithium, qui, joints à tous les autres éléments qu'une analyse plus poussée va nous faire découvrir encore dans l'eau de mer, tels que : bore, arsenic, cuivre, argent, or, zinc, strontium, baryum, césium, rubidium, cobalt, forment dans tout leur ensemble les centièmes restant de la matière dissoute.

Le fait que la plupart de ces corps ne s'y trouvent qu'à l'état à peine pondérable n'importe aucunement, et on n'est nullement en droit de dire qu'un élément, si faible que soit sa proportion, n'importe aucunement. Il est démontré, au contraire, que les traces d'arsenic, d'or, d'argent, de manganèse, de strontium, etc., ont une action thérapeutique très marquée sur l'organisme.

Voyons maintenant la composition du milieu vital organique qui se compose, avons-nous dit, du sérum du sang, de la lymphe, des sérosités, du chyle.

Or, les diverses analyses reconnaissent que le chlore et le sodium dominent et forment environ les 90 centièmes des sels dissous. Le potassium, le calcium, le magnésium, le soufre, le phosphore, le carbone forment à peu près le reste. Le silicium, le fer, le fluor, l'azote viennent d'être découverts dans des analyses récentes. Et les travaux aujourd'hui publiés permettent d'établir avec certitude la présence dans l'organisme, à l'état normal et d'une façon constante, des douze nouveaux corps suivants : iode, brome, manganèse, cuivre, plomb, zinc, argent, lithium, arsenic, bore, baryum, aluminium; quatre

autres : strontium, rubidium, césium, or, y sont
plus que probables. Grâce à cette succession de
découvertes, la ressemblance entre la composition de
l'eau de mer et celle du milieu vital est maintenant frap-
pante. L'eau de mer contient vingt-neuf corps; vingt-
quatre de ces corps dans l'état présent des connaissances
concourent également à former le milieu vital des organismes les plus élevés, les plus éloignés de la souche
marine. Tous ces corps se trouvent entre eux, tant
dans l'eau de mer que dans le milieu vital, dans un
rapport quantitatif remarquablement voisin. La
démonstration chimique de l'hypothèse marine peut
sembler effectuée. Elle a eu occasionnellement cet
intérêt de donner droit de cité dans l'organisme à onze
corps qu'on refusait d'y admettre. Elle a eu encore et
surtout cet intérêt de faire prévoir le rôle que peuvent
jouer dans le milieu vital certains corps qui n'y existent qu'à des doses infinitésimales. Voici en quels
termes s'exprime sur cette médication toute récente
des quantités infinitésimales, M. Dezères, chroniqueur
scientifique du *Petit Parisien* :

« Quand on fait passer un courant électrique dans
un litre d'eau où l'on a mis une plaque en or, en argent, en platine, peu importe du reste la nature du
métal, une partie minime de ce métal se dissout dans
l'eau. Par des analyses chimiques très précises, on
a pu établir que la quantité de métal dissous dans ces
conditions ne dépasse guère un milligramme par
litre d'eau. Or, cette solution métallique, — et c'est là
que la chose devient curieuse, — possède les mêmes
propriétés que les *ferments vivants*. Ces solutions

métalliques, ces ferments métalliques comme les appelle le docteur Robin, agissent d'une façon très curieuse sur l'organisme. Injectée sous la peau à la dose de quelques centimètres cubes, la solution métallique augmente le nombre de globules rouges du sang et active ainsi les combustions organiques. Elle double encore le nombre de leucocytes, de ces fameux phagocytes et macrophages qui dévorent les microbes.

« Chez les malades, dans la grippe, les fluxions de poitrine, les rhumatismes, la méningite, elle diminue la fièvre, abrège la durée de la maladie et, tout comme le sérum, débarrasse l'organisme des poisons et des matériaux toxiques qui l'encombrent. Vous voyez d'ici l'importance de ce nouveau mode de traitement, dont l'efficacité est comparée à celle du sérum. Mais savez-vous combien une injection de ferment métallique fait passer d'or ou d'argent dans l'organisme? Tout au plus deux centièmes de milligramme, et c'est cette quantité infinitésimale de métal qui met en branle les globules rouges et les macrophages qui nous défendent si énergiquement contre les microbes. »

Ce que M. Dezères dit de la solution métallique, s'applique encore avec plus de force et de vérité à l'eau de mer qui en a la composition assurée par les réactions chimiques de la nature.

Eau de mer en thérapeutique

Il est clair que la conception organique marine exposée dans les chapitres précédents ne peut man-

quer d'entraîner des applications thérapeutiques.
Nous avons, après ce travail de M. Quinton, de l'organisme, — véritable aquarium marin, — une conception toute nouvelle. Il a démontré qu'en principe un organisme se réduisait à une agglomération de cellules vivantes, toutes situées au contact d'un liquide qu'il a nommé milieu vital, et qui est un liquide marin. Imaginons un tube de culture; dans ce tube, de l'eau de mer; dans cette eau de mer et y vivant, des cellules organiques; voilà le schéma de l'organisme. On voit le rôle prépondérant de ce milieu marin qui doit fournir à toutes les cellules, à chacune selon ses attributions, les éléments nécessaires à sa vie et à sa fonction. De la qualité normale ou anormale de cette composition dépend le fonctionnement de tout l'organisme, c'est-à-dire la santé et la vie. On voit le rang que peut prendre en thérapeutique l'eau de mer, dans tous les cas où le liquide de culture des cellules organiques est vicié par une cause quelconque : empoisonnement chimique ou microbien, insuffisance des émonctoires, défaut de certains apports nécessaires.

L'importance en thérapeutique du chlorure de sodium est connue; dans les fièvres intermittentes, dans toutes les maladies de consomption, il vient d'être largement utilisé par toute l'école moderne en injections intraveineuses ou sous-cutanées. Or, le chlorure de sodium est le sel primordial de l'eau de mer.

Le traitement marin appliqué par M. Quinton dans les services hospitaliers de Paris et près d'Arcachon a consisté dans l'injection sous-cutanée d'eau de mer ramenée par addition d'eau distillée à la composition organique (Eau de mer 2, eau distillée 5), à la dose, pour ce mélange, d'un centième à un centième et demi du poids du corps. Dans un cas de cirrhose se terminant par érysipèle, cas désespéré, la mort attendue pour le jour même, M. Stancouléanec, interne de M. Vaquez, ayant obtenu un plein succès après une injection sous-cutanée d'eau de mer, le malade sortait de l'hôpital deux semaines après.

L'eau de mer qui sert à l'injection doit être très pure, captée au large dans des conditions assurant cette pureté, ramenée par addition d'eau distillée à un point voisin de l'isotonie organique, le mélange stérilisé au filtre. L'injection est suivie d'une réaction qui dure environ douze heures; ensuite on assiste dans certains cas à une véritable résurrection du malade, saisissante par sa brusquerie; toutes les douleurs ou malaises qui précédaient l'injection sont disparus; les forces reviennent; le sujet alité depuis des semaines se lève, marche, circule plusieurs heures. Dans une syphilide maligne précoce, l'injection a été suivie dès le deuxième jour d'une cicatrisation très nette des ulcères qui couvraient le corps du sujet. Même résultat dans la tuberculose cutanée. Dans la tuberculose pulmonaire au dernier degré, résultat négatif comme on pouvait s'y attendre, mais précédé dans presque tous les cas d'une période de relèvement surprenante.

M. Chauffard, dans la séance de l'Académie de médecine du 23 juin 1905, communique les résultats obtenus par MM. Robert Simon et René Quinton, dans la tuberculose, avec les injections sous-cutanées d'eau de mer isotonique.

Dix-huit cas de tuberculose traités par cette méthode ont donné, dans quinze cas, des améliorations extrêmement notables chez des tuberculeux à tous les degrés. L'amélioration, très rapide, porte d'abord sur l'état général, l'appétit, le sommeil, la toux, l'expectoration, les sueurs nocturnes. Enfin, le poids augmente d'une façon régulière et dans des proportions souvent très remarquables.

L'action thérapeutique de l'eau de mer est donc flagrante, et dans certaines affections telles que : tuberculose, diabète, surmenage, consomption, cette action peut être souveraine.

L'eau de mer introduite dans un milieu vital vivifie, renouvelle le liquide de culture des cellules organiques; elle doit donc accélérer la vitalité de celle-ci.

Traitement marin

J'espère avoir réussi à vous résumer d'une manière intelligible et exacte la théorie si clairement développée par M. Quinton dans son livre savant et documenté. Vous avez alors compris toute son importance au point de vue pathologique et les déductions qu'on peut en tirer au point de vue thérapeutique.

M. Quinton ne s'arrête pas au traitement par injection sous-cutanée d'eau de mer, dont les effets sont puissants pour le relèvement des forces dans les cas de prostration profonde de l'organisme par suite

d'une perversion du fonctionnement vital. Il ajoute
et démontre que le traitement par l'eau de mer et
ses sels a été employé depuis la plus haute antiquité
et avec le plus grand succès, sous forme *d'alimentation, de cure thermale, de bains, de cure d'air
salin,* enfin *d'ingestion à l'intérieur* soit de l'eau
de mer elle-même, soit des préparations tirées de la
flore marine et contenant tous les éléments qui
donnent à l'eau de mer ses vertus curatives.

Alimentation. — En effet, le chlorure de sodium
est le sel primordial de l'eau de mer; mais le sel
de cuisine employé généralement à sa place est plus
que du chlorure de sodium; l'analyse y révèle tout
un groupe de sels d'origine marine qui ont résisté à
la purification industrielle. Les paysans, les cultiva-
teurs, les bouchers, les éleveurs savent combien la
nourriture salée a une influence favorable sur la santé
des animaux et sur la qualité de leurs viandes. Ainsi
chez *l'animal végétarien nourri au sel :* aspect extérieur excellent, robe lisse, unie, brillante, peau fine,
moelleuse, vigueur physique, vigueur génésique, pro-
lification rapide, qualité supérieure du lait, résistance
maximum aux agents extérieurs microbiens. Chez
l'animal privé de sel, au contraire : aspect extérieur
misérable; robe terne, rebroussée, galeuse; débilité
physique; débilité génésique; prolifération lente;
qualité inférieure de la viande, qualité inférieure du
lait; résistance faible aux agents extérieurs microbiens. L'état de dépérissement de l'animal végétarien privé de sel est donc flagrant.

Eh bien! l'homme en tant que végétarien paraît supporter moins facilement encore que le bétail la privation de sel. John Marchall a publié en 1818 d'importantes observations sur les dangers de la privation de sel; il rapporte que les pauvres du comté de Cornwall, ne pouvant plus se procurer de sel par suite de la surélévation des impôts, succombèrent après avoir présenté de l'œdème, un affaiblissement général et une anémie spéciale. D'après le même auteur, les anciennes lois de la Hollande ordonnaient de ne nourrir les criminels qu'avec du pain non salé; ces malheureux étaient dévorés de vers qui se développaient dans leurs estomacs.

Barbier rapporte qu'en 1831 des seigneurs, en Russie, ayant voulu faire, sur leurs vassaux, des économies du sel qu'ils leur distribuaient, un état de dépérissement s'ensuivit, et la maladie qui se déclara eut le caractère microbien.

Moll dit : A la fin du siècle dernier une mauvaise récolte jointe à une crise commerciale avait réduit à la plus profonde misère toute la population du cercle des mines en Saxe.

La situation était telle que la majorité des habitants en était réduite à ne manger que des pommes de terre sans sel, qui à cette époque était fort cher à cause du monopole de l'Etat. Une maladie étrange et terrible, ayant quelque analogie avec le scorbut, ne tarda pas à se manifester, et fit des progrès si rapides dans les classes nécessiteuses, qu'elle attira l'attention du gouvernement. On constata d'abord un fait singulier, c'est que les mineurs, quoique réduits à la même misère que les ouvriers, étaient restés, eux et leurs familles, complètement exempts de la maladie. Or, l'alimentation de ces hommes ne se distinguait qu'en un seul point de celle du reste des travailleurs appartenant tous à l'Etat; ils en recevaient gratis une quantité de sel nécessaire à leur entretien. On essaya donc l'emploi du sel et des aliments très salés comme moyens curatifs. Et ces essais eurent un plein succès.

Les ordres religieux modernes fournissent un dernier exemple de corrélation entre le régime végétal et l'addition du sel. Les réformateurs les plus sévères ont pu imposer à leurs ordres les plus dures austérités, proscrire la viande, les épices, les boissons; et avec cette alimentation réduite, imposer des veilles, le travail, la rigueur des climats sans feux, mais ils n'ont jamais pu supprimer l'usage du sel marin. Usons donc largement pour notre alimentation du sel marin, et donnons la préférence au sel gris peu raffiné qui a meilleur goût et contient en plus grandes quantités les éléments marins. Plouvrez, qui l'a conseillé dans le diabète, ajoute qu'il le considère comme fortifiant et puissant modificateur du sang; il l'a employé avec beaucoup d'avantage contre la scrofule, la chlorose et l'anémie.

Stations thermales marines. — L'eau de mer a depuis l'antiquité joué un rôle considérable en thérapeutique, et elle continue de nos jours d'une manière plus rationnelle encore, et à l'insu même des praticiens qui l'emploient. On sait les excellents effets des eaux de Salies-de-Béarn, de Salins-Moutiers, de

Balaruc, de Bourbonne, de Bourbon-l'Archambault, de Manheim, de Creuznach, de Niederbronn, de Wiesbaden, etc., sur la tuberculose osseuse et cutanée, sur le rachitisme, sur les paralysies, sur l'arthritisme, sur les engorgements viscéraux, etc. Or, toutes ces eaux dites chloratées et sodiques se minéralisent dans les bancs de sel, dont l'origine océanique est certaine. Elles sont par conséquent de véritables eaux marines. Leur action est donc au premier chef marine.

Elles sont les dépôts de mers anciennes; à cette époque, en effet, des portions de mer, s'isolant, ont fini par être séparées complètement de la masse océanique. L'évaporation ayant fait son œuvre, il nous reste aujourd'hui, de ces mers, leurs matières minérales sous forme de puissante couche saline étendue sous le sol. Des eaux traversant ces dépôts s'y minéralisent et donnent naissance aux sources salées. Ce sont les sources comprises sous le nom de chlorurés sodiques, et qui prises à l'intérieur en boisson, ou en bain, douche, bain de boue, etc., déterminent par l'effet des eaux marines des cures merveilleuses. C'est par milliers, chaque année, que les médecins de tous les pays y envoient leurs malades.

Cure marine par l'air salin. — Les résultats obtenus dans diverses affections, principalement dans la tuberculose osseuse et cutanée, par le simple séjour au bord de la mer, par les bains, etc., sont si évidents et si spécifiques que depuis quelques années des sanatoriums ont été élevés à grands frais sur de nombreux points des côtes françaises et étrangères. Les cures qui y sont continuellement réalisées sont trop classiques pour qu'il soit besoin d'y insister.

Or, nous avons affaire dans ce cas à un véritable traitement chimique marin; l'air qu'on respire sur le littoral, outre le chlorure de sodium qu'il renferme déjà, tient en suspension des gouttelettes arrachées aux vagues par le vent, et dont l'organisme s'imprègne continuellement. Les bains ne peuvent qu'ajouter à cette imprégnation. L'alimentation elle-même y contribue; animaux et végétaux côtiers contiennent en effet une plus grande proportion de sel marin que les minéraux et les végétaux du continent. L'absorption par l'organisme des différents sels contenus dans l'eau de mer est donc évidente.

Cure marine par la boisson. — C'est guidés par le même ordre d'idées, que les médecins de marine, soit à bord pendant les traversées, soit dans les colonies et dans les ports, ont songé à employer l'eau de mer en boisson pour combattre les engorgements chroniques du foie, les cachexies paludéennes ou les diathèses scrofuleuses, rachitiques, etc. Constamment ils ont constaté les effets dépuratifs, résolutifs, et surtout stimulants de cette méthode. Deux verres à bordeaux d'eau puisée de préférence dans les régions rocheuses de la côte, à une certaine distance du port, suffisent par jour; on les prend de préférence une heure avant les repas, et on continue ce régime pendant des mois. Moi-même, pendant un voyage de retour de Chine où j'avais contracté un engorgement sérieux du foie, j'ai dû à ce régime le rétablissement de ma santé.

Depuis des années, les médecins des villes conseillent à leurs clients qu'ils envoient au bord de la mer, de compléter leurs cures par l'ingestion à l'intérieur de quelques verres d'eau.

Flore marine. — Varechs. — L'eau de mer n'est pas seule à représenter les éléments dont nous avons donné la liste dans l'analyse ci-dessus. Tout ce qui vit dans le milieu marin participe nécessairement de cette composition dans des proportions variables selon les espèces. Ainsi les coquillages, les crustacés, la chair des poissons sont riches en principes marins et le foie de morue est renommé pour des proportions importantes d'iode qu'il contient. Mais c'est surtout la flore marine qui a hérité de la composition de l'eau de mer; on dirait que par sa vie organique, plus près des roches et des fonds où s'accumulent des milieux plus denses, elle assimile, condense tous les éléments ambiants dans des proportions supérieures à celles de l'eau de mer. En sorte que c'est dans les cendres des fucus marins que l'iode a d'abord été découvert en 1813; et ce n'est qu'ensuite qu'il a été signalé et dosé dans l'eau de mer. Armand Gautier, en 1899, dans un travail du plus grand intérêt, explique qu'un corps existant dans l'eau de mer peut ne pas y être décelé s'il ne s'y trouve qu'à l'état organique. Or, c'est ce qui arrive pour l'iode qui s'y présente tout entier sous cet état. C'est également dans les fucus que charrie le Gulf Stream que Bunsam a trouvé le lithium. Ce n'est en réalité que dans les plantes marines, où le bore s'accumule par *l'activité spéciale des cellules organiques*, que Forchammer découvrit le brome.

Le cuivre, comme l'iode, le fluore, le bore, l'arsenic, le manganèse, l'or, le zinc, le strontium, le baryum, le rhodium, l'aluminium, etc., sont tous signalés dans les cendres des végétaux marins avant d'être reconnus dans l'eau de mer. L'argent est découvert dans les fucus serratus et céramoïdes. Le zinc et le manganèse ainsi que le cobalt se trouvent en quantités considérables dans le zestosra marina.

Mais ce qu'il y a de particulier et d'intéressant, c'est que ces substances, sels ou métaux, se trouvent dans les varechs dans un état tout à fait spécial, et des plus favorables à l'assimilation, je veux dire à l'état organique. C'est la composition moléculaire, je dirais même vitale, la plus propre à l'administration des médicaments en général, et en particulier de tous ces métaux qui sont dans l'eau de mer et qu'on retrouve tous sans exception dans la flore marine.

Pour Armand Gautier, c'est la cellule vivante qui a arraché ces principes au domaine inorganique et les a fait entrer au cœur même des combinaisons physiologiques.

Cette découverte est de la plus haute importance, car les médecins ont toujours constaté que les préparations de phosphore, d'iode, etc., n'étaient d'aucune efficacité parce qu'elles n'étaient pas assimilées par l'organisme.

Maintenant il est prouvé que tous les principes contenus dans les varechs et dans leurs macérations se présentent à l'état organique, et n'ont aucune modification à subir, une fois introduits dans le tube digestif, pour pénétrer dans la masse sanguine, et s'assimiler à tous les organes auxquels ils apportent la force, la vigueur et la vie.

En résumé, les fucus introduisent dans le torrent vital des quantités de principes nécessaires à l'organisme. Ils les présentent aux doses restreintes réclamées par la composition intime du sang et sous une forme organique qui s'assimile incontinent à la vie de l'individu. De là le secret de l'activité des doses infinitésimales d'or, d'iode, d'arsenic, etc.

Les substances les plus importantes au point de vue thérapeutique, qu'on trouve dans l'eau de mer et dans les varechs, sont certainement les chlorures, puis les composés du phosphore et de l'iode. Cependant il ne faudrait pas se figurer que les autres corps, les métaux par exemple, qui ne s'y trouvent qu'à l'état de trace, n'ont pas aussi leur importance au point de vue de l'action thérapeutique. Le fait que la plupart de ces corps ne s'y trouvent qu'à l'état à peine pondérable, n'importe aucunement. On n'est nullement en droit de dire qu'un élément, si faible que soit sa proportion, ne joue qu'un rôle de second ordre. Dans l'eau de mer, aussi bien que dans l'organisme, un sel de césium, par exemple, que révèle seule l'analyse spectrale doit être considéré, jusqu'à preuve du contraire, comme présentant une importance physiologique égale à celle du chlore et du sodium. Rien ne prouve en effet que le césium, ou tout autre sel infinitésimal, ne joue pas dans la vie physiologique des organismes un rôle indispensable à la manifestation de cette vie.

Tous les travaux modernes, au contraire, sur l'iode organique, le fluor organique, l'arsenic organique, le manganèse végétal, inclinent l'esprit vers cette façon de voir. *Absence* de ces corps, *apathie* de la vie : *addition de ces corps, reprise* et suractivité. Beaucoup de maladies ou d'états maladifs sont dus à l'absence de ces corps infinitésimaux. Le goitre paraît lié à un défaut d'iode, peut-être d'arsenic; l'anémie, à un défaut de fer et de manganèse. Tout montre que le milieu vital, bouillon de culture de nos cellules organiques, doit posséder tous les éléments de sa composition.

Il y a toute une microchimie physiologique, à peine commencée, qui montre à n'en pas douter le rôle capital que jouent certains corps dans la vie, à des doses extraordinairement réduites, et à ces doses seules.

Arsenic. — Baumann et Armand Gautier affirment que l'iode et l'arsenic sont nécessaires à la vie. On ne conçoit plus, disent-ils, un organisme pouvant vivre sans les quelques milligrammes d'iode et d'arsenic qu'il contient. Ces quelques milligrammes ont une importance biologique égale au poids énorme de carbone, de phosphore, de chaux, etc., contenu dans un corps vivant.

Or. — L'or introduit dans l'organisme s'y comporte d'une façon typique vitale; les effets généraux qu'il détermine paraissent être ceux d'un corps participant essentiellement à la vie; il semble agir comme le fluor, l'arsenic, l'iode, le manganèse, le fer. L'or compte au nombre des plus puissants des modificateurs de l'économie animale. Depuis les Arabes qui en ont les premiers recommandé l'usage intérieur, il n'a pas cessé d'être considéré comme l'un des excitants les plus énergiques. Legrand écrit qu'il a la vertu de relever les forces vitales et surtout de rendre aux organes de la digestion et de la nutrition l'activité de leurs fonctions.

Varechs. — Les varechs les plus riches en principes thérapeutiques se trouvent sur les côtes de Bretagne et principalement aux environs de Saint-Malo. Est-ce à la composition spéciale des fonds rocheux, ou à l'influence du Gulf Stream qui se fait sentir dans ces parages, qu'on doit attribuer cette particularité?

En tous cas, elle est réelle, et a été signalée par tous les chimistes. C'est là que j'ai installé le centre de mes récoltes, avec des marins dressés à ce genre de travail. J'y obtiens des produits en complète maturité et d'une qualité réellement supérieure. En sorte qu'en épuisant avec des appareils perfectionnés cette collection de varechs choisis, on obtient une quintessence de la composition marine bien supérieure en rendement médicamenteux, et à volume égal, à celui de l'eau de mer. Si on ajoute que ces principes médicamenteux ont conservé l'état organique, c'est-à-dire vital qu'ils tiennent de leur nature, et qu'ils assimilent sans transition à la masse sanguine, on en conclura que ce résidu de l'épuisement des varechs est en tous points comparable pour son action à l'eau de mer qu'il peut remplacer en toutes circonstances; on pourra même affirmer que pour les besoins ordinaires de la thérapeutique dans les maladies chroniques, c'est-à-dire pour le traitement du surmenage, de la neurasthénie, du diabète, des rhumatismes, de la chlorose, des diathèses scrofuleuses et rachitiques, dans les états surtout de viciation générale des humeurs, alors qu'il faut agir lentement et longtemps, ce mode de traitement est préférable à l'eau de mer prise en injection ou en boisson, puisqu'il agit sûrement, régulièrement, et sans produire de réaction. Quant à l'injection sous-cutanée, il faudra la réserver pour les cas plus graves et plus pressants. Mais alors l'injection est indiquée, et aucune autre médication ne peut lui être comparée pour la promptitude et l'intensité des résultats obtenus.

Accumulateur de toutes les énergies vitales.

Le voilà donc, l'accumulateur modèle, le régénérateur de forces, capable de réparer chaque jour l'usure organique produite par le fonctionnement même de la vie, capable d'entretenir le bon état de tous les rouages organiques, et, par conséquent, de retarder l'usure et la vieillesse jusqu'aux dernières limites naturelles. Représentant dans sa composition intime l'essence même du liquide nourricier de l'organisme, il vivifie, stimule la vitalité des globules blancs ou microbes bienfaisants et les met continuellement en état de combattre victorieusement les attaques des microbes infectieux. Il tient donc l'organisme à l'abri des affections microbiennes auxquelles la science chaque jour, par ses découvertes nouvelles, tend à ramener la cause de tous les fléaux qui déciment l'humanité. Ne vient-on pas en effet de proclamer que les calculs rénaux et hépatiques eux-mêmes étaient engendrés par un microbe.

Joignez à cela que cette préparation qui contient tous les éléments constitutifs du milieu marin, par conséquent le milieu vital lui-même, c'est-à-dire le bain de culture auquel tous les éléments vitaux empruntent la source de leur énergie, se présente dans les algues et fucus sous la forme organique, c'est-à-dire en l'état le plus parfait pour l'assimilation prompte et complète avec le sang et les liquides organiques. C'est donc comme si nous infusions le sang lui-même régénéré, pur de toutes promiscuités infectieuses, saturé de tous les éléments qui en font les qualités essentielles.

Si vous ajoutez que la démonstration a été faite que ce liquide était impropre à la vie des microbes infectieux, vous reconnaîtrez que ses qualités sont complètes et offrent toutes les garanties.

Cette préparation présente en outre toutes les conditions requises du régime compensateur pour l'entretien permanent de la santé et de la prophylaxie des maladies, puisqu'il est inoffensif, étant la représentation exacte des liquides vitaux; puisqu'il peut se prendre indéfiniment sans fatiguer les organes, ayant précisément la propriété d'assurer leur bon fonctionnement.

Vous tous donc qui souffrez de ces malaises vagues qui précèdent l'éclosion d'une maladie; vous qui désespérez d'une trop longue convalescence; vous qui êtes surmenés par l'abus du travail ou du plaisir et que guette la fâcheuse neurasthénie; vous qui dépérissez sous l'étreinte d'une diathèse acquise ou héréditaire; vous aussi, vieillards, qui sentez les fonctions les plus importantes faiblir; vous tous hommes de bureau, littérateurs, compositeurs, et, en général, tous ceux qui épuisent leurs cerveaux dans les veilles studieuses; et vous surtout, femmes, mères, que des fonctions naturelles spéciales et les exigences de la vie sociale débilitent depuis l'âge de la formation jusqu'à celui du retour, en passant par la maternité et l'allaitement, souvenez-vous que vous trouverez en cette préparation la source de santé qui vous rendra la force et la jeunesse physique et intellectuelle. Il vous semblera que chaque jour vous buvez la vie et la santé. Vous le constaterez à vos joues roses et fraîches, à l'éclat de vos yeux, et aussi à la gaieté, à la bonne humeur qui accompagnent la joie de vivre.

C'est la vie qui s'infuse, ce sont les forces vitales naturelles qui, ramenées à leur degré de puissance normale, exercent leurs fonctions avec vigueur et entrain.

L'accumulateur vital n'agit donc pas à la façon des toniques spéciaux usités jusqu'à ce jour, tels que : noix vomique, strychnine, acide formique.

Ceux-ci en effet n'apportent pas de force vitalisante, n'en possédant pas par eux-mêmes ; ils excitent seulement la contractilité musculaire, obligeant l'organisme à dépenser une quantité de force plus grande dans un temps précis, ce qui amène l'usure, la fatigue, et à la fin l'épuisement.

Cet acide formique en usage autrefois pour relever la vigueur des surmenés, et des vieillards qui veulent survivre à leur âge, avait été abandonné comme nuisible. Une communication récente, du professeur Huchard à l'Académie de médecine, vient de le remettre en honneur. Mais le célèbre praticien a eu soin d'en signaler les inconvénients en recommandant d'en faire usage seulement dans des cas d'atonie musculaire, pour réveiller les contractions momentanément insuffisantes. Et aussitôt il conseille d'en suspendre l'usage après quelques jours, de manière à ne pas surmener l'organisme. C'est donc une force factice et d'indication restreinte. L'accumulateur vital au contraire, qui puise sa force en lui-même, fournit un appoint à l'élément vital naturel; il est toujours bien reçu par l'organisme.

J'ai dit plus haut les effets thérapeutiques des substances contenues en faible quantité dans l'eau de mer et dans l'accumulateur vital; mais je dois, dans des articles particuliers et plus approfondis, parler des effets de l'iode et du phosphore sur l'organisme et des bons résultats qu'on est en droit d'attendre d'eux.

Teinture. — La base, la source vive de ce régénérateur d'énergie sera donc la macération complète et concentrée de toute la flore marine dans laquelle nous avons reconnu la quintessence de la composition même du sang avec tous les éléments qui lui donnent ses propriétés vivifiantes, et à la tête desquels nous citerons le phosphore et l'iode, plus les chlorures et cette phalange de métaux dont l'action a été si bien étudiée depuis quelques années et que nous avons rappelée plus haut.

Nous lui avons donné la forme de teinture qui nous a paru le mieux répondre à ces indications; elle dissout et conserve sans crainte d'altération les substances qu'elle contient; elle est d'un dosage facile et très régulier; elle présente sous un petit volume des effets médicamenteux très puissants; elle est agréable au goût; enfin elle se mélange au vin, aux liqueurs, aux infusions, au thé, au café, à l'eau sucrée. Elle communique à toutes ces préparations un parfum agréable. Ainsi diluée, elle s'assimile complètement, sans fatigue pour l'estomac, et son effet vitalisant se propage instantanément dans tout l'organisme.

Nervins. — Pour corser et compléter le champ d'action de cette teinture qui sera la base de notre régime compensateur, nous nous sommes ingéniés, par des procédés spéciaux, à augmenter le rendement en sels de phosphore et d'iode dont l'action sur l'organisme est prépondérante, puis nous avons encadré ce produit quintessencié de toute cette phalange de toniques éprouvés et consacrés qu'on appelle antidéperditeurs (café, thé, mathé, quinquina, kola, coca), qui en augmentent l'activité, en décuplent l'énergie par l'apport des propriétés spéciales qui caractérisent individuellement chacun d'eux et dont l'ensemble facilite l'assimilation du phosphore et de l'iode.

Et pour vous édifier sur la valeur de ces médicaments d'épargne, je ne puis mieux faire que de vous donner sur eux l'avis du professeur Armand Gautier, membre de l'Institut, avis émis dans une conférence dont voici le résumé :

Il a montré tout d'abord que les aliments nervins ou gustatifs (alcool, café, thé, bouillon de viande, épices, condiments aromatiques) apportent *une dose très utile d'énergie* physique, et aussi une large part d'énergie morale, celle-ci étant corrélative de celle-là. De fait, ils n'ont presque pas de valeur alimentaire; ils influencent avant tout le système nerveux. Sont-ils réellement des aliments d'épargne? La question est importante, car si l'on pouvait, grâce à eux, diminuer l'alimentation totale sans diminuer pour cela l'énergie produite, on réaliserait de sérieuses économies. L'expérimentation montre que les aliments nervins ne sont pas des agents d'épargne; il faut leur adjoindre une alimentation suffisante et normale, mais ils permettent *une utilisation plus complète* de la chaleur fournie par cette alimentation et *augmentent* par là même *le rendement du travail*. Ils présentent donc de ce fait *une utilité incontestable* qui justifie leur consommation presque universelle.

Voilà pour les aliments nervins en général. L'orateur, abordant alors le détail, montre qu'on peut les diviser en deux classes. Il étudie successivement les boissons aromatiques (thé, café, cacao, kola, guarana, mathé, bouillon) qui sont très peu nutritives, mais qui, toutes, contiennent un alcaloïde, la caféine ou une substance analogue propre à accroître l'impulsion cardiaque, l'activité musculaire et cérébrale, la chaleur centrale, et à diminuer les pertes de chaleur périphérique; en second lieu, les boissons alcooliques (vin, bière, cidre, liqueurs). Ces dernières sont-elles nutritives en même temps qu'excitantes; l'alcool est-il un aliment? Ce fait a été, on le sait, passionnément discuté. Les observations des physiologistes français, italiens et surtout américains ont établi que l'alcool est un aliment. L'orateur cite en particulier les expériences d'Atwater et Benedict pratiquées en Amérique, et d'après lesquelles des quantités équivalentes d'alcool et d'aliments (graisse, sucre, etc.) produisent la même énergie; mais le professeur Gautier insiste sur les quantités modérées d'alcool employées dans ces expériences : 65 à 85 grammes par jour pour un homme, équivalant à une bouteille de vin, ou autrement dit 1 gramme d'alcool par kilogramme d'individu : c'est la dose extrême qu'il ne faut absolument pas dépasser; si on va au delà, l'excès d'alcool n'est pas transformé en chaleur, il se fixe sur les centres nerveux qu'il intoxique, il inhibe les sécrétions, diminue le fonctionnement de tous les organes, augmente les déperditions azotées et phosphatées, tandis qu'avec les doses modérées c'est le résultat inverse qu'on obtient. De même, il ne faudrait pas croire que ces 80 grammes d'alcool en moyenne pussent être pris sous forme de liqueurs, rhum ou cognac par exemple, c'est-à-dire en somme sous une forme concentrée : on ne ferait que s'intoxiquer. Il y a donc lieu d'avertir le public du danger possible, de lui montrer où l'alcoolisme commence, en même temps qu'on lui montre où il finit et ses tristes conséquences pour l'individu et la race. Enfin, en ce qui concerne l'ouvrier, il faut lui fournir une alimentation et un salaire suffisants pour qu'il ne cherche pas dans l'excès d'alcool un complément qu'il croit nécessaire.

Certes, dit en terminant l'orateur, les aliments nervins ne sont pas indispensables, mais si nous les remplacions par des aliments équivalents, outre le surmenage digestif que nous subirions, nous nous priverions *de la « poésie » qu'apportent les nervins* à l'alimentation. Sans doute, on peut vivre sans café, sans thé, sans épices, sans vin, comme on peut vivre sans idéal, sans confort, sans musique, sans fruits et sans fleurs, mais ce n'est certainement pas là le rêve de l'homme moderne.

Cette préparation si bourrée de principes vitalisants offerts dans les meilleures conditions de composition et de capacité assimilatrice étant ainsi complétée, est on peut dire sans rivale. Et quelle autre en effet pourrait présenter de pareilles garanties, puisqu'elle est issue du laboratoire mystérieux de la nature elle-même qui a présidé à son dosage avant de s'en servir pour en faire le principe vital de tout ce qui vit ?

Nous lui avons donné le nom d'*accumulateur de toutes les énergies vitales*, et il se trouve en pharmacie sous le titre plus simple de CURE MARINE, formule du D' Choffé.

Et ce titre gros de promesses n'est ni prétentieux ni exagéré, puisqu'il repose sur une théorie démontrée scientifiquement et déjà consacrée par les expériences thérapeutiques auxquelles elle a donné lieu et qui ont fait l'objet de rapports concluants adoptés par l'Académie de médecine, principalement au sujet du traitement de la tuberculose. Ces résultats sont tellement importants que j'ai dû les consigner dans un chapitre spécial traitant de cette affection bien digne d'appeler l'attention du public, de la société et de l'humanité tout entière.

Phosphore.

Je vous ai surtout entretenu des effets bienfaisants de l'eau de mer en son ensemble sur l'économie humaine, et aussi de la médication dite microthérapie qui fait ressortir les effets curatifs des sels que la mer contient en quantités infinitésimales. Il ne faut pas, si précieux et si importants que soient les effets de cette médication, que le médecin se montre ingrat envers ces deux genres de préparations (sels de phosphore et sels d'iode) qui depuis des années dominent toute la thérapeutique et dont l'action puissante et sûre a été contrôlée par des observations à l'abri de toute discussion. Je vais donc leur consacrer une étude plus complète.

Phosphore. — Dans une locomotive, dans une

automobile, quel est le principe directeur? C'est, selon le système, la fée vapeur ou la fée électricité.

Dans la machine humaine la direction appartient au système nerveux. La cellule primordiale, germe de toute manifestation vitale, n'évolue dans le liquide ambiant qui la baigne que sous l'influence du système nerveux; et qui veut commander à la pensée comme aux mouvements, qui veut agir sur l'organisme entier, en diriger tous les rouages, soit pour en accélérer, soit pour en ralentir, en régler la marche, doit s'adresser aux nerfs; son influx est la fée de la vitalité.

Par le grand sympathique qui commande à presque toute la vie organique, c'est-à-dire à la nutrition, à la respiration, il est le maître de la santé. Par le plexus nerveux qui innerve le cœur, les parois des artères et des capillaires, il règle la marche du sang dans les organes et préside aux échanges nutritifs; il influe sur la qualité des sécrétions de l'estomac et de l'intestin et par là sur la composition même du suc nourricier. Le cerveau, la moelle épinière sont les grands centres de réception des sensations qui se transforment en pensées et en mouvement. Ce sont les laboratoires des manifestations vitales, la noble expression des idées immatérielles ou des actions brutales. Que les nerfs ou la moelle épinière soient malades et les muscles cessent d'agir, les organes de fonctionner, c'est la paralysie. Que l'intégrité de la structure de la masse cérébrale soit atteinte et l'homme le plus intelligent perd du même coup ses belles facultés pour ne conserver que la vie végétative, pour descendre à un niveau plus bas que celui de l'animal le plus inférieur. On ne conçoit rien dans la vie, pas un acte, pas une pensée, sans l'intégrité du système nerveux.

Or, quel est le principe qui nourrit, soutient, fortifie, excite le système nerveux dont il compose en grande partie la trame ou du moins l'essence la plus subtile, la plus noble, la plus active, la plus importante? C'est le phosphore ou les composés du phosphore. On dirait que les émanations intellectuelles du cerveau sont des lueurs phosphorescentes. Sans lui, il n'y a pas d'activité fonctionnelle, pas d'échanges vitaux, pas de pensée, pas de vie.

Emile Gautier, le vulgarisateur médical par excellence, dit dans le *Journal* avec l'autorité qui s'attache à son nom :

« Personne n'a plus aujourd'hui le droit d'ignorer que c'est le phosphore qui fait le plus gros des frais de l'architecture cellulaire et de l'énergie nerveuse. Il est indispensable non seulement à l'évolution de la dentition et à la consolidation de la charpente osseuse, mais encore au fonctionnement normal du cerveau. « Sans phosphore point de pensée », a dit Moleschott. Il aurait pu dire aussi bien : Sans phosphore, pas de squelette, pas de résistance, pas de sensibilité, pas de force, pas d'entrain ni de bonne humeur. Quiconque manque de phosphates, soit parce qu'il n'en reçoit pas assez, soit parce qu'il en dépense trop, est voué au rachitisme, à la chlorose, à la dénutrition, à la neurasthénie, à la misère physiologique, à la mélancolie. C'est à croire que la vigueur, la santé, la joie de vivre sont en raison directe de la richesse de la minéralisation de l'organisme. »

De son côté, un médecin américain vient de signifier *urbi et orbi* qu'il avait trouvé le secret que cherchait le docteur Faust, grâce auquel il n'y aurait plus ni vieillesse ni mort, et que ce secret bien simple consistait dans l'absorption journalière de phosphates à dose croissante; l'avenir décidera. Pour le moment, les expériences qu'on a faites viennent confirmer pleinement les espérances que les déductions théoriques avaient fait naître.

Les phosphates forment l'élément principal du système nerveux et des os : on les retrouve en quantités notables dans le sang et dans nos liquides intérieurs; ils semblent jouer dans l'économie humaine le rôle tenu par les engrais phosphatés dans la culture du sol. On sait que ceux-ci ont transformé l'agriculture. Grâce à l'emploi des engrais phosphatés, des sols pauvres deviennent fertiles, des terres fécondes donnent sans fatigue de beaux et savoureux produits. Sur le corps animal, l'effet est le même. Si la quantité des phosphates absorbés est insuffisante, l'enfant est rachitique; il ne grandit ni physiquement ni intellectuellement, l'adulte reste pâle, anémié, névrosé, sujet à la fatigue, à l'insomnie, au manque d'énergie et d'initiative : il travaille peu et mal. Même à l'époque de croissance, chaque animal, sauf les herbivores, élimine par les urines une certaine quantité d'acide phosphorique. Chez l'homme, pour 24 heures, la moyenne est de 0 gr. 035. Cette élimination a lieu même lorsque du phosphore n'est pas introduit par les aliments. Les aliments ou un régime adjuvant doivent donc subvenir à cette dépense de phosphore. Pendant les périodes de croissance, ils doivent, en outre, fournir la quantité de phosphores nécessaires à la formation du squelette et des divers tissus de l'organisme.

L'insuffisance des phosphates dans l'organisme humain a comme conséquence la nervosité, l'épuisement musculaire, les déchéances de la volonté, les souffrances de la neurasthénie.

La phtisie elle-même débute par la perte du phosphore par les urines; aussi la première indication quand l'organisme s'affaiblit, semble se détraquer, qu'un vieillissement subit paraît se produire, c'est d'avoir recours à la médication phosphatée.

Les phosphates et la chimie. — Voici qui prouve combien le rôle des phosphates est prépondérant pour l'élaboration des échanges vivants, aussi bien dans le régime végétal que dans le régime animal.

J'emprunte les réflexions à un article paru dans le *Petit Parisien* dans lequel M. Deuzères fait le procès des falsifications alimentaires dues à l'introduction criminelle des découvertes de la chimie. Machiner le sol de façon qu'il produise au multiple, constitue tout le secret de la culture intensive. On y parvient en le fumant d'une manière savante, en y incorporant des engrais artificiels, parmi lesquels les phosphates et les nitrates viennent en première ligne. Mais comme les phosphates coûtent cher et, qu'à notre époque, le bon marché prime tout le reste, c'est aux nitrates qu'on s'adresse de préférence. Sur les champs ainsi fumés, les légumes poussent drus et ont belle apparence. A les regarder, ils ne diffèrent en rien des légumes ordinaires. Seulement ils manquent de goût, et quand on les examine on constate qu'ils sont très aqueux, riches en nitrates et en amidons, mais pauvres en substances albuminoïdes et presque totalement dépourvus de phosphates.

La valeur alimentaire de ces légumes artificiels est donc certainement diminuée. Au reste, les plantes qui viennent dans ces conditions s'en ressentent. Elles n'ont plus la force vitale normale, sont réellement affaiblies et se défendent mal contre les parasites qui les attaquent. Les maladies parasitaires, autrefois inconnues ou exceptionnelles, sont devenues aujourd'hui fort fréquentes. Et c'est ainsi que, sans nous en douter, nous mangeons journellement des haricots qui ont la maladie de la graine, des pois qui sont atteints de ce noircissement du collet, des salsifis, des épinards, des asperges rongés par l'oïdium, le mildew et la rouille, des oignons qui sont frappés de charbon, des choux qui ont la « hernie ». Remarquez que pour lutter contre ces maladies, le cultivateur est obligé d'avoir recours aux antiseptiques métalliques, dont une partie passe dans la plante comestible et prend ensuite le chemin de notre estomac.

L'IODE

L'iode est un des médicaments les plus sûrs, les plus inoffensifs, les plus utiles en thérapeutique. L'iode, a dit Bouchardat, doit être mis en tête de la liste des médicaments utiles et efficaces; on doit le regarder comme le remède principal de la cachexie scrofuleuse; administré à faible dose il exerce une action stimulante qui se fait sentir plus particulièrement sur les muqueuses pulmonaires et gastro-intestinales, sur l'appareil génito-urinaire, sur les glandes en général et sur les tissus des artères. Il est très répandu dans la nature, et c'est à sa présence que nombre de plantes empruntent leur réputation de dépuratives.

La mer, qui contient des quantités de sels, n'attirerait pas sur ses bords autant d'enfants faibles, convalescents, lymphatiques, scrofuleux, rachitiques, si l'iode ne conférait pas à ses eaux des propriétés spéciales contre ces tares héréditaires; les femmes affaiblies, les hommes surmenés qui viennent respirer chaque été l'air vivifiant de nos plages, y puisent par les poumons l'iode bienfaisant. Joignez à cela que l'iode est inoffensif, puisque la vieillesse donneuse de conseils, les rebouteurs, les herboristes le manient journellement et toujours avec succès.

Enfin, l'huile de foie de morue, espérance des mères, la terreur des enfants, qui a préservé de la phtisie, et surtout de ses manifestations irrégulières, plus d'enfants, plus de candidats aux diathèses infectieuses que tous les médicaments prônés à grand tapage par les chimistes modernes, doit presque toute son efficacité à la présence de l'iode extrait à l'état naturel du foie des poissons qui l'ont emprunté aux profondeurs de la mer. L'huile qui en est le véhicule n'agit que comme corps gras, aliment antidéperditeur. C'est le remède principal de la misère physiologique.

Voici qui vous donnera une idée exacte de l'im-

portance de l'iode dans l'économie et de son retentissement sur la santé générale, sur l'évolution physique et même sur le développement moral des individus. Ecoutez le compte rendu publié dans le *Temps*,
par M. Henri de Varigny, sur les glandes thyroïdes
et parathyroïdes :

« L'iode, dit-il, existe dans la glande thyroïde sous
forme d'iodothyrine, substance azotée contenant
de 10 à 14 pour 100 d'iode. Les glandes thyroïdes et
parathyroïdes sont les organes du corps qui renferment le plus de cette substance. Or, la suppression
du corps thyroïde entraîne des troubles intellectuels,
des troubles de nutrition (bouffissures, œdème, etc.),
le nanisme squelettique, l'épilepsie, et une atrophie
génitale. Ces troubles sont plus prononcés chez
l'enfant où tout le développement est à faire, que chez
l'adulte où il est achevé; aussi tout sujet, surtout
lorsqu'il s'agit de femmes ou d'enfants présentant des
troubles physiques plus ou moins graves, doit être
examiné au point de vue thyroïdien.

« Très vraisemblablement, en effet, beaucoup
d'enfants à développement physique et psychique
médiocre, et qui, faisant le chagrin de leurs parents,
traînent une existence pleine de déboires, punis, maltraités, bafoués, ne sont, en réalité, que des malheureux dont pour une raison ou pour une autre
(infection, manque d'iode) l'appareil thyroïdien fonctionne mal. Ce sont plus tard des ratés, des incapables,
des déséquilibrés, qui iront accroître le poids mort
que la société traîne derrière elle et qui lui coûte si
cher. Donc, en cas d'anomalies psychiques chez l'en-

fant ou l'adulte, en cas d'épilepsie, surtout s'il vient d'une région goitrigène, pensons à l'appareil thyroïdien qui ne donne plus à l'organisme la dose d'iode qui lui est nécessaire. »

Donc si, à la suite de ces circonstances fortuites peu établies en l'état actuel de la science, l'organisme d'un enfant, d'un adulte, et même d'une grande personne, manque de cet iode qui lui est nécessaire, il peut en résulter pour ces êtres des conséquences de la plus haute gravité, tant au point de vue de son développement physique que de son état psychique, état qui peut aller jusqu'au crétinisme, à l'idiotie et à l'épilepsie. Or, l'expérience a démontré que les altérations des glandes thyroïdes étaient particulièrement fréquentes, au point d'être endémiques, dans les pays de montagnes dans lesquels l'eau potable manque d'iode. Lorsque l'on s'en aperçoit, il faut s'empresser de suppléer artificiellement à cette pénurie d'iode; on peut encore espérer enrayer le mal en en administrant des doses croissantes pendant un temps assez long, mais combien il aurait été préférable de prévenir ces manifestations chez l'enfant par l'usage régulier de préparations iodiques.

Iode et artério-sclérose. — En outre de ses propriétés dépuratives, l'iode jouit d'une action élective sur les parois du système circulatoire tout entier, au point qu'on a pu dire que c'était lui qui *tissait la trame si souple et si élastique des artères et des veines.* Mais celui-là seul comprendra l'importance capitale de cette propriété, qui connaîtra au moins sommairement le mécanisme de notre système circulatoire, pour apprécier les conséquences du mauvais fonctionnement d'un de ses rouages. C'est un des plus fragiles, celui dont l'usure est la plus rapide, et un médecin l'a caractérisé en affirmant que l'homme avait l'âge de ses artères.

Sachez donc que l'appareil circulatoire se compose du cœur, des artères et des veines. Le cœur, organe central, faisant fonction de pompe aspirante et foufante, donne 70 coups de piston à la minute et lance le sang dans les artères; mais jamais ce sang n'atteindrait les extrémités des membres si les artères, grâce à la texture de leurs parois faites de fibres élastiques et de fibres musculaires, n'aidaient l'action du cœur en se dilatant sous la pression de l'onde sanguine pour ensuite se contracter et l'accompagner jusqu'aux capillaires. Mais supposez que pour une cause quelconque l'élasticité de ces artères disparaisse, la marche du sang sera entravée; le cœur, obligé de battre plus fort pour suppléer à l'élasticité des artères, s'hypertrophiera; il distribuera moins régulièrement le sang aux poumons, d'où respiration difficile; à l'estomac, d'où digestion pénible; à la tête, d'où congestion ou anémie, causes de paralysie; aux reins, qui n'élimineront plus les détritus organiques dont ils ont mission de débarrasser le sang. Joignez à ces inconvénients que les artères, durcies par des dépôts calcaires, se rompront facilement sous la pression sanguine et détermineront dans le cerveau des foyers hémorragiques suivis d'hémiplégie.

Maintenant que vous connaissez la gravité des

lésions consécutives à l'artério-sclérose, je vais vous exposer pourquoi cette infirmité est fréquente, et pour cela je vais vous énumérer les causes qui la produisent.

Quand on mange trop et que la nourriture trop substantielle n'est pas assimilée par un exercice suffisant, il reste dans le sang des détritus irritants; quand on boit d'une manière exagérée des alcools de mauvaise qualité, les fumées de l'alcool passent dans le sang; quand on fume trop copieusement, et que l'intoxication narcotique envahit les tissus et passe dans le sang, le sang est empoisonné, et les reins ne suffisent plus à éliminer ces excès de scories; celles-ci, charriées dans tout le système circulatoire par la masse sanguine qui baigne les parois de toutes les artères et du cœur, déterminent sur ces parois des irritations qui donnent lieu à la formation de tissus conjonctifs, durs et cassants, qui sont des foyers de sclérose.

Alors le malade, désespéré par des malaises de formes variées qui envahissent progressivement tous les points de son organisme, consent à changer de régime, à suivre les préceptes d'une sage hygiène; mais il est souvent trop tard, et, dans tous les cas, l'iode seul est capable de réparer dans la mesure du possible cet état organique. Il aurait pu, au début, atténuer le mal, le faire rétrograder, sinon l'empêcher, étant donnée la ténacité des mauvaises habitudes. Il est donc prudent et nécessaire, surtout pour les personnes qui n'ont pas la force de résister à leurs passions ou qui ne prévoient pas les conséquences d'une hygiène défectueuse, d'absorber régulièrement de petites quantités d'iode pour entretenir la souplesse du tissu artériel et du cœur, et assurer une bonne circulation.

Cure marine.

Le phosphore et l'iode, ces deux générateurs de vie par excellence, le premier par son action sur la cellule nerveuse, à laquelle il apporte l'incitation vivifiante, le second par le système sanguin dont il entretient l'intégrité et la souplesse des parois, font donc aussi partie, avec les autres éléments marins, de l'*accumulateur des énergies vitales*, qui mérite décidément son nom, et je puis, en toute confiance, le présenter et le recommander à mes lecteurs.

Je dois les avertir que, pour la facilité des commandes, j'ai dû, en *pharmacie*, lui donner le nom plus court et plus expressif de Cure marine, réservant pour le sous-titre son véritable qualificatif : *Accumulateur de toutes les énergies vitales.*

Il est en bouteilles d'un demi-litre, et se prend à raison de deux à trois verres à liqueur par jour. Son goût est agréable et plaît aux palais et aux estomacs les plus délicats.

L'*étiquette* sur fond bleu porte la mention : Formule du Dr A. Choffé, et en travers la signature en encre bleue : Dr A. Choffé.

On le trouve dans toutes les pharmacies. La pharmacie Sevin, rue Saint-Honoré, 44, *Paris*, l'expédie franco dans le monde entier.

Les Sérums

Les sérums sont à la mode. Aux sérums contre le choléra, la peste, la fièvre typhoïde, la tuberculose, la fièvre jaune, le cancer, la morsure des serpents, viennent s'ajouter les sérums contre la lèpre et contre la vieillesse. On avait cru d'abord que chacun de ces sérums avait une individualité bien nette, visait une lésion spéciale, exerçait son action élective sur une seulement des parties du corps. Mais je suis bien obligé de confesser hautement que ces espérances ne sont pas appuyées sur des expérimentations suffisantes. Aussi on reconnaît généralement aujourd'hui qu'on s'est trompé, que le sérum apporte à l'organisme simplement le stimulant, le surcroît de force et de résistance nécessaire pour lutter contre l'invasion microbienne ou la sénilité. Le docteur Metchnikoff, le professeur à l'institut Pasteur, qui lance en ce moment un nouveau vaccin contre la lèpre, avoue lui-même qu'il ne croit pas que ce dernier venu ait des vertus spécifiques, mais il a pu constater que, sous l'influence des injections de ce sérum, la régénération des globules du sang prenait un surcroît d'activité, et que ce regain de vitalité de la fonction la plus essentielle de l'organisme, chez des individus affaiblis, donnait les plus grandes espérances. Même aveu pour le sérum d'animaux jeunes, sérum employé contre la vieillesse.

Est-ce que le docteur Doyen, le prestigieux opérateur, ne partageait pas cette manière de comprendre l'action des sérums, lorsque le 18 octobre 1904, au congrès de chirurgie, défendant son sérum anticancéreux, il prononçait les paroles suivantes pour en expliquer l'action :

« Il tonifie (le sérum anticancéreux) les humeurs et les cellules de l'organisme, leur donne la force de résister au cancer, si bien que lorsque, après l'ablation de la tumeur, on injecte ce vaccin, la tumeur ne récidive pas. En second lieu, le même vaccin agit sur les tumeurs qui sont trop avancées pour être opérées. »

La médication par le sérum consiste donc à regarder la maladie ou la vieillesse comme une dégénérescence organique, à laquelle on peut résister en donnant une activité surabondante aux organes destinés à la régénération, particulièrement du sang, et en favorisant les fonctions d'élimination.

Si tel est le seul but des sérums et le secret des beaux résultats qu'on obtient par leur usage, ils rentrent dans le cadre de nos vues thérapeutiques, car ce sont des adjuvants des toniques et de l'hygiène, leur but étant de remonter la puissance fonctionnelle de l'organisme, de restaurer l'énergie vitale et par là de ranimer la vitalité des phagocytes pour nous défendre contre l'invasion microbienne.

Mais alors, pourquoi se soumettre à des injections dangereuses et même dégoûtantes (le sérum pouvant être mal préparé, mal conservé, les injections mal faites) quand il existe un sérum naturel, d'une composition si parfaite que la chimie n'a pu l'imiter, et

19

dont l'action est sûre, efficace et exempte de dangers, je veux dire l'eau de mer. Avec elle rien à redouter, puisque par sa composition elle est réfractaire à la vie du microbe qui mis en contact avec elle meurt rapidement.

Vous savez déjà par les expérimentations de M. Quinton, vous verrez bientôt par les rapports du docteur Fournol, approuvés par l'Académie de médecine, que les injections d'eau de mer ont une action favorable sur la marche de la tuberculose et en général de toutes les affections par vice du sang.

Et quand l'indication du sérum ne s'impose pas, n'avez-vous pas un médicament qui, absorbé par les voies naturelles, régénère le sang, active la circulation, relève la puissance digestive, change en force la débilité nerveuse, permet de résister à toutes les invasions microbiennes, qui produit enfin tous les effets des sérums sans en avoir les inconvénients? Je veux dire la *cure marine*, extrait des plantes marines et qui possède la composition et l'action de l'eau de mer.

Ma Méthode.

Le Dr Fournol dit textuellement : « Le traitement de toutes les maladies de dégénérescence par les injections de sérum marin est des plus simples; on n'a rien à redouter de son introduction dans l'économie, et voici les affections de dégénérescence ou de déchéance vitale organique que j'ai reconnues justiciables des injections sous-cutanées de Sérum marin hypertonique habilement maniées par un praticien expérimenté : Tuberculose, Scrofulose, Lymphatisme, Anémie, Chlorose, Fièvres paludéennes anciennes, Convalescences difficiles à la suite de maladies graves, d'hémorragies, Infantilisme, Leucémie.

Me basant sur les résultats obtenus par MM. Quinton et Fournol, résultats soumis à l'approbation du grand aréopage académique, JE PRATIQUE LES INJECTIONS SOUS-CUTANÉES DE SÉRUM MARIN chaque fois que l'état du malade nécessite une intervention prompte et énergique, et j'institue, immédiatement après, le traitement interne par la *cure marine.*

Dans les cas plus légers, c'est-à-dire quand les symptômes sont à leurs débuts, ou quand le traitement est seulement prophylactique, chez les sujets affaiblis par le surmenage, la neurasthénie, ou travaillés par une diathèse à marche lente, je *me contente* d'employer la *cure marine*, et je surveille la marche de l'affection qui le plus souvent rétrograde sous l'influence de cet accumulateur vital, me tenant prêt à recourir à la ressource plus radicale de l'injection, si une rechute se produit, car alors son action sera plus rapide et plus sûre dans un organisme qui n'en a pas encore éprouvé la puissance.

LE VIN

Après la campagne antialcoolique qui a servi de prétexte à un certain nombre de savants pour combattre le vin, campagne dont après réflexion et étude plus approfondie, tout le monde a été d'accord pour reconnaître l'exagération et les conséquences funestes, il n'est pas inutile de vous dire quelques mots des qualités toniques du vin.

Dans sa conférence sur les médicaments nervins, le professeur Gautier vous a déjà démontré que le bon alcool pris surtout sous forme de vin bien pur et dans la proportion d'un litre par jour et par individu, aidait à la nutrition générale, fortifiait l'organisme et favorisait l'assimilation des substances qui composent le repas.

Sans recourir à l'opinion de nos pères, grands amateurs de bon vin, et qui n'avaient rien à nous envier sous le rapport de la santé et du caractère, j'emprunterai au *Petit Journal* un article plein d'actualité et qui vous édifiera sur ce point :

Babrius et le Vin

C'est à Bordeaux, région éminemment vinicole, que Babrius conçut l'étude philosophique qu'il devait professer avec tant de succès par la suite et intitula lui-même : *De l'influence du vin sur la civilisation.*

Les idées de Babrius à ce sujet sont très curieuses et valent la peine d'être mentionnées.

Un fin gourmet, Brillat-Savarin, avait dit : « Dis-moi ce que tu manges, je te dirai qui tu es! »

Après avoir étudié le rôle de chaque peuple à travers l'histoire, après avoir noté soigneusement son origine, son apogée, sa décadence, Babrius paraphrasa hardiment Brillat-Savarin : « Dis-moi ce que tu bois, je te dirai ce que tu es! »

Ses arguments s'étayaient sur une base solide, à savoir que les civilisations actives se sont manifestées entre le trentième et le cinquantième degré de latitude. Or, la culture de la vigne n'existe précisément que sous ces latitudes. De là à établir la réalité des rapports de cause à effet, il n'y avait qu'un pas : il le franchit.

Le cep précieux est, aux yeux de Babrius, l'indice infaillible de toute civilisation; il suit pas à pas son exode par delà les frontières.

La grande muraille de Chine franchie, la vigne s'implante en Perse. Sous ses pampres verts la civilisation orientale germe. Puis elle s'épand, croît dans Memphis, dans Jérusalem, dans Babylone, pénètre sur les coteaux admirablement exposés de la Grèce, à laquelle elle imprime le merveilleux essor artistique d'où est sorti le germe de notre civilisation actuelle.

D'Athènes, la vigne est transplantée à Rome, sur le penchant des sept collines; son vin imprime ses qualités énergiques aux descendants de la Rome primitive; sa culture prend une grande extension. Chaque terroir qu'elle accapare marque une étape du progrès ou une victoire de légions, et Babrius affirme audacieusement « que la civilisation en Italie a toujours été proportionnelle à la qualité et à la quantité des vins consommés. »

La qualité? Possible. Mais la quantité... C'est peut-être aller un peu loin.

Qu'importe! Babrius, dans l'enthousiasme suscité par son étrange apostolat, voit partout la vigne remorquant la civilisation avec tous ses bienfaits.

« La Grèce et l'Italie, dit-il, ont légué à la France les plants de leurs vignobles, et, avec eux, la suprématie intellectuelle dans le monde. »

Les Phocéens, ayant appris à tailler la vigne aux Marseillais, la civilisation s'ouvre peu à peu une voie riante sur les bords du Rhône; plus tard, le cep envahit le sein de la Gaule où César trouve de nombreux vignobles dont la richesse de produits ne le cède pas, de son propre aveu, aux crus les plus fins de Grèce et de Rome.

D'ailleurs, la culture de la vigne prit dans la Gaule une extension si spontanée, que Domitien, sous le prétexte fallacieux d'une disette de blé, ordonna la destruction de tous ses vignobles. Peut-être, ajoute Babrius, le despote avait-il compris que les Gaulois puisaient dans le vin le courage, l'héroïsme, l'abnégation sublime dont ils avaient fait preuve au moment de la conquête.

Fort heureusement, deux siècles plus tard, Probus ordonna de replanter en Gaule tous les vignobles détruits par l'édit stupide de Domitien.

En 316, l'évêque saint Martin de Tours apporta des ceps aux habitants des rives de la Loire.

En 330, l'empereur Justinien ordonna des plantations aux environs de Paris.

Les Francs se montrèrent tout aussi enchantés que les Gaulois du noble breuvage, et désormais la vigne prospéra dans notre pays.

Il fallut un tyran astucieux comme Henri III pour ordonner, par lettres patentes, en 1578, la destruction des vignes aux environs de Bordeaux.

Louis XV devait l'imiter dans cette voie funeste, en publiant son édit du 5 juin 1732, condamnant à 3,000 francs d'amende quiconque planterait des vignes sans l'autorisation royale.

Babrius note avec soin, et non sans logique, que ces mesures néfastes de despotes coïncident avec des périodes troubles de dépression intellectuelle et d'affaissement des libertés nationales.

Dans le parallélisme étroit qu'il établit entre la culture de la vigne et le développement de la civilisation, il attribuait uniquement les qualités superbes de notre race : activité, esprit, humour, courage loyal, patriotisme chevaleresque, au jus de ces grappes précieuses dont le soleil gonfle les raisins à satiété sous le climat exceptionnel de France.

Certes, son enseignement était quelque peu paradoxal. De savants philosophes vous diront que la civilisation des peuples n'est pas inhérente aux vins qu'ils consomment, qu'elle se rattache à des causes multiples, à des lois invariables, parfois à des évolutions accidentelles déterminées par le contact d'une race étrangère.

Mais il est cependant permis d'admettre que, si la teneur des aliments que nous absorbons influe sur notre force musculaire, un vin de bonne qualité peut avoir une action directe et bienfaisante sur notre cerveau et améliorer, par conséquent, nos facultés intellectuelles.

Buvons donc sans crainte le plus exquis de nos terroirs. Clovis Hugues, le député-poète, nous y convie :

Chante, bon vieux ! Ris, jeune fille !
Viens boire un petit coup, voisin !

La réhabilitation de l'alcool. — M. Carl Fraenkel, professeur de bactériologie à la faculté de Halle, universellement connu par ses travaux, vient de faire, dans une société médicale, une communication sensationnelle qui tend à renverser toutes nos idées sur la nocivité de l'alcool. Voici de quoi il s'agit :

Au cours de ses recherches sur la fièvre typhoïde et le choléra, le docteur Fraenkel a constaté que si l'on introduit dans le ventre d'un cobaye une dose *dix fois mortelle* de ces microbes, on peut sauver l'animal d'une mort certaine en lui injectant en même temps une certaine quantité de sérum pris à un lapin. Seulement l'action de ce sérum varie suivant qu'il provient d'un lapin ordinaire ou d'un lapin auquel on a fait préalablement ingérer une petite quantité d'alcool.

Dans le premier cas, c'est-à-dire quand on prend le sang d'un lapin non alcoolisé, son sérum n'agit qu'à la dose de 100 milligrammes. Mais si l'on a soin d'introduire préalablement dans l'estomac du lapin une petite quantité d'alcool (cinq à huit centimètres cubes), son sérum devient excessivement actif, au point qu'il n'en faut plus que 5 milligrammes pour guérir le cobaye auquel on avait inoculé le choléra u la fièvre typhoïde.

Autrement dit, l'alcool ingéré rend le sérum vingt fois plus actif. Il fait même mieux, puisque d'après ces expériences l'alcool, à lui seul et sans aucune préparation, fait apparaître dans le sang des principes antitoxiques, lesquels, comme on sait, constituent les substances actives des sérums médicamenteux.

Tout cela est fort curieux. On peut même s'attendre à voir ces expériences modifier les idées des médecins, du moins en ce qui concerne le traitement de certaines maladies.

PHTISIE

Je vous ai dit, à propos de la cure marine et des expériences de M. Quinton avec les injections sous-cutanées d'eau de mer, que les résultats obtenus dans des cas variés de phtisie avaient été très concluants et que l'Académie de médecine avait nommé une commission avec mission de faire un rapport. Je vous ai promis de vous communiquer les rapports bienveillants faits sur ce mode de traitement. Mais auparavant, je crois utile, dans un livre d'hygiène et de prophylaxie pathologique, de vous décrire les signes auxquels vous reconnaîtrez les premiers symptômes du fléau et les soins que vous aurez à leur opposer.

Maladies du poumon. — Phtisie et bronchite chronique. — La phtisie, voilà le minotaure qui dévore chaque année la plus belle partie, la plus jeune de nos populations. Je l'ai étudiée dans les diverses parties du globe ; partout elle exerce ses ravages, dans les climats chauds de l'Extrême-Orient aussi bien que dans les pays tempérés ; j'ai vu les malheureux qui en étaient atteints traîner leur pénible existence en Egypte, en Algérie, à Nice, où les médecins les envoient mourir loin des regards de leur famille éplorée. Je les ai vus à Madère, aux Açores où les Américains ont l'habitude de venir demander à un climat plus clément la prolongation de leurs souffrances. Quelques-uns à peine y trouvaient une légère amélioration, beaucoup y mouraient plus rapidement. Et le nombre de ces victimes grandit chaque jour en même temps que les causes du fléau se multiplient par suite des conditions défavorables et antinaturelles dans lesquelles la société place l'individu. En effet, la phtisie n'est pas la conséquence d'une cause unique, c'est une résultante, c'est le dernier terme de toutes les débilitations, quelle que soit leur propre essence. Il faut que le corps soit préparé par un affaiblissement, par une désorganisation générale, au développement du microbe qui, à l'instar des organismes secondaires, périt faute d'aliments sur un sujet sain, robuste et résistant, tandis qu'il croît et se multiplie sur des organes que la vitalité a abandonnés. Et la preuve que la phtisie est bien le produit d'une débilitation générale et non une affection locale, c'est que, bien qu'elle envahisse de préférence le poumon, il est rare qu'elle n'occupe pas également d'autres organes, tels que le cerveau, le larynx, les intestins, les os, etc.; c'est que le germe transmis par les parents peut rester toute la vie à l'état latent chez qui a su par une vie calme et bien ordonnée s'opposer à son développement; c'est que la plupart du temps elle ne se déclare qu'après qu'une maladie intercurrente a affaibli l'organisme.

L'hérédité remplit ces conditions, puisqu'elle produit des individus pourvus d'organes faibles, délicats, mal équilibrés pour résister aux influences vitales. Mais elle n'est pas la seule coupable; un père usé par l'âge ou les excès, ou portant le germe de maladies antérieures telles que syphilis, scrofule, alcoolisme, procrée des enfants disposés à contracter la phtisie. Les conditions hygiéniques sont une cause fréquente de phtisie; c'est ainsi que vous voyez dans nos grandes villes les enfants d'ouvriers lui payer un lourd tribut, parce que dès le jeune âge ils ont souffert d'une nourriture peu fortifiante, d'un air rendu malsain par la cohabitation dans des chambres trop étroites, d'un travail prématuré et disproportionné avec leurs forces. Par un procédé analogue, les changements brusques de climat produisent le même résultat, et un professeur de Strasbourg nous faisait remarquer que tous les nègres arrivés en France avec une constitution saine et solide, y mouraient, au bout de quelques années, de phtisie. Les maladies longues et débilitantes, celles qui s'accompagnent de suppuration abondante, conduisent rapidement à la phtisie. Pour mon compte, j'ai vu à Constantinople trois de mes blessés, opérés de désarticulation, mourir de phtisie avant la cicatrisation complète, et bien que les plaies aient été en bonne voie de guérison.

N'y a-t-il donc aucune digue à opposer à ce fléau?

Si, heureusement, et on arrive à un résultat satisfaisant, on parvient à enrayer le mal, à condition de ne pas perdre de vue sa cause, qui est la débilitation de l'organisme, l'abolition du ressort vital des organes.

Différentes formes de phtisie. — L'état général de dépérissement, l'état compliqué qu'on appelle la phtisie est occasionné par la présence de granulations morbides dans l'organisme, ces foyers d'inflammation étant provoqués par l'intoxication microbienne. Ces tubercules d'une prolifération envahissante peuvent occuper les enveloppes du cerveau, le péritoine, le poumon; on dit alors que la phtisie est généralisée; celle des poumons est de beaucoup la plus fréquente.

Elle présente deux formes absolument distinctes, tant au point de vue de la marche qu'à celui du traitement. Dans l'une, la plus rare, l'éruption morbide est confluente, générale et simultanée, le malade meurt en quelques semaines; on l'appelle phtisie galopante.

Dans l'autre, qui est la forme commune, la localisation est limitée, ou bien, si elle est générale, elle se fait par poussées successives; la survie est longue et permet la transformation du produit morbide jusqu'à l'ulcération du poumon. La première forme tue à la façon des maladies aiguës et ne produit jamais l'état de consomption appelée phtisie pulmonaire; la seconde, au contraire, en est la cause ordinaire.

Le tubercule n'est pas, comme on l'a cru longtemps, un tissu nouveau vivant d'une vie propre et possédant en lui-même les causes des changements qu'il éprouve;

c'est un produit inflammatoire qui n'a rien au début de spécial, mais qui, chez un sujet prédisposé, peut être modifié dans sa constitution intime, dévié de son évolution naturelle et devenir le point de départ d'une tuberculisation plus ou moins générale. D'où cette conséquence pratique de premier ordre, que, pour retarder et empêcher la production des tubercules, chez les individus menacés, il faut prévenir chez eux les inflammations de l'appareil pulmonaire. Pénétrez-vous bien de cette définition du tubercule, car elle renferme en elle toute une théorie de l'évolution et du traitement de la phtisie qui peut être l'expression ultime de tous les dépérissements.

La phtisie peut succéder à un refroidissement, à des inhalations de vapeur, etc.; mais souvent elle débute sans causes sous l'influence seule de la diathèse. Quelle que soit l'apparence extérieure des individus ainsi disposés, ils ont une débilité constitutionnelle, en vertu de laquelle l'organisme est affecté par des irritations légères et inefficaces en elles-mêmes et arrive à produire spontanément, sans influence provocatrice saisissable, les éléments dégradés qui sont la preuve visible de la diathèse. Cette débilité constitutionnelle est constituée par l'insuffisance de la nutrition réparatrice, provenant d'une imperfection dans le fonctionnement des organes. D'où cette déduction que les seules bases solides du traitement prophylactique et du traitement curatif, sont de favoriser une nutrition plus parfaite, et de calmer, d'éviter les inflammations. La débilité constitutionnelle est donc, comme dans la scrofule, la cause de la maladie; ces deux affections ont, du reste, plus d'un point de ressemblance, en sorte qu'un grand médecin a pu dire que la phtisie était le dernier terme de la scrofule.

La phtisie est héréditaire, innée ou acquise; les parents ne transmettent pas les tubercules, mais seulement la débilité constitutionnelle qui y prédispose, de manière qu'avec des soins on peut éviter l'éclosion du mal. L'innéité est observée chez les descendants de parents affaiblis par la scrofule, la syphilis, le diabète, l'alcoolisme, ou par de mauvaises conditions hygiéniques. Toutes les circonstances hygiéniques ou pathologiques capables d'amener à la longue une débilité constitutionnelle définitive conduisent à la phtisie, dite acquise; les plus fréquentes de ces causes sont l'allaitement insuffisant des enfants, les travaux excessifs, intellectuels ou manuels, l'alimentation défectueuse, les habitations mal aérées, les excès de toutes sortes, les grossesses rapprochées, l'allaitement prolongé. En un mot, chaque fois que la dépense organique l'emporte sur la recette, il y a débilitation qui, si elle est persistante, conduit à la phtisie.

Parmi les maladies capables d'engendrer la phtisie, citons : la diarrhée persistante, les suppurations abondantes, les cachexies, les fièvres éruptives, la fièvre typhoïde, la bronchite, la pleurésie. La question de savoir si la phtisie est contagieuse a été résolue par les découvertes de Pasteur qui a démontré son origine microbienne; mais le terrain est la condition nécessaire à son développement. Cependant, pour concilier dans les ménages les règles de la prudence avec les entraînements de l'affection, je recommande une bonne aération de la chambre, des soins de propreté pour le linge et la literie, enfin la séparation des époux, qui ne devront pas faire lit commun.

La phtisie, rare avant deux ans, est commune de deux à cinq; elle diminue ensuite pour atteindre son maximum de vingt à trente-cinq.

La plupart des sujets qui en sont atteints à cet âge avaient la phtisie héréditaire ou innée; après trente-cinq ans elle est presque toujours acquise. Les femmes y sont plus sujettes que les hommes; la race nègre plus que la race blanche; les pauvres, les soldats, les marins, plus que les autres classes de la société.

Phtisie galopante. — Elle est observée chez les enfants et les jeunes filles; elle est rare après vingt-cinq ans. La maladie débute par la fièvre avec gêne respiratoire, toux et expectoration. Les accidents s'accroissent pendant deux ou trois semaines, jusqu'à ce que le malade soit tué par l'asphyxie. Dans d'autres cas, la fièvre qui marque le début de la maladie est souvent précédée de malaise général durant plusieurs semaines, pendant lesquelles le caractère s'assombrit; il y a découragement, dégoût, faiblesse, maux de tête; puis la fièvre se déclare et ne quitte plus le malade. Quelquefois la phtisie galopante n'est pas primitive, elle se développe comme accident secondaire dans le cours d'une phtisie ordinaire qui prend tout à coup une marche rapide. Il y a peu de chose à faire, peu d'espoir de guérir cette maladie déclarée; raison de plus pour la prévenir chez les individus qu'on y sait prédisposés par leur naissance.

Phtisie ordinaire. — Les individus qui en sont menacés ont la taille élancée, la poitrine et le cou allongés et grêles, les muscles de la poitrine peu développés; en revanche, les cheveux et les cils sont longs, les dents fort belles, les yeux brillants et animés, la peau fine et rosée; les extrémités des doigts sont souvent déformées, aplaties, terminées en carré ou renflées en massue. Ces sujets sont impressionnables, d'un caractère mobile et irritable; ils s'enrhument à tout propos et leurs rhumes traînent en longueur; ils ont la respiration courte. Lorsqu'on rencontre ces signes chez des enfants issus de parents suspects, il faut veiller et conjurer le péril par un traitement préservatif.

Les débuts de la maladie sont marqués souvent par le manque d'appétit, les désordres de la menstruation chez la femme, l'altération de la voix, une diarrhée chronique, l'amaigrissement, la perte des forces, ou bien un crachement de sang. Joignez à cela une toux sèche et l'essoufflement, des douleurs dans les côtes, des sueurs nocturnes, et vous aurez le tableau de la première période de la phtisie. Suivant les sujets, ces causes de débilitation mettent pour affaiblir l'organisme de quelques mois à quelques années. Lorsque la fièvre se déclare, la maladie marche vite; la date de son apparition dépend bien moins de la gravité du mal local que de l'individualité du malade, qui imprime à la phtisie une allure plus ou moins rapide. Cette fièvre, qui souvent survient dans la période de ramollissement, est intermittente. L'accès débute presque toujours de quatre à sept heures du soir et se termine pendant la nuit par des sueurs profuses; quelquefois il y a premier accès vers midi.

Avec la fièvre cause de dépérissement, les symptômes s'aggravent, la diarrhée devient plus abondante, la toux plus pénible, plus fréquente, au point de déterminer des vomissements; il y a des difficultés pour avaler. Cette période, dite consomptive, est donc caractérisée par la fièvre hectique, l'amaigrissement, la diarrhée, la toux et une expectoration purulente. Mais la maladie peut s'arrêter avant d'avoir produit cet état secondaire.

L'expectoration présente, selon les périodes, des modifications importantes. Les crachats sont d'abord blancs, transparents, mousseux, puis ils deviennent opaques, ou enfin muco-purulents, verdâtres, privés d'air; ils sont souvent striés de lignes jaunes; enfin, lorsqu'il y a des cavernes, les crachats se composent de deux parties distinctes : un liquide muqueux, aéré, et des masses isolées ayant la forme de pièces de monnaie de couleur verte ou grise, qui nagent dans le liquide; ces masses sont souvent striées de sang. La quantité des crachats varie avec l'intensité de la maladie et diminue dans la période de rémission.

A ce moment la poitrine est allongée et étroite, la paroi antérieure est comme aplatie et les dépressions naturelles sont exagérées sous les clavicules; le cœur bat fort.

La maladie abandonnée à elle-même a une marche continue avec aggravation graduelle qui tue par consomption dans un temps qui varie avec l'âge et les conditions sociales. Quelquefois la maladie procède par poussées, séparées par des rémissions de plusieurs mois qui font croire à la guérison; dans d'autres cas, le mal prend tout à coup une marche aiguë et rapide. La mort peut être la conséquence d'une localisation à la gorge d'une hémoptysie, de la généralisation aux poumons et au cerveau.

Traitement. — Dans le traitement de la phtisie, il y a trois cas à considérer :

1° Ou bien il y a simplement prédisposition, soit héréditaire, soit acquise, et la maladie n'est pas encore développée;

2° Ou bien le mal a déjà envahi les organes, mais il ne les a pas atteints dans leur texture, il ne les a pas endommagés, détruits;

3° Ou bien enfin les poumons sont ulcérés, rongés par les cavernes, l'état de dépérissement est avancé.

Dans le premier cas, qu'on ne peut quelquefois que soupçonner en interrogeant les antécédents et qui se traduit seulement par l'habitus extérieur et des prédispositions à la toux, l'hygiène aidée de quelques moyens extérieurs tels que gymnastique, hydrothérapie, frictions stimulantes, et des fortifiants internes agissant spécialement pour réveiller la tonicité organique des bronches et amener le bon fonctionnement des organes, suffisent à écarter les craintes. Lorsque le microbe a déjà envahi les organes dans lesquels il agit à l'instar d'une épine provocatrice de l'inflammation, les moyens hygiéniques et toniques généraux, quoique nécessaires, ne sont pas suffisants. Il faut y adjoindre une médication qui attaque le germe, l'immobilise, le flétrisse et finalement le détruise. Pendant ce temps les organes fortifiés offrent plus de résistance à sa reproduction et on peut sauver la vie de l'individu et la fonction de l'organe. Mais si les tissus ont été détruits, il faut faire la part du feu sans espoir de régénérer le poumon qui restera à l'état de point faible nécessitant les plus grandes attentions. Cependant on peut arriver à arrêter le mal, à obtenir la cicatrice des ulcérations, le tapissement des cavernes par un enduit stable. C'est l'affaire d'une médication appropriée, pendant que des moyens toniques et fortifiants réparent les forces, rendent l'énergie vitale aux organes et s'opposent au dépérissement en supprimant la fièvre, l'expectoration, les sueurs et la diarrhée.

Il ne faut jamais désespérer d'un phtisique disposé à obéir en esclave aux prescriptions de son médecin; car c'est bien dans cette affection que le médecin a paru faire des miracles; et chaque jour on voit des individus condamnés, des malades arrivés aux dernières limites de la débilitation se remettre, pour ainsi dire, ressusciter, et continuer à vivre avec une parcelle de poumon pendant des années. (Lire pour les traitements préventif et curatif les articles : *sérum* et *cure marine*.)

Prophylaxie. — La médecine moderne s'est occupée d'une manière spéciale de la prophylaxie de la tuberculose; c'est en effet en l'attaquant à sa naissance que la société arrivera à se débarrasser de ce terrible fléau. Mais le problème est sinon insoluble, au moins retardé par la difficulté d'employer les moyens radicaux trop dispendieux; pour arriver à un résultat rapide et sûr, il ne s'agirait de rien moins que de renverser des quartiers entiers de maisons contaminées, et de rebâtir sur d'autres plans des villes entières, car c'est la privation d'air, de lumière, de bon soleil qui entretient et fait éclore dans les villes les germes tuberculeux.

La prophylaxie de la tuberculose ne peut être assurée que par des mesures générales; la création de squares, de parcs, de réservoirs d'air, n'aurait aucun résultat. A moins de vingt-cinq mètres d'un parc, on peut trouver des maisons dont les locataires paraissent voués fatalement à la tuberculose.

Le vrai danger réside dans ces hautes maisons de dix-huit à vingt-deux mètres, dont la façade se trouve sur une rue sans soleil et qui donnent, d'autre part, sur une cour exiguë d'à peine six mètres. C'est l'ombre qui est par excellence l'agent de la propagation tuberculeuse, et, voyez-vous, le meilleur antiseptique, c'est encore la lumière solaire.

Le bacille de Koch ne résiste pas à l'action des rayons solaires : il meurt dans un laps de temps qui va de quelques minutes à deux heures au maximum suivant le degré d'insolation. Par contre, à l'ombre, il se conserve indéfiniment pendant des années et des années! Et quand un tuberculeux a séjourné dans une pièce obscure, c'est pour toujours que les germes enfouis dans les fentes des planchers et des boiseries conservent leur virulence.

La maison idéale. — Et tenez, en voici une preuve convaincante. La tuberculose fait d'étonnants ravages parmi la population européenne, sous les tropiques, Cela semble paradoxal, mais cela est. Pourquoi? Parce que dans ces pays chauds, le plus grand souci de nos compatriotes est de rechercher la fraîcheur. Leurs maisons sont construites de manière à en bannir soigneusement les rayons du soleil. Cet amour de l'ombre est payé cher par les colons.

La maison idéale, au contraire, pour les tropiques, ce n'est pas la maison des Européens résidant en ces régions brûlantes, c'est la maison arabe. La maison arabe est carrée, avec une cour au milieu. Il y a toujours une face pleinement à l'ombre, une autre en plein soleil. Pendant que les habitants se réfugient dans la partie de la maison où l'ombre fait régner la fraîcheur, le soleil désinfecte, tour à tour, toutes les faces du logis.

En Europe, la maison idéale serait celle où le soleil pénétrerait partout. L'excès n'est pas à craindre. Le soleil vaut mieux que les antiseptiques les plus puissants. Deux hommes suivant un tuberculeux pas à pas, pour désinfecter partout sur son passage, ne l'empêcheraient pas d'être dangereux, dans l'ombre. Dans un lieu ensoleillé, le tuberculeux est inoffensif.

Cette action de la lumière est connue, mais on n'y prend pas garde. Dès que viennent les beaux jours, chacun cherche de son mieux à se garantir du soleil : on calfeutre les fenêtres, on abaisse les rideaux, parce que le soleil détruit les couleurs fragiles des tentures. Bref, on conserve son mobilier, mais on perd sa santé, et la sottise des habitants des quartiers sains les soumet aux mêmes dangers que ceux des quartiers suspects.

Traitement. — Quant au traitement curatif, voici comment le docteur Robin l'expose dans une conférence faite sous les auspices de la *Revue scientifique.*

L'orateur a établi tout d'abord que toutes les espérances qu'avait suscitées la découverte du bacille de Koch sur la possibilité de sa destruction dans l'organisme étaient restées vaines. L'innombrable quantité d'antiseptiques qui ont été essayés dans ce but n'ont pas donné les résultats qu'on en att   ait.

On a donc résolu de s'adresser non plus à l'agent causal de la maladie, mais au terrain sur lequel il se développe. Il était en effet d'une importance capitale de songer au terrain qui représente en somme nos moyens de défense et qui permet à des individus même porteurs de bacilles de résister à leur influence et de ne pas être pour cela des tuberculeux. Il faut, pour devenir tuberculeux, un terrain affaibli ou prédisposé.

La considération du terrain a fait naître la méthode hygiénique qui s'est substituée à la méthode antiseptique, et c'est alors qu'on a proposé la suralimentation, l'air pur et le repos absolu. Mais on s'est laissé aller à des exagérations. Tout d'abord on a réuni les trois éléments hygiéniques qui viennent d'être cités, en une seule formule : le sanatorium. Celui-ci a, entre autres, l'inconvénient de coûter fort cher pour ne permettre l'hospitalisation que d'un nombre restreint de malades; il laisse en dehors tous les tuberculeux avancés, c'est-à-dire les contagieux. Ensuite, en ce qui concerne la thérapeutique qu'on a employée, et en particulier la suralimentation, on est encore allé trop loin; on a pensé que celle-ci devait être proportionnelle à l'usure chez le tuberculeux, qu'on a gavé outre mesure et sans tenir compte de ses besoins réels.

Or, l'étude approfondie du terrain tuberculeux a permis à l'orateur d'en reconnaître d'une façon précise les lacunes et d'en montrer, par conséquent, les besoins. Ce terrain offre deux caractères essentiels : des « combustions » et une « déminéralisation » exagérées. Le tuberculeux fixe une quantité d'oxygène presque double de la quantité normale, et il exhale corrélativement plus d'acide carbonique qu'un individu sain. Le tuberculeux est donc bien, au sens strict du mot, un consomptif.

Le traitement du terrain découle tout naturellement des données précédentes. Il s'agit : 1° d'administrer une alimentation qui corresponde aux pertes et qui est d'un tiers environ supérieure à l'alimentation normale; il faut donc avant tout fournir une alimentation rationnelle; 2° de reminéraliser l'organisme et de donner des sels sous une forme assimilable; 3° d'administrer des médicaments qui ont pour effet de restreindre les combustions.

Le célèbre professeur insiste donc comme nous sur la nécessité d'améliorer la force de résistance du terrain sur lequel s'est implanté le microbe, sur le besoin de fortifier le sang, et par lui les phagocytes, qui, ramenés à leur vigueur normale, suffiront à détruire et à éliminer les microbes infectieux.

Je vous ai démontré plus haut que les préparations marines, en commençant par la plus active, c'est-à-dire l'injection sous-cutanée d'eau de mer, offrent les meilleures garanties pour obtenir ce résultat. C'est à elle qu'on s'adresse tout d'abord en cas de presse ou lorsqu'il faut enrayer un état grave et à marche rapide; mais l'accumulateur (*cure marine*) préparé dans les conditions que je vous ai décrites suffit, soit à continuer les effets de la cure par injection, soit à prévenir les accès et à enrayer le mal.

Je vous ai dit que l'Académie de médecine avait été appelée à donner son avis sur le résultat des cures faites dans les hôpitaux avec l'eau de mer en injection sous-cutanée. Voici, d'après un journal scientifique, le résumé de cette communication :

« *Un traitement de la tuberculose.* — M. Chauffard communique les résultats que MM. Robert-Simon et René Quinton ont obtenus dans le traitement de la tuberculose par injections d'eau de mer isotonique (c'est-à-dire ayant la même concentration moléculaire que le sang).

« MM. Robert-Simon et René Quinton ont traité par cette méthode, dans ces derniers mois, 18 cas de tuberculose; ils ont observé 3 insuccès, chez 1 pulmonaire et 2 ganglionnaires, dont leur traitement n'a pu arrêter l'aggravation; et 15 améliorations chez 7 tuberculeux pulmonaires au 1er degré, 3 au 2e degré, 3 au 3e degré, 1 ganglionnaire et 1 lupus tuberculeux.

« L'amélioration rapide porte d'abord sur l'état général. Les injections d'eau de mer isotonique augmentent, dit M. Chauffard, le sommeil, l'appétit, les forces et diminuent la toux, l'expectoration, les sueurs nocturnes. En même temps, les signes stéthoscopiques se modifient d'une façon extrêmement favorable dans 5 cas sur 7 au 1er degré; ils s'améliorent notablement au 2e et au 3e degré.

« Enfin le poids augmente d'une façon régulière, souvent dans des proportions remarquables (38 gr., 42 gr., 53 gr. par jour). Pour les 15 malades améliorés sur 18 traités, la durée moyenne du traitement étant de 60 jours, le gain moyen a été de 2 gr. 14 par jour. »

A une séance antérieure, le docteur Fournol avait déjà fait présenter à la même Académie, par le docteur Troisier, les résultats qu'il avait obtenus dans le service du docteur Landrieux, à l'hospice Lariboisière, avec des injections d'eau de mer sur des tuberculeux à divers degrés, et voici en quels termes il s'exprime :

« Il faut dire, tout d'abord, que le sérum que j'emploie depuis dix mois n'est pas isotonique comme celui qui a servi à mes premières expériences.

« A chaque prise d'eau de mer effectuée à cinq milles au large de la côte, l'analyse en est faite par le docteur Barlerin, parce que la teneur de cette eau en sels varie considérablement suivant l'état d'agitation ou de calme de la mer, sa température, sa force et la direction du vent.

« Cette eau, après analyse faite sur un prélèvement

de 1,000 centimètres cubes, est mélangée à une quantité d'eau nécessaire pour que le sérum ainsi obtenu contienne exactement *dix* grammes de sels par litre.

« Pour cette raison, je lui ai donné le nom de *Sérum hypertonique;* sa composition étant supérieure, comme solution saline, à celle employée précédemment.

« Chez tous les tuberculeux traités par les injections de *Sérum marin hypertonique* ainsi obtenu, l'amélioration se manifeste par la reprise rapide, souvent immédiate, de l'appétit, l'arrêt des vomissements et l'augmentation de poids qui atteint en moyenne 500 grammes par semaine; chez l'un de nos malades, cette augmentation a été de 4 kil. 500 en 15 jours.

« La diminution de l'expectoration et la rareté de la toux suivent de près pour arriver à leur suppression.

« Cinq malades du service du docteur Landrieux ont pu, à la suite de ce traitement, être dirigés sur le sanatorium d'Angicourt, l'expectoration étant complètement tarie.

« Les analyses des crachats opérées pendant la durée du traitement, au point de vue bacillaire, donnent toujours, comparativement à la première observation microscopique, une décroissance du bacille de Koch jusqu'à sa disparition complète.

« Il est incontestable que le bacille de la tuberculose n'est pas supprimé, même par le contact direct avec l'eau de mer pure. L'action du *sérum marin* doit donc être indirecte, et sa valeur thérapeutique réside dans la reconstitution normale du milieu vital dans lequel la cellule est appelée à vivre.

« Le *sérum marin* doit être considéré comme un liquide destiné à recharger pour ainsi dire la cellule nerveuse ou le globule du sang au même titre qu'un apport de sel ammoniac reconstitue une pile épuisée.

« C'est pourquoi j'emploie le *Sérum hypertonique*, seul capable de donner à toute l'économie le coup de fouet qui lui permet de réagir contre les causes de sa déchéance vitale.

« Quoi qu'il en soit, en présence des résultats heureux déjà obtenus et dont l'étude se poursuit dans le service du docteur Landrieux, à Lariboisière, et dans la clientèle privée, je suis heureux d'offrir aux praticiens une arme solide et inoffensive au moyen de laquelle ils pourront lutter avec succès contre les premières manifestations de la tuberculose.

« Je crois, avec la publicité complète donnée à ces communications, fournir assez de preuves pour avoir le droit de proclamer que la cure marine n'est pas une utopie reposant seulement sur des théories scientifiques. »

Basée sur une découverte scientifique, sanctionnée par l'expérimentation, la pratique médicale lui a donné droit de cité en thérapeutique préventive et curative.

L'injection a une action plus rapide et plus profonde.

La décoction de plantes marines ou *cure marine* (voir l'article *sérum*), est indiquée pour prévenir le mal et fortifier les organismes menacés, pour soutenir et généraliser l'action des injections pendant le traitement curatif, pour en compléter et en prolonger l'effet salutaire après le traitement.

HYGIÈNE

L'hygiène est l'ensemble des procédés naturels qu'on doit employer pour conserver la santé et maintenir constamment l'organisme en haleine et sous pression d'énergie vitale. Malgré la chanson, l'hygiène donne la santé, et où il y a santé, il y a bonheur et gaieté. Les préceptes de l'hygiène se résument en somme en quatre règles fondamentales qu'on doit toujours avoir présentes à l'esprit. Ces quatre règles sont : 1º manger modérément et sainement; 2º faire de l'exercice sans excès; 3º vivre et travailler dans un bain d'air et de soleil; 4º observer dans sa toilette et dans son habitation la propreté la plus minutieuse.

La santé, c'est-à-dire la gaieté, la bonne humeur, le caractère égal, la joie de vivre enfin n'est pas l'apanage, comme on serait tenté de le croire, des constitutions robustes, pas plus du reste que celle des individus timorés qui s'écoutent vivre, évitent les fatigues, les excès, tremblent à la moindre douleur, et se gorgent de médicaments. Voltaire, qui est mort à 80 ans, a été un éternel candidat à la mort; et ils sont nombreux ceux qui, de constitution délicate, se jouent ainsi des horoscopes de leur médecin et de leurs héritiers. Il y avait autrefois, à Strasbourg, un savant professeur de la Faculté qui posait en principe qu'il fallait une fois par semaine faire un extra pour secouer la torpeur de l'organisme, prétendant qu'il s'étiolait dans la monotonie d'une vie maussade et régulière.

Après le travail il voulait que le corps et l'esprit prissent un jour de repos pour faire trêve à leurs habitudes. Il mettait son précepte en pratique, et s'en trouvait fort bien, puisque jusqu'à un âge avancé il conserva l'usage de ses facultés et un caractère enjoué. Ce qui est mauvais et use la santé, ce sont des habitudes régulièrement vicieuses, et par là j'entends le manque d'observation des lois de l'hygiène. Ainsi une habitation mal exposée, des repas trop copieux, mal ordonnés ou irréguliers, l'insuffisance d'air et de lumière, la constipation, l'absence d'exercice après les repas, un sommeil trop court ou trop prolongé, tous ces riens usent l'organisme, enlèvent leur ressort et l'énergie vitale à toutes les fonctions; et sans maladie, mais à la suite d'une vie de malaises perpétuels, la vieillesse arrive de bonne heure avec toutes les infirmités qu'elle peut comporter.

Et cependant, qu'a-t-il manqué à tous ces êtres débiles qui traînent une existence maussade et misérable? Tout simplement de l'hygiène et un régime tonique destiné à réveiller, à exciter, à soutenir l'énergie vitale quand elle semble abandonner un organe ou une fonction. Ce sont ces deux choses, hygiène et régime compensateur, vrais piliers de la santé, que je vais essayer de vous faire aimer en vous montrant leur utilité, et en vous indiquant le moyen de les faire pénétrer insensiblement dans les habitudes de votre vie régulière au point de devenir partie intégrante de votre vie.

Toilette.

Je ne vois pas ce que je pourrais dire de particulier à la femme au sujet de sa toilette, qu'elle ne sache aussi bien que moi, les conseils nécessaires étant contenus soit dans la première partie de ce livre, soit dans les chapitres spéciaux qui traitent de la chevelure, des dents, de l'hydrothérapie, etc.

J'ai même dit un mot de la gymnastique en chambre, mais plutôt au point de vue de son efficacité sur le développement des organes et sur la grâce des attitudes qu'au point de vue de l'hygiène pure. C'est, je crois, le moment d'aborder ce point et d'insister sur son importance.

Que ce soit la femme avare de mouvements et qui, pleine de langueur, va se traînant d'un fauteuil à une chaise longue sous prétexte de faire sa toilette et de tromper le temps en attendant le déjeuner; que ce soit l'homme de pensées qui va s'asseoir devant son bureau, ou l'homme d'affaires qui court au dehors sous toutes les températures, qui va de maison en maison respirant les atmosphères variables; je dis que la transition du lit à l'activité doit être préparée par le réveil des organes et la mise en train de toutes les fonctions vitales. A cet effet il est bon que dès son lever, avant d'absorber le déjeuner chaud qu'il a choisi, chacun, dans son cabinet de toilette, se livre à une gymnastique simple et facile ayant pour but de stimuler la circulation, de vider les poumons de l'air vicié pendant la nuit et de le remplacer par l'air vivifiant du matin, de faire cheminer, pour être ensuite éliminés, les déchets de la journée accumulés dans la masse musculaire et dans les articulations.

Je sais bien que la douche, le tub, le bain, le massage, les frictions avec le gant de crin concourent puissamment à ce résultat; mais, outre que tout le monde n'est pas installé de manière à se permettre ce luxe, je me méfie de l'hydrothérapie en chambre et je dirai, à propos des cures de soleil, ce que je pense de ses inconvénients lorsqu'elle est mal administrée. Les ablutions froides surtout et le tub sont à surveiller quand on les prend au saut du lit, c'est-à-dire avant que la vie n'ait pénétré dans l'organisme.

On préconise beaucoup en ce moment un système de gymnastique peu dispendieux, peu encombrant, qui remplace avec avantage l'hydrothérapie ou qui la complète en lui enlevant la plupart de ses inconvénients; je veux parler des « Sandow » ou autres appareils similaires. Il est bien évident, en effet, qu'après dix minutes de cet exercice il n'y a pas d'inconvénient à se laver à l'éponge ou à prendre un tub, surtout si on renouvelle la séance après une bonne friction qui a séché tout le corps.

Mais je tiens à vous proposer un moyen plus simple, à la portée de tout le monde, que je considère comme plus efficace, qui n'est jamais nuisible et qui a en outre l'agrément de ne nécessiter aucune installation, aucun aide, et de ne rien coûter. Il procède comme la nature elle-même, sans exagération; son action certaine et constante, en se répétant régulièrement, arrive sans secousse à un résultat profond sur la santé.

Voici en quoi il consiste : matin et soir, en sautant du lit et au moment d'y entrer, le corps étant dépouillé de tout vêtement, vous vous faites vous-même des frictions sur le corps tout entier avec la paume des mains. Vous commencez par des frictions rapides et aussi énergiques que possible le long des bras, sur les épaules, sur le cou, sur la poitrine, chacune des mains agissant sur le côté du corps opposé à son intersection; puis avec les deux mains en même temps, l'une pour chaque côté du corps qui lui correspond, vous frictionnez le dos, les reins, les cuisses, les jambes.

En un mot, vous massez tout le corps, et cet exercice qui n'exige que quelques minutes, non seulement suffit pour exciter la peau et y ramener le sang qui pendant la nuit s'était porté sur les organes internes qu'il a engorgés et dans lesquels il sommeille, mais encore les mouvements auxquels vous vous êtes livré ont poussé le sang jusqu'aux parties les plus éloignées, déterminant partout le réveil de la vie. Par les frictions sur le thorax, vous avez provoqué des contractions accompagnées d'inhalations et d'exhalations fortes et profondes qui ont chassé des alvéoles pulmonaires les plus retirées l'air qui pendant toute la nuit ne s'y est renouvelé qu'imparfaitement. C'est donc un balayage de toutes les impuretés accumulées dans l'organisme par le jeu plus lent et plus superficiel du cœur et des poumons que vous déterminez. Une personne étrangère en vous massant n'aurait pas obtenu un résultat aussi complet, car vos muscles en fonctionnant activent la circulation qui emporte les urates ou résidus non utilisés de la veille et qui préparent autour des articulations des matériaux de la goutte.

L'effort que je vous demande est bien léger et la sensation de bien-être (expression du jeu normal et facile des organes) qui le suit vous récompense largement, et cette pratique devient rapidement un plaisir dont vous ne pouvez plus vous passer; l'impression en est plus attirante que celle du tub, sans l'appréhension initiale et surtout sans ses inconvénients. Vous pouvez faire les derniers temps de la friction avec la paume de la main imbibée d'eau de Cologne ou de toute autre préparation stimulante et parfumée et vous donnerez à la peau une tonicité bienfaisante qui mettra en fuite rougeurs, boutons, etc.; habillez-vous ensuite rapidement ou lentement selon la saison froide ou chaude; flânez si vous avez le temps, en vous couvrant d'un vaste peignoir en flanelle; fumez une cigarette, et dans les spirales de la fumée vous verrez apparaître pour la journée les rêves les plus roses.

Quand vous serez bien habitué à ce premier exercice, quand vous en aurez apprécié tous les avantages et les agréments, je vous demanderai un autre effort dont l'action est encore plus puissante pour activer la circulation et la respiration, pour chasser de tous les muscles et du parenchyme de tous les organes les déchets de la combustion organique qui les encombrent et qui, comme je vous l'ai expliqué plus haut, causent : rhumatismes, goutte, diabète, migraine, obésité, etc. Ne craignez pas qu'un résultat aussi précieux nécessite un travail bien extraordinaire; il s'agit simplement, après avoir procédé à votre toilette, de faire, habillé ou non, une seconde gymnastique avec les bras.

Voici les deux mouvements :

1° Les coudes étant pliés et les bras ramenés contre le corps, étendez brusquement avant-bras et bras en avant puis ramenez-les à la première position; accompagnez l'extension d'un effort d'aspiration profonde et la rétraction d'un effort d'expiration équivalent. Prenez un petit temps d'arrêt, puis d'un mouvement sec portez les deux épaules en arrière vers la colonne vertébrale. Recommencez l'ensemble de ces mouvements une dizaine de fois, davantage dès que vous y serez entraîné;

2° Le deuxième exercice consiste à faire devant la poitrine un mouvement de moulinet rapide avec les deux bras en même temps; on facilite beaucoup ce dernier exercice en sautant sur place ou autour de la chambre alternativement sur un pied et sur l'autre, et cela favorise les efforts d'aspiration et d'expiration. Cette gymnastique anodine, qui est à la portée de la femme tout aussi bien qu'à celle de l'homme, paraîtra un jeu après quelques jours d'entraînement.

Cet exercice une fois terminé, vous pouvez faire votre petit déjeuner et sortir pour vos affaires ou bien encore vous installer à votre table de travail, vous n'avez plus rien à craindre, la machine est en marche.

Vous en avez vidé les scories; la gaieté, l'entrain,

la belle humeur, la liberté d'esprit, la force musculaire, la satisfaction de vivre vous accompagneront
pendant toute la journée, et si vous rencontrez des
amis maussades, mal en train, migraineux, souffreteux, indiquez-leur la source de votre santé. .

LA NOURRITURE

Voici la définition de l'aliment :

C'est une substance nécessaire à la vie de la cellule,
à son accroissement, à son développement, à sa réparation.

Mais un volume ne suffirait pas si on devait apprécier au point de vue hygiénique et au point de vue
de la pathologie de chaque organe tous les mets qu'on
a l'habitude de servir sur les tables. Surtout s'il
fallait indiquer quels sont ceux qui conviennent à
tel tempérament, et ceux qui sont défendus par certaines maladies.

Je m'adresse à l'homme sain et je lui dis d'une
manière générale le moyen de ne pas compromettre
sa santé par sa nourriture; en cas de maladie, c'est
au médecin traitant à prescrire le régime approprié.

Posons d'abord comme principe que nous mangeons
beaucoup trop, même en dehors des excès de table
nécessités par les relations mondaines; c'est la cause
la plus fréquente des malaises qui se transforment à
la longue en maladies. Il est bien certain que le travail,
l'exercice que nous faisons ne suffit pas à consommer

la quantité de matériaux que nous avons introduite dans le tube digestif et de là dans le sang.

Qu'arrive-t-il?

C'est qu'une bonne moitié des aliments n'est pas utilisée; c'est qu'au lieu d'être brûlés complètement et puis rejetés à l'état soluble, ils demeurent sous forme d'urates insolubles qui encombrent tous nos organes, et gênent les fonctions les plus importantes. L'obésité, le diabète, la goutte, la gravelle, les congestions du foie, sans compter les maux de tête, les migraines, les dyspepsies, les dilatations d'estomac, ne sont que les conséquences d'une nourriture trop abondante et trop substantielle.

Donc si vous tenez à votre santé, pour l'avenir plus encore que pour le présent, mangez peu, n'écoutez pas votre faim qui n'est plus à un moment donné qu'une tentation du goût et non un besoin de l'estomac. C'est une faim dans la tête et non dans l'estomac, a dit le professeur Requin. Il faut être gourmet et non gourmand, préférer la qualité à la quantité, dresser son estomac à digérer les cuisines simples, les viandes rôties à point, les sauces au parfum franc et appétissant, délaissant les cuisines compliquées des imitateurs de Vatel. Il faut enfin sortir de table sans éprouver le sentiment de plénitude, mais avec la sensation que l'estomac accepterait encore d'autres aliments si on voulait les lui donner. L'estomac est le plus docile de nos organes; il suffit de le dresser pour la qualité aussi bien que pour la quantité des mets qu'on lui offre, puis il devient l'esclave de l'habitude; c'est pourquoi il accepte des quantités déraisonnables de nourriture qui le dilatent, gênent les contractions nécessaires à la trituration des aliments et à leur mélange avec le suc gastrique. Il en résulte des fermentations qui ralentissent la digestion et provoquent des congestions. Je vous ai dit que l'estomac est absolument docile; en effet, il prend facilement les habitudes qu'on lui donne et finit par accepter comme bonnes et digestibles des substances que d'autres estomacs dressés d'une manière différente ne pourraient supporter. On ne peut donc dire *à priori* et d'une manière générale : voici la liste des aliments de digestion facile. L'hygiéniste ne peut que désigner ceux qui par leur composition et leur réunion dans un repas apportent les principes nécessaires à la nutrition de l'homme, c'est-à-dire capables de réparer les pertes subies par l'organisme dans le jeu normal de la vie.

Ce qu'il faut cependant, c'est que le repas ne soit pas précipité, afin que par une mastication complète le bol alimentaire imbibé de salive arrive dans l'estomac dans de bonnes conditions pour la digestion. Ce qu'il faut encore, c'est l'absence de lecture à table même pendant l'heure qui suit le repas; la distraction, une causerie facile et superficielle aideront à la digestion. Une trop grande tension de l'esprit attire le sang au cerveau au détriment de la muqueuse stomacale qui en a besoin pour son travail.

Pour l'heure des repas, leur nombre et leur composition, il faut dans notre vie active tenir compte de la situation de chaque personne et de ses occupations. Ainsi l'homme d'affaires, en Angleterre surtout, fait un repas solide et réconfortant le matin avant d'aller à son bureau. Vers midi il apaise les besoins de son estomac avec une collation composée de viande froide, d'un légume et d'un fruit; vers cinq heures, il goûte d'une friandise arrosée d'un verre de bon vin, et c'est le soir à huit heures que, rentré à la maison, il fait en famille le repas le plus copieux et le plus substantiel de la journée. A condition de faire en sortant de table une promenade au dehors ou de prendre des distractions saines pendant une heure ou deux avant de se mettre au lit, l'estomac s'habitue à ce régime, et s'en trouve bien, mais il ne faut pas lui demander de changer l'heure de son travail tous les jours. Ce qu'il faut pour une bonne digestion, c'est la régularité des repas non seulement dans les heures, mais dans une certaine mesure dans la composition des menus en consultant la préférence de l'estomac.

Pour les personnes dont le temps n'est pas compté, pour les femmes surtout, je crois que les repas pris à la maison à des heures fixes sont toujours préférables. Pour les heures, on y tient compte du règlement de la vie mondaine; mais ce qu'il faut surtout, c'est que le premier repas soit fait dès le réveil, car il ne convient pas que l'estomac, qui n'a rien pris depuis douze heures, reste à jeun; il sécréterait du suc gastrique qui, n'ayant pas d'emploi, agirait sur la muqueuse stomacale en l'altérant. Il faut même que le premier déjeuner soit chaud et léger; du lait, du thé, du café au lait, du chocolat, des œufs, que selon les goûts on accompagnera de pain ou de grillades enduites de beurre, suffiront; les viandes ne réussissent pas à ce petit déjeuner, encore bien moins les liquides alcooliques tels que vin, bière, liqueurs. Dans la journée, l'estomac, ou plutôt l'organisme dont il ne fait que transmettre les réclamations, a besoin de deux bons repas, l'un entre onze et douze heures, le second entre sept et huit. Pour le déjeuner trois plats suffisent : 1º œufs ou poissons; 2º viandes; 3º légumes; un dessert : fruits, confitures ou fromages, complète ce repas.

Au dîner on pourrait se borner à remplacer les œufs par un potage, maigre de préférence.

Comme boisson une demi-bouteille de vin naturel d'un an ou deux ans doit suffire par repas, pur ou étendu d'eau selon la soif; café après déjeuner; liqueur après dîner.

Toute personne qui, pour se conformer à ce régime, consentirait pendant quelques jours à changer ses habitudes, ne pourrait plus ensuite l'abandonner; car elle reconnaîtrait que c'est à lui qu'elle doit la sensation si douce de bien-être et de santé qu'elle éprouve toute la journée; l'estomac est léger, la tête dégagée, l'esprit dispos; on voit la vie en rose et on se sent apte au travail.

Je ne vous ai rien dit de la valeur nutritive des diverses viandes; en effet, mon avis est qu'il faut les varier au goût des estomacs, chacune ayant son indication et une valeur nutritive suffisante pour composer un repas réparateur; le seul inconvénient serait de répéter trop souvent la même viande, surtout le gibier, qui ne doit paraître sur la table qu'à titre d'exception; le gibier, le bœuf, le jambon, sont les viandes les plus nutritives, puis vient le mouton, enfin le veau, la volaille, toutes les viandes blanches.

La charcuterie ne doit jamais faire la base d'un repas.

Toutes les viandes, tous les produits alimentaires sont susceptibles de causer des indigestions, des empoisonnements même s'ils sont gâtés ou corrompus. Si, en effet, au point de vue scientifique, on veut approfondir les choses, on voit que la putréfaction est provoquée par des microbes spéciaux — microbes de la putréfaction — qui sécrètent des poisons et modifient complètement la composition chimique de l'aliment dans lequel ils se développent.

La cuisson détruit bien les microbes, mais elle ne détruit pas les toxines qu'ils ont sécrétées. On se plaint du canard à la rouennaise, mais personne n'a jamais songé à se plaindre d'un lièvre ou d'un cuissot de chevreuil bien « faisandé ».

Il faudra bien se persuader qu'une viande ou même un légume ne sont pas dangereux s'ils sont frais, mais qu'ils le deviennent si l'on attend qu'ils se gâtent.

Qui songerait jamais à incriminer les pommes de terre? C'est parce qu'on rejette avec soin les tubercules qui germent à la fin de la saison. Toute pomme de terre qui présente des bourgeons renferme, en effet, un poison violent qui, bien que non microbien, n'en est pas moins dangereux.

Entre le déjeuner et le dîner, il y a là six ou sept heures qui, si elles sont employées comme elles doi-

vent l'être hygiéniquement par des courses, des promenades, des visites, ne laissent pas de creuser l'estomac. Aussi un lunch vers cinq heures est-il tout
indiqué; il ne faut pas résister aux appels de son
estomac, en lui persuadant qu'il se rattrapera au
dîner, ce n'est pas exact. Il faut le faire patienter en
lui offrant des biscuits, des pâtisseries, des sand-
wichs, arrosés de thé ou de chocolat. Mais ce qui convient encore le mieux à l'estomac en général, c'est un
verre de vin d'Espagne, de Muscat ou de Frontignan,
qui remonte les forces et tonifie l'estomac en le pré-
parant pour la digestion sérieuse du dîner.

Personnellement, à tous ces vins je préfère et je
recommande un verre de Vin Désiles, ce tonique
exquis de composition si heureuse, d'un goût si
agréable et qui tout à la fois calme l'estomac, soutient le système nerveux et fait de l'énergie vitale.

Falsifications. — Un régime alimentaire ne peut
être hygiéniquement établi qu'en prenant pour
base des aliments d'une pureté physiologique parfaite; or, la falsification règne en maîtresse partout.

Voici du miel, produit parfumé des travailleuses
abeilles. Eh bien! on l'a fraudé; on le fraude peut-
être encore. On y mêle de l'amidon, de la pulpe de
châtaignier, de la craie, de la terre de pipe et de la cha-
pelure. Depuis la découverte de la glucose, ce produit
douceâtre a été utilisé dans le même but de fraude.
Les abeilles reculeraient d'horreur si elles appre-
naient jamais cela.

Vous voyez cette amande, fruit innocent de l'a-

mandier; elle est peut-être fabriquée artificiellement avec une poudre qu'agglutine de la glucose
et que parfume de l'essence de mirbane. Cela s'est
vu! Les produits en poudre peuvent être l'objet
de falsifications étranges. La fécule est mêlée à la
craie, à l'albâtre pulvérisé, à la terre de pipe. La
poudre de poivre est additionnée de grignons d'olive
torréfiés; on économise de cette façon une matière
qui est chère — le poivre — et des droits de douane
qui sont énormes; c'est tout bénéfice, et les produits
les plus taxés sont l'objet des falsifications les plus
ingénieuses, puisque le bénéfice est plus grand.

Tenez, on a fait du café artificiel en moulant artis-
tement de l'argile colorée et mêlée à des poudres de
cafés inférieurs. Les Anglais, supérieurs en toutes circonstances, ont découvert le moyen de fabriquer des
grains de café avec du foie de cheval cuit au four et
moulé sur le type préféré par l'acheteur. C'est un
record! Quand on ne fraude pas sur la nature ou
la qualité du café, on trompe encore, dit-on, sur la
quantité d'eau qu'il doit renfermer, et nous avons le
moka « aquatique » renfermant 14 pour 100 d'eau au
lieu de 4 pour 100. Remplacer par de l'*aqua simplex*
une substance qui vaut au moins 3 francs le kilo,
droits payés, c'est résoudre un problème financier
avec élégance, comme disent les mathématiciens. Le
chocolat — délice des enfants, sécurité des parents
— n'est pas à l'abri de la fraude; on mêle au cacao
de la farine de blé, de lentilles, de maïs, des enveloppes de cacao torréfiées et pulvérisées, des noisettes
grillées et de la sciure colorée et parfumée.

Aimez-vous la muscade?

On en a mis partout, disait cet excellent Boileau. Eh bien! au dix-septième siècle, sous un prince « ennemi de la fraude », on n'avait pas encore falsifié cette noix. Nous avons mis ordre à cela, et le progrès s'est affirmé; on a moulé — en perfection — des noix de muscade avec de l'argile et des débris parfumés de cette graine précieuse.

Le vinaigre, n'est, croyez-vous, que du « vin aigre ». Pas du tout; c'est un mélange que les fraudeurs « coupent » avec de l'eau et « remontent » (le joli mot!) avec de l'acide sulfurique, de l'acide chlorhydrique ou de l'acide azotique. Tout finit en « ique », mais le fraudeur mérite de finir lui-même sur les bancs de la correctionnelle; et il y parvient quelquefois.

Je préviens les priseurs qu'on peut adultérer leur poudre chérie avec de la chicorée, des varechs, du foin, et de la sciure de bois.

Enfin, l'humble frotteur est la victime de la fraude qui s'exerce sur la cire à parquet. On lui donne du poids avec de la baryte, de la couleur avec de la fleur de soufre et du « collant » avec du galipot ou de la poix de Bourgogne. Même dans les cas les moins défavorables, c'est-à-dire quand la falsification remplace les produits naturels par des substances chimiquement équivalentes, celles-ci, non seulement ne présentent pas la même valeur nutritive, mais, hélas! elles ont le plus souvent des répercussions néfastes sur l'estomac, sur l'intestin, sur le système nerveux, sur le fonctionnement des organes, d'où résulte une altération profonde de la santé.

La chimie, cette grande et belle science qui date d'un demi-siècle à peine, avait devant elle un champ suffisamment vaste dans l'industrie, les arts, etc. Mais chaque fois qu'elle veut s'attaquer à la thérapeutique ou à l'alimentation, elle n'arrive pratiquement qu'à des erreurs, parce qu'elle veut assimiler aux produits naturels les compositions de structure moléculaire identique qu'elle a crées dans ses creusets. Or, l'estomac, l'intestin, les glandes de l'organisme sont des appareils de chimie autrement sensibles que les cornues des laboratoires. Leurs réactifs, sous forme de sucs naturels, de sécrétion spéciale, ont une autre acuité que les réactifs du chimiste. Il se révolte contre les composés fabriqués tels que glucose, margarine, etc., et n'en tire, n'en élabore que des sucs nutritifs de mauvaise qualité, qui sont incapables d'entretenir les énergies vitales, et lancent dans la circulation un sang vicié qui finalement altère la santé.

Je vous ai montré dans un autre chapitre comment la falsification des produits d'engrais pour la terre altérait et modifiait la composition des légumes au point de les rendre nuisibles pour l'alimentation. Que dirais-je des beurres frelatés, des sucres remplacés par la glucose dans les confitures, dans les conserves, dans les plats des restaurants. L'altération du lait, cet aliment si parfait, si complet, sur lequel le médecin compte pour élever l'enfant, pour réconforter le tube digestif affaibli, pour prolonger le vieillard épuisé, cause plus de mortalité que la plus pernicieuse des maladies. Quand il ne tue pas de suite, il altère les organes, affaiblit la constitution, fait des enfants lymphatiques que guettent la scrofule, la tuberculose.

Que dirais-je des altérations des vins, des alcools, des liqueurs qui ont permis cette campagne si funeste à la vigueur organique, déterminée par la substitution de l'eau à cette préparation vivifiante qu'est le vin.

C'est la falsification qui a amené l'alcoolisme, car l'excès même des bons vins et des bons alcools ne peut que difficilement déterminer les phénomènes de l'alcoolisme; ce sont les aldéhydes contenus dans les produits de mauvais aloi qui ont une action délétère sur le système nerveux central, conduisant à la folie, à l'ataxie, etc. Quand le gouvernement se décidera-t-il à sévir dans l'intérêt de la santé publique contre la falsification? C'est inutile de construire des hôpitaux, de prêcher l'accroissement des naissances, si on doit paralyser tous ces efforts par les pertes que cause cette inertie. Quand la loi se décidera-t-elle à assimiler la falsification à un abus de confiance, à une fraude sur la qualité de la marchandise vendue, à un vol, et à la punir en conséquence? Les falsificateurs sont des assassins dont le crime frappe moins l'imagination parce que l'effet en est à longue portée. L'amende ne suffit pas pour les arrêter; car il est des commerçants qui font le raisonnement suivant : 1° qu'ils ont des chances d'échapper à la vigilance des lois; 2° qu'au cas même où ils seraient pris l'amende est loin de compenser les bénéfices énormes que la falsification leur a rapportés. Ce qu'il faut, c'est l'affichage sur la porte du magasin fermé pour un temps, c'est la publicité du délit, c'est la prison;

c'est, après récidive, la défense de tenir tout commerce, c'est une faillite de l'honneur. Dans ce but le gouvernement devrait former un corps sérieux de chimistes-experts à l'abri de toute tentation.

La répression de la falsification de l'alcool et du vin suffirait à faire disparaître promptement l'alcoolisme; c'est même, avec le monopole de l'Etat, le seul moyen efficace. En effet, en ne permettant de livrer à la consommation que des produits naturels et de bonne qualité, on en élèverait le prix. Le petit verre d'eau-de-vie par exemple, que l'ouvrier et le paysan boivent sur les zincs à 0 fr. 10 ou 0 fr. 20, se trouverait porté de suite, s'il était du cognac ou de la bonne eau-de-vie de vin à 0 fr. 40 ou 0 fr. 50, ce qui en restreindrait la consommation. En outre ce produit, n'étant plus malfaisant mais au contraire tonique et stimulant, rehausserait l'énergie vitale, et deviendrait souvent un auxiliaire utile. Qu'est-ce qui empêche tout gouvernement, quelque parti qu'il représente, de prendre ces mesures efficaces? Ce n'est pas la dépense qu'entraînerait la création de ce corps d'inspecteurs-chimistes. Non, c'est la question électorale; car l'alcoolique, ou le candidat à l'alcoolisme, est électeur au même titre que l'homme sain. Mais il faut espérer cependant que la masse des hommes sages et intelligents est supérieure à celle des fauteurs de ce crime, qu'on traite trop légèrement, *la falsification*.

AIR ET SOLEIL

Depuis des années, une mode nous était venue d'Allemagne que les médecins de tous pays avaient acceptée sans contrôle et qui, à les entendre, devait être une panacée contre tous les maux, c'était l'hydrothérapie. Loin de moi l'idée d'en médire, et je suis convaincu qu'un tub ou une douche, administré le matin en se levant, ou dans le cours de la journée après un exercice soutenu, donne du ton à la peau, ranime la circulation, tonifie le système nerveux. Mais encore faut-il que cette hydrothérapie soit pratiquée selon les règles, en tenant compte de la personnalité, de la constitution pathologique, de l'état des organes importants et de l'opportunité. Certains arthritiques dont la peau fonctionne mal ne peuvent supporter la douche froide; et si la réaction ne se fait pas, il peut en résulter des congestions, des douleurs, des accidents sérieux. Rien de pareil n'est à craindre dans les cures d'air et de soleil qui ont peu à peu remplacé l'exagération de l'eau

Le grand Michelet a dit : « De toutes les fleurs, la fleur humaine est celle qui a le plus besoin de soleil »; il aurait pu ajouter : et le plus besoin d'air. Sans faire de grands raisonnements, et simplement par routine, un propriétaire soucieux de la santé des siens choisit pour construire sa maison l'exposition du midi. Nos architectes pratiquent de plus en plus les grandes baies qui laissent circuler l'air et le soleil, surtout dans les chambres à coucher. Dans un article antérieur, j'ai conseillé aux ménagères d'exposer chaque matin la literie pendant des heures à la lumière et au soleil. Tout cela, c'est de la cure d'air et de soleil. Depuis des années, certains médecins ont prescrit aux malades dont les bronches sont délicates, de coucher avec la fenêtre entr'ouverte en prenant les précautions nécessaires pour éviter le froid. Cette pratique a donné de bons résultats.

Mais la perfection dans la cure d'air et de soleil a été atteinte par certains sanatoriums dans lesquels les malades, vêtus d'un simple caleçon, d'un peignoir tout au plus, se promènent et dorment la journée entière exposés aux rayons du soleil et entourés d'un air pur et renouvelé. Persévérons dans cette voie qui ne peut donner que des succès.

Ainsi, l'enfant chétif, d'hérédité douteuse, lymphatique, scrofuleux, devrait pendant l'été être abandonné toute la journée en plein air sur le sable brûlant des plages bien exposées, en ayant seulement soin de protéger la tête par un chapeau de paille; sous l'action combinée du soleil et de l'air salin, les parents verraient les forces revenir avec l'appétit, et les germes de maladies héréditaires se dissiper.

Thomas Grimm, du *Petit Journal*, dit sur le même sujet :

« Les poètes sont d'admirables intuitifs : « Fais luire « tes blonds rayons; chasse l'ombre avec les fléaux », disait Mistral dans sa célèbre chanson du Soleil.

« Un hygiéniste éminent, M. Julliérat, l'organisateur du casier sanitaire des maisons de Paris, est fort occupé depuis quelques mois à démontrer à ses collègues des conseils d'hygiène et d'assainissement, que dans la lutte contre la tuberculose nous n'avons pas de meilleur auxiliaire que l'astre chanté en si belles strophes lyriques par le poète provençal.

« Pour le bacille de Koch, il n'y a pas d'ennemi plus redoutable qu'un simple rayon de soleil. M. Julliérat l'affirmait dernièrement au congrès international d'assainissement et de salubrité de l'habitation, en invoquant les récentes et nombreuses expériences des savants de l'école de Pasteur, qui ont prouvé, d'une façon tangible et irréfutable, qu'aucun microbe de maladie transmissible ne peut résister à l'action directe des rayons solaires.

« C'est ainsi que le bacille de la tuberculose, qui résiste au contact prolongé de l'air s'il est maintenu à l'ombre, et y conserve sa vitalité et sa virulence pendant des mois, est tué et réduit à l'impuissance par une exposition de quelques heures au soleil.

« Et il était facile au chef des services de l'assainissement à la préfecture de la Seine de citer des faits à l'appui de sa thèse. Son casier des maisons de Paris lui offrait une abondance d'arguments à l'aide desquels il pouvait établir les rapports étroits qui existent entre le logement privé d'air et de soleil et la pullulation de microbes pathogènes engendrant les plus terribles contagions. »

CONSTIPATION

La constipation, lorsqu'elle est chronique, devient une infirmité très désagréable en raison des complications de toutes sortes qu'elle traîne à sa suite. Lorsqu'elle est le symptôme d'une maladie organique, telle que : engorgement du foie, entérite, etc., il n'y a qu'à soigner la maladie principale, et la constipation disparaît avec elle. Quand, au contraire, la constipation n'a pas de causes apparentes, elle tient à une inertie de l'intestin provoquée souvent par la sédentarité, et dans ce cas elle est difficile à vaincre; son cortège journalier est : maux de tête, migraines, digestion difficile, coliques, tiraillements d'estomac, ballonnement du ventre, hémorroïdes, etc. Comment, dira-t-on, la constipation peut-elle produire des effets aussi graves? C'est que, normalement, les déchets de la digestion qui ne contiennent plus que des résidus nuisibles à la santé, en séjournant dans l'intestin plus longtemps qu'ils ne devraient, sont partiellement repris par la circulation et déterminent dans le sang une espèce d'empoisonnement, ou dans tous les cas, un état qui prédispose à des maladies infectieuses. Puis, les matières en se desséchant deviennent de vrais corps étrangers qui irritent les parois de l'intestin et enflamment par voisinage les organes qui, comme eux, sont contenus dans la cavité abdominale, tels que la vessie, et, chez la femme, la matrice et ses annexes.

Mais, pour arriver à cet état de constipation opiniâtre, il faut un certain temps, et le malade ne devrait accuser que lui-même. En effet, qu'il cherche dans ses souvenirs, et il reconnaîtra que maintes fois il a résisté à la sollicitation de l'intestin qui savait exprimer son besoin; mais l'homme des villes, par suite des nécessités de sa situation ou bien encore par nonchalance; la femme, par une conception vicieuse des convenances sociales, ont tous deux résisté à ces appels, et, petit à petit, l'intestin s'est lassé de prévenir et a contracté l'habitude d'attendre, d'où inertie de la muqueuse et disparition de la sensation naturelle du besoin.

Aussi, le meilleur moyen de faire cesser cet état pénible, ce n'est pas d'avoir recours à des purgatifs de plus en plus violents auxquels on s'habitue et qui, à la longue, augmentent l'irritation et provoquent un effet contraire à celui que l'on en attendait; mais c'est d'avoir la précaution, chaque jour, à la même heure, en se levant par exemple, de se présenter à la garde-robe même lorsque le besoin ne s'en fait pas sentir, et de faire des efforts pendant un certain temps; petit à petit, la contraction des parois de l'intestin se réveille, et la régularité des selles se rétablit.

C'est une remarque bien curieuse à faire que la docilité et l'obéissance des fibres musculaires des organes de toutes les fonctions, je ne dirai pas seulement à la volonté de leur propriétaire, mais à un désir à peine formulé de ses besoins, en sorte qu'il suffirait de ne pas résister aux avertissements de nos organes pour qu'ils fonctionnent d'eux-mêmes régulièrement, par mouvements réflexes, et ce sont les devoirs sociaux ou la négligence qui déforment ces bonnes intentions et les font dévier au détriment du bon ordre naturel.

Voyez plutôt le cœur, les poumons, les muscles directeurs de la marche et du mouvement en général, ont-ils besoin des ordres du cerveau pour fonctionner? Ils comprennent le désir ou la volonté avant qu'ils aient le temps de se formuler; je dirai plus : l'attention du cerveau les gêne, les fait hésiter et trébucher. En effet, quel travail compliqué il lui faudrait s'il devait à chaque mouvement chercher le groupe de muscles qui doit l'exécuter et transmettre à chacun l'ordre d'agir. Il en est de même pour l'intestin, à condition qu'on n'ait pas perverti ses bonnes dispositions par un régime ou des habitudes vicieuses.

Cependant, quand l'état de constipation existe, il faut, en attendant qu'on ait, par la persuasion, réhabitué l'intestin à fonctionner, l'aider au moyen de lavements qui auront toujours pour effet de le débarrasser de toutes les substances nuisibles qui l'encombrent. Si alors un purgatif est utile, il faut qu'il soit doux, et qu'on n'y ait recours que lorsque les autres moyens auront échoué et surtout avec la ferme conviction que ce n'est qu'un moyen transitoire en attendant le but final et qu'il ne faut pas en abuser. Les meilleurs purgatifs à employer dans ce cas sont d'abord: l'huile de ricin ou les eaux naturelles (voir Eaux granulées, à la table). Un morceau de beurre frais pris seul entre les repas amène souvent un bon résultat après quelques jours; le miel a les mêmes propriétés.

Enfin, comme moyen à longue portée, mais d'un effet durable, il y a le massage des parois de l'abdomen et l'hydrothérapie; ces deux moyens ont pour but de ranimer les contractions musculaires. Dans le même ordre d'idées, mais avec plus de facilité d'exécution, je recommande les lavements froids (température de la chambre), succédant à un premier lavement ayant vidé les intestins; mais ce procédé doit être répété souvent.

Naturellement il faut régler le régime alimentaire de manière à venir en aide aux efforts précédemment décrits pour obtenir le but final, en se souvenant qu'il n'y a pas de fonction aussi capricieuse que celle du tube digestif qui est comme l'estomac l'esclave de l'habitude, ce qui nous permet de répéter ce que nous avons dit pour cet organe, à savoir que l'aliment qui paraît léger et de facile digestion pour l'intestin d'une personne est au contraire très lourd pour celui d'une autre; en sorte qu'il est bon de conseiller à chaque malade d'observer tout d'abord son tube digestif, de remarquer les substances qu'il digère facilement, celles qu'il refuse, celles qui ont un effet laxatif et de suivre ses goûts. Ainsi, il y a des personnes sur lesquelles une tasse de café au lait prise le matin à jeun produit un effet laxatif; le moyen est alors facile et inoffensif.

Cependant, d'une manière générale, on peut dire aux personnes constipées que leurs repas devraient se composer de préférence de potages maigres, d'œufs, de viandes blanches, et plus particulièrement de légumes, de fruits, de pruneaux, de marmelades.

Comme boisson, le vin étendu d'eau, le cidre, la bière même conviennent.

LES DENTS

Une belle dentition contribue à la beauté, mais ce qu'il faut savoir, c'est qu'une bonne dentition donne la santé. En effet, les aliments ont besoin d'être mastiqués avant de pénétrer dans l'estomac, pour permettre aux sucs gastriques de les imprégner intimement, sinon la viande, par exemple, ne fournit plus la quantité d'éléments nutritifs sur laquelle on avait le droit de compter; en outre, le bol alimentaire obligé de séjourner plus longtemps dans l'estomac y subit un commencement de fermentation qui distend l'organe, engendre la dilatation et des dyspepsies incurables. Une bonne dentition n'est pas moins utile pour digérer les légumes, dont les cellules doivent être broyées sous peine de voir l'amidon et les principes qu'elles contiennent passer dans l'intestin sans être digérés, s'y accumuler et occasionner de l'entérite par encombrement.

On ne peut donc trop recommander de faire visiter sa dentition d'une manière régulière par un praticien qui sache prévenir le mal et conserver les dents au moyen de nettoyages et masticages préventifs. On pourrait éviter de recourir aussi fréquemment à l'intervention du dentiste si, par un soin constant des dents, on les entretenait dans un état de propreté qui les préserverait de la carie. Dans ce but, il faut matin et soir les frotter ainsi que les gencives avec une brosse plutôt dure, et imbibée de poudre bien tendre et onctueuse; pour se rincer la bouche, on se sert d'eau à la température de la chambre, légèrement aiguisée d'une teinture aromatique et antiseptique. Il est même avantageux, après chaque repas, de faire le lavage de la bouche pour expulser les détritus alimentaires engagés dans les interstices des dents, et qui sécrètent une fermentation acide capable de détruire l'émail et d'ouvrir la porte à la carie.

LE NEZ

La toilette du nez est trop négligée; pour moi, j'attache une grande importance à la bonne conformation du conduit nasal qui dès la première enfance devrait être surveillé, puis rectifié et élargi en cas d'anomalie, de manière à ce que la respiration se fasse toujours facilement par les fosses nasales et non par la bouche. Les mères savent toutes par expérience, que si l'enfant n'a pas les fosses nasales libres, il tête péniblement, ce qui compromet gravement la nutrition. Si cette gêne est passagère comme à la suite d'un rhume de cerveau, un corps gras déposé à la base du nez et une petite injection d'eau boriquée suffiront pour y remédier.

Mais si au contraire, par suite d'une position défectueuse dans le sein de sa mère, l'enfant est arrivé au monde avec le nez aplati, si cet état persiste après la naissance, il faut s'en préoccuper et prier le médecin de dilater le nez par l'introduction d'une petite sonde en argent qu'on remplace ensuite par une mèche de charpie.

Si les fosses nasales sont rétrécies au sommet au point que les muqueuses à l'état normal se touchent, presque, l'air passe difficilement ou même ne passe plus du tout dès qu'il y a la moindre irritation.

Cette gêne ne se borne pas à produire le ronflement déjà si désagréable, mais en outre la respiration, qui ne peut plus se faire par le nez, se fait par la bouche, et dans ce cas l'air arrive directement dans les bronches avec sa température, qui, froide en hiver, peut déterminer des rhumes ou des pneumonies, et qui, chaude en été, occasionne des congestions et des crachements de sang. Si, au contraire la respiration se fait par les fosses nasales, l'air pénétrant lentement prend dans son trajet la température des muqueuses et de l'arrière-gorge qu'il traverse, et ne parvient aux poumons que dans de bonnes conditions.

Autre conséquence plus importante. Si l'air passe par le nez, dont les parois sont toujours imbibées de mucosités visqueuses, il y laisse les poussières, les microbes même qui s'introduisent la plupart du temps dans l'économie par la respiration. Observez, quand vous sortez du théâtre ou d'une salle de réunion, combien les mucosités du nez sont noires et chargées de détritus divers, et dites-vous que, en empêchant ces microbes de pénétrer par les poumons dans le sang, vous avez échappé à bien des influenzas et autres maladies infectieuses.

Comme étudiant, comme médecin, j'ai remarqué souvent qu'au milieu des épidémies, ceux-là surtout restaient indemnes et échappaient à la contagion, dont la respiration se faisait franchement et régulièrement par le .nez.

Mais, direz-vous, le nez a une forme naturelle qu'on apporte en naissant, et à laquelle il est difficile de remédier. D'abord, comme je vous l'ai dit plus haut, le médecin, pour peu que son attention soit appelée sur ce fait, peut chez l'enfant et dans de certaines limites corriger les irrégularités de la nature. Mais en outre, comme il arrive souvent que l'obstruction des fosses nasales est due seulement à l'état des muqueuses, à leur boursouflement, à leur irritation, il suffit de combattre ces dispositions maladives entretenues fréquemment par une diathèse lymphatique, et le moyen très simple consiste à prendre soir et matin en faisant sa toilette la précaution de respirer par le nez, pour la rejeter par la bouche, de l'eau, soit pure soit légèrement boriquée; et quand la muqueuse est très facilement irritable, il est mieux d'employer de la décoction de feuilles de noyer additionnée de 2 grammes de chlorate de potasse par verre. Un procédé plus rapidement efficace consiste, quand la muqueuse est enflammée chroniquement ou facilement inflammable, de respirer alternativement par chaque narine, en bouchant l'autre avec le doigt, soit de la teinture d'iode, soit des vapeurs d'iode métallique contenu dans un petit flacon bouché à l'émeri. Cette respiration est suivie aussitôt d'un écoulement liquide qui soulage et dissipe l'engorgement de la muqueuse.

Les maux de tête par congestion, et les rhumes de cerveau cèdent souvent à cette pratique. C'est une simple habitude à prendre qui peut avoir des résultats importants.

VERS INTESTINAUX

Je dirai deux mots seulement du ver intestinal le plus fréquent, le trichocéphale; il ressemble au ver de terre, et sa présence est surtout constatée chez les adolescents. Jusqu'à ces derniers temps, il attirait peu l'attention, en tout cas il ne préoccupait pas. Dès que sa présence était signalée par quelque symptôme bien caractéristique, ou bien encore était constatée dans les selles, on faisait prendre un vermifuge quelconque et on se croyait quitte. Or, d'après une récente communication à l'Académie de médecine, il ne faudrait plus considérer ces vers comme des hôtes aussi inoffensifs; il paraîtrait qu'ils sont les véhicules des microbes qui se trouvent en quantité dans l'intestin, microbes qui en temps ordinaire traversent le tube digestif sans être absorbés, mais auxquels il suffit d'une écorchure, d'une solution de continuité sur la muqueuse intestinale, pour passer dans le sang, et donner lieu à toutes sortes de maladies infectieuses. Le ver cause de ces complications les a rendues possibles en s'enfonçant dans la muqueuse au moyen de l'extrémité effilée de sa tête; dès lors la porte est ouverte aux microbes. Les auteurs de la communication à l'Académie ajoutent que par le même procédé le trichocéphale serait la cause fréquente de la transmission de la fièvre typhoïde et de l'appendicite.

L'indication est bonne à retenir, afin de surveiller plus attentivement l'intestin et de le débarrasser des vers dès qu'on en a constaté la présence. Cette précaution ne peut en tout cas qu'être efficace, et si par hasard une maladie infectieuse survient on n'aura pas à se reprocher d'en avoir été indirectement la cause par négligence.

FIN

TABLE DES MATIÈRES

PREMIÈRE PARTIE

DEUXIÈME PARTIE

PARIS

TYPOGRAPHIE PLON-NOURRIT ET Cⁱᵉ

8, RUE GARANCIÈRE — 6ᵒ

www.ingramcontent.com/pod-product-compliance
Lightning Source LLC
LaVergne TN
LVHW010741060726
842527LV00002B/333